1 解剖と生理

腎・泌尿器全体像／腎臓の構造と機能／酸塩基平衡／水・ナトリウム・カリウム代謝／カルシウム・リン代謝／内分泌の働き

2 症状

尿量の異常／排尿の異常／浮腫／疼痛／発熱／貧血

3 検査

尿検査／血液検査／腎機能検査／排尿機能検査／内視鏡検査／画像診断／エコーガイド下経皮的腎生検／前立腺生検

4 治療

外科的治療／薬物療法／栄養療法／生活改善／血圧コントロール／血糖コントロール／化学療法／放射線療法／体外衝撃波結石破砕術／尿路変更／ウロストーマ／腎代替療法（RRT）／血液透析（HD）／腹膜透析（CAPD）／その他の血液浄化療法（アフェレシス）／慢性腎臓病（CKD）の終末期

5 疾患

急性腎障害（AKI）／慢性腎臓病（CKD，慢性腎不全）／急性糸球体腎炎（AGN）／急速進行性腎炎（RPGN）／糸球体疾患（総論）／ネフローゼ症候群／二次性糸球体疾患／血液疾患関連腎症／免疫グロブリン G4（IgG4）関連腎臓病／間質性腎炎／薬剤性腎障害／多発性嚢胞腎（PKD）／高血圧／腫瘍／尿路結石症／感染症／前立腺肥大症／排尿障害（腹圧性尿失禁（SUI））／神経因性膀胱／過活動膀胱／外傷／電解質異常／酸塩基平衡異常

付録

略語・英語一覧／腎障害での注意薬剤／エキスパート情報／学習を深めるために

Pocket Navi

腎・泌尿器看護ポケットナビ

改訂第2版

中山書店

■編集

磯﨑泰介	(聖隷浜松病院腎センター長・腎臓内科部長)
工藤真哉	(そらまめ腎・泌尿器科クリニック院長)

■執筆者(50音順)

■医師

磯﨑泰介	(聖隷浜松病院腎臓内科)
今井 伸	(聖隷浜松病院泌尿器科)
小野雅史	(浜松医科大学附属病院第一内科)
工藤真哉	(そらまめ腎・泌尿器科クリニック)
源馬理恵子	(聖隷浜松病院内分泌内科)
鈴木由美子	(聖隷浜松病院腎臓内科)
三﨑太郎	(聖隷浜松病院腎臓内科)
吉田将士	(よしだ泌尿器科クリニック)
米田達明	(聖隷浜松病院泌尿器科)

■看護師

石津こずゑ	(聖隷浜松病院看護部)
具久保浩子	(聖隷浜松病院看護部)
杉村恭子	(聖隷浜松病院看護部)
鈴木 緑	(聖隷浜松病院看護部)
爪田久美子	(聖隷浜松病院看護部)
中野由美子	(聖隷浜松病院安全管理室)
中村典子	(聖隷浜松病院看護部)
西脇裕美	(聖隷浜松病院看護部)
林 久美子	(聖隷浜松病院看護部)
日名地きくよ	(聖隷浜松病院看護部)

■管理栄養士

古橋啓子	(聖隷健康診断センター)

■薬剤師

松井乃利子	(聖隷三方原病院薬剤部)

■臨床検査技師

坂井朱美	(聖隷予防検診センター検査課)

> 薬剤の使用に際しては、添付文書を参照のうえ、十分に配慮してご使用下さいますようお願いいたします。

編集のことば（改訂第2版）

　本書の初版（2009年）が世に出て，早くも6年近くが経過した．幸い，「腎・泌尿器系の医書は売れない」との通説を尻目に，本書は多くの読者を得ていると聞く．

　一方，その間，国内外のさまざまな学会から多くのガイドラインが発表・改訂され，新たな疾患概念や検査・治療法が生まれて，腎・泌尿器分野の診療は大きく変化している．

　この改訂第2版では，6年間の腎・泌尿器分野の進歩を盛り込み，臨床現場で頑張る看護師の方々に届けようと，筆者一同，限られた紙面の中で最大限，努力した．

　日本は現在，65歳以上が4人に1人を占める超高齢社会であり，今後も75歳以上の人口だけが増えていく．高齢化に伴い，腎・泌尿器系の患者も，生活習慣病（糖尿病，高血圧など），心血管病（脳卒中，心筋梗塞など），大腿骨頸部骨折，認知症，摂食・嚥下障害，サルコペニア（筋肉減少症），フレイル（虚弱）を合併する場合が多い．また，高齢・独居・生活困窮者が増え，介護家族も高齢や病弱であることが少なくない．したがって，腎・泌尿器の患者は全身的なケアを要し，介護家族が共倒れにならないような配慮も重要である．

　腎・泌尿器疾患診療は「究極のチーム医療」であり，チームの主役は患者さん・ご家族と一番身近に接し，日々の変化を敏感に捉えられる看護師である．この改訂第2版が，全国の看護師の方々の力となり，初版以上に腎・泌尿器疾患の患者さん・ご家族が幸せになる手助けとなることを祈っている．

2015年2月　聖隷浜松病院医局にて

磯﨑泰介

編集のことば（初版）

 高齢者や生活習慣病の増加につれ，腎・泌尿器障害をもつ患者は増えている．慢性腎臓病（CKD）推定患者数は人口の約10%（1,300万人），慢性透析患者は約28万人（国民500人に1人，年間医療費1兆3千億円），腎不全は死亡原因第8位におよび，厚生労働省は「新たな国民病」としてCKD対策に着手した．つまり，全診療科で腎・泌尿器障害をもつ患者を診ざるを得ないのが現状である．

 一方，腎専門医は全国で3,000名弱ときわめて少なく，有効な診療には医師とコメディカルスタッフの連携・チーム医療が必須であり，看護師にはその中心的役割が期待される．しかし，腎・泌尿器系の疾患は末期まで症状に乏しく，看護師から「わかりにくい」「とっつきにくい」という声をよく耳にする．

 聖隷浜松病院腎センターは1968年に設立され，透析52床，年間1万4千件の透析，年間約100件のブラッドアクセス手術と透析導入（急性腎障害含む），各種血液浄化療法や腎生検を行い，静岡県西部（人口約100万人）のCKD急性期・保存期治療の約3割をケアしている．

 本書は，臨床現場での「なぜ？」「どうしたら？」に具体的に答えるため，腎センターの総力をあげてつくられた．また，聖隷クリストファー大学看護学部での腎・泌尿器系講義の10年間の経験や，『エビデンスに基づくCKD診療ガイドライン2009』など最新情報も盛り込んだ．

 昔は「腎臓病にきく治療はない．腎臓がつぶれたら透析するしかない」といわれたが，現在はエビデンスをもつ有効な治療法が多数開発され，腎機能低下の抑制や回復も可能になってきた．読者の皆さんがベッドサイドで本書を活用され，全国の腎・泌尿器障害をもつ患者さん・ご家族が幸せになる一助となれば，われわれ筆者にとって一番の幸せである．

2009年5月　聖隷浜松病院医局にて

磯﨑泰介

推薦のことば（改訂第2版）

 初版から6年を経て，このたび『腎・泌尿器看護ポケットナビ改訂第2版』が刊行される運びとなった．

 初版は増刷を重ね，第4刷になったと聞く．これは，本書が多くの読者の目に留まり活用されている証であり，たいへん喜ばしいことだと思っている．

 ただし，医療における治療方法や治療薬などは日進月歩である．当然，看護に求められる知識や技術も常に磨いていかなければならない．治療や検査，薬剤，医薬製品，そして看護の最新の内容が網羅された改訂第2版が世に出ることを，多くの読者が期待していたことと思う．

 当初より，本書は看護のナビゲーションというコンセプトのもとで編集されている．調べたいと思うことへの入り口が治療や症状であっても，その後に必ず看護のポイントへと導かれている．そこでは，医療チームのなかでの看護の視点や，患者と家族の生活を考えた看護の展開が丁寧に押さえられている．患者一人ひとりの身体的状態，精神的状態，社会背景などはさまざまであるが，これらのポイントを軸に，押さえるべきことを押さえたうえで，個別性にあった看護も考えられるようになっているのである．

 本書のもう一つの特徴は，写真や図表が多くて見やすいことや，「MEMO」という囲み記事によってトピックス的なことが読み物として楽しめる点である．改訂第2版では総ページが40ページ以上増えている．ポケット版とはいえ，腎・泌尿器看護を行うのに十分な情報量が満載されているわけだが，編集上のさまざまな工夫によって，堅苦しくなく大切なことが系統的に学べるようになっている．ぜひ，改訂第2版も多くの皆さんのポケットに収めてもらいたい．

2015年2月

聖隷浜松病院　副院長兼総看護部長　勝原裕美子

推薦のことば（初版）

　看護は,「疾患そのものをみるのではなく, 疾患をもつ患者を総体として看る」とよくいわれる. しかし, 疾患の理解ができなければ看ることなど到底できない. 日々医学が進歩し, 患者のケアニーズが高まるなかで, 看護師として知っておくべきことが膨れ上がっている. あれもこれもと, 覆い被さるように新たな知識や技術が求められるなかで, 何が本質的に必要なことなのかのナビゲーションは必須だ.

　本書がナビゲーションする腎臓や泌尿器は, 排泄器官であり, しかも体内環境を整える器官である. そのため, 基本的な知識はどの領域の看護師にとっても重要である. また, 腎・泌尿器疾患は, 糖尿病性腎症に代表されるように生涯かけて治療が必要になることが多い. そのため, 患者・家族が生活の中で疾患のコントロールができるように, 看護師は支援者としての関わり方を学ぶ必要がある. 本書は, こうした腎・泌尿器看護の特徴を踏まえ, 豊かな構成と内容に仕上がっている.

　まず, 本書では, 病態, 検査, 治療などの基本的な知識に加えて, 生活を支援する看護の視点が散りばめられている. 看護師の背景がさまざまであっても, 本書を共通に理解することで, 標準的なケアを約束できるし, 自己学習につなげやすい. 次に, 医師や看護師のみならず, 栄養士や臨床検査技師などの他職種が協働執筆している. 医療は専門職チームで展開されるべきだが, 実際には理想論で終わることが多い. 本書を通じて, チーム医療が何かを理解することができる. 最後に, ポケットサイズであるということだ. 必要なことをすべて網羅したものをコンパクトにするのは至難の業だと思うが, それを見事になしとげてくれている. インターネットで知りたいことが何でも知り得る時代とはいえ, いつでもどこでも, ポケットを探ればナビゲーションしてくれる本書があるのは心強い.

　本書が, 読者の皆さんのポケットの中で, ボロボロになりながら活躍してくれることを願っている.

2009年5月

　　　　　聖隷浜松病院　副院長兼総看護部長　勝原裕美子

CONTENTS

執筆者一覧……………………………………………………… ii
編集のことば（改訂第2版）………………………………… iii
編集のことば（初版）………………………………………… iv
推薦のことば（改訂第2版）………………………………… v
推薦のことば（初版）………………………………………… vi

1. 解剖と生理

- 腎・泌尿器全体像……………………………………… 2
- 腎臓の構造と機能……………………………………… 4
- 酸塩基平衡……………………………………………… 7
- 水・ナトリウム・カリウム代謝……………………… 9
- カルシウム・リン代謝………………………………… 11
- 内分泌の働き…………………………………………… 15

2. 症状

- 尿量の異常……………………………………………… 18
- 排尿の異常……………………………………………… 21
- 浮腫……………………………………………………… 25
- 疼痛……………………………………………………… 29
- 発熱……………………………………………………… 31
- 貧血……………………………………………………… 33

3. 検査

- 尿検査…………………………………………………… 36
- 血液検査………………………………………………… 39

- 腎機能検査……………………………………… 45
- 排尿機能検査…………………………………… 49
- 内視鏡検査……………………………………… 51
- 画像診断………………………………………… 53
- エコーガイド下経皮的腎生検………………… 61
- 前立腺生検……………………………………… 65

4. 治療

- 外科的治療
  - 開腹………………………………………… 68
  - 内視鏡……………………………………… 72
  - 腹腔鏡……………………………………… 75
- 薬物療法………………………………………… 78
- 栄養療法………………………………………… 82
- 生活改善………………………………………… 90
- 血圧コントロール……………………………… 95
- 血糖コントロール……………………………… 99
- 化学療法………………………………………… 105
- 放射線療法……………………………………… 109
- 体外衝撃波結石破砕術………………………… 112
- 尿路変更………………………………………… 114
- ウロストーマ…………………………………… 118
- 腎代替療法（RRT）…………………………… 122
- 血液透析（HD）………………………………… 124
- 腹膜透析（CAPD）……………………………… 129
- その他の血液浄化療法（アフェレシス）…… 136
- 慢性腎臓病（CKD）の終末期 ………………… 141

5. 疾患

- 急性腎障害（AKI） …………………………………… 146
- 慢性腎臓病（CKD, 慢性腎不全） ………………… 152
- 急性糸球体腎炎（AGN） ……………………………… 158
- 急速進行性腎炎（RPGN） …………………………… 162
- 糸球体疾患（総論） …………………………………… 168
- ネフローゼ症候群 ……………………………………… 171
  - 免疫グロブリンA（IgA）腎症 ……………………… 176
  - 膜性腎症 ………………………………………………… 179
  - 微小変化型ネフローゼ症候群 ………………………… 182
  - 膜性増殖性糸球体腎炎 ………………………………… 184
  - 巣状分節性糸球体硬化症（FSGS） ………………… 185
- 二次性糸球体疾患
  - 糖尿病性腎症（DMN） ……………………………… 188
  - 膠原病性腎障害 ………………………………………… 191
  - 腎硬化症 ………………………………………………… 194
- 血液疾患関連腎症
  - 多発性骨髄腫（骨髄腫腎） …………………………… 198
  - アミロイドーシス（アミロイド腎症） ……………… 199
  - クリオグロブリン血症に伴う腎病変 ………………… 200
- 免疫グロブリンG4（IgG4）関連腎臓病 ……………… 201
- 間質性腎炎 ……………………………………………… 202
- 薬剤性腎障害 …………………………………………… 204
- 多発性囊胞腎（PKD） ………………………………… 208
- 高血圧
  - 本態性高血圧 …………………………………………… 212
  - 腎血管性高血圧 ………………………………………… 216

- ●妊娠高血圧症候群………………………………………222
- ●腫瘍
  - ●腎腫瘍……………………………………………………226
  - ●膀胱癌……………………………………………………232
  - ●前立腺癌…………………………………………………236
  - ●精巣腫瘍…………………………………………………239
  - ●副腎腫瘍…………………………………………………242
- ●尿路結石症……………………………………………………246
- ●感染症
  - ●尿路性器感染症…………………………………………250
  - ●性感染症…………………………………………………254
- ●前立腺肥大症…………………………………………………258
- ●排尿障害（腹圧性尿失禁〔SUI〕）………………………262
- ●神経因性膀胱…………………………………………………266
- ●過活動膀胱……………………………………………………270
- ●外傷……………………………………………………………272
- ●電解質異常……………………………………………………276
- ●酸塩基平衡異常………………………………………………283

付録

略語・英語一覧……………………………………………………289
腎障害での注意薬剤………………………………………………296
エキスパート情報…………………………………………………302
学習を探るために…………………………………………………303

1 解剖と生理

- 腎・泌尿器全体像
- 腎臓の構造と機能
- 酸塩基平衡
- 水・ナトリウム・カリウム代謝
- カルシウム・リン代謝
- 内分泌の働き

腎・泌尿器全体像

- 腎・泌尿器系は尿の生成・排泄などを通じて生体内の恒常性を保つ（図1，生殖器系も隣接・一部共有するが本書では扱わない）．
- **副腎**：両腎の上方にある扁平臓器（約5×3cm，5～6g）で，副腎動脈・下横隔膜動脈・腎動脈によって栄養される．皮質（全体の80％を占める）と髄質に分かれ，皮質はステロイドホルモン，髄質はカテコラミン（p.9参照）を分泌する．
- **腎臓**：p.4参照．
- **尿管**：長さ25～30cm，内径4～7mmで，腎盂から後腹膜腔を下行し，膀胱に達する．3か所の生理的狭窄部（腎盂尿管移行部，総腸骨動脈交叉部，膀胱尿管接合部）がある．蠕動により尿を輸送する．
- **膀胱**：伸縮性の平滑筋臓器で，骨盤腔前方にある．上面と後面の一部は腹膜で覆われ，後壁は男性では直腸，女性では子宮と接する．上・下膀胱動脈で栄養され，自律神経（交感・副交感神経）に支配される．排尿筋（平滑筋）は網目状の3層（内・外が縦走，中は輪状）からなる．両側尿管口より上部を膀胱体部，下部を膀胱底部とよぶ．また，両側尿管口と内尿道口を結ぶ部分を膀胱三角部とよぶ．
- **前立腺**：成人ではクルミ大（約15g）で，膀胱頸部と尿生殖隔膜の間にあり，内部を尿道が縦貫し，2本の射精管が斜めに貫き射精口に開口する．交感神経支配の平滑筋に富み，精子を活性化する前立腺液を分泌する．上皮性（70％）と非上皮性（30％）部分があり，内部は4つの部位（線維筋性間質，移行域，中心域，辺縁域）からなる．前立腺動脈（下膀胱動脈の分枝）で栄養される．
- **尿道**：膀胱から続く尿流出路で，男性では精液流出路にもなる．男性では長さ20～25cm，近位・遠位部尿道からなり，近位部は前立腺部・膜様部尿道，遠位部は球部・陰茎部の振子部尿道に分かれる．前立腺部尿道では精丘に射精管が開口する．遠位部尿道は恥骨下で前方に曲がり，亀頭に至る．女性の場合は短く（3～4cm），直線的に走行し，陰核後方で外尿道口に至る．膀胱頸部の平滑筋が尿道平滑筋に移行し，外尿道括約筋（横紋筋）が包みこむ．交感・副交感神経と体性神経（陰部神経）に支配される．

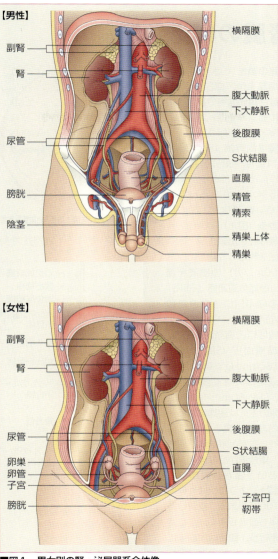

■図1　男女別の腎・泌尿器系全体像

腎臓の構造と機能

- **腎臓の働き**:①水・電解質・酸塩基平衡・血圧の調節,②蛋白質代謝物の排泄,③ホルモンの産生・活性化と分解・排泄を行う.
- 腎臓は両背側(後腹膜腔,第11胸椎〜第3腰椎の高さ)にあり,こぶし大(10×5×4cm),そらまめ形で,重量は約120g/個である(図1).
- 腎臓は心拍出量(5L/分)の約20〜25%(約1〜1.2L/分)を受け,血圧を利用して約140L/日(100mL/分)の血液を濾過(糸球体濾過値〔GFR〕)する(1日に全血液を約30回浄化).
- 腎臓は自己調節能をもち,収縮期血圧(SBP)が80〜180mmHgであれば尿生成能は大きく変化しない.SBP 60mmHg以下では尿の生成は困難になる.
- 腎内部は皮質と髄質に分かれ,血管と糸球体,尿細管,集合管からなるネフロンという濾過装置がある(図2).ネフロンは片腎に約100万個ある.皮質は糸球体も血流も多く,主に濾過を行う.髄質は尿細管に富み,主に物質の再吸収や

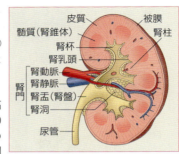

■図1 腎割面像(右腎:血管系と尿管系を含む)

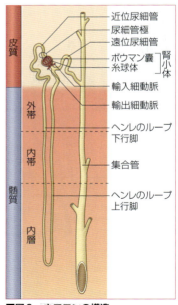

■図2 ネフロンの構造

尿の濃縮を行う.
- **糸球体循環**：腎動脈→葉間動脈→弓状動脈→小葉間動脈→輸入細動脈を経て糸球体に血流が入る．糸球体では血圧を利用して一部の血漿成分を濾過後，輸出細動脈から体循環に戻る．
- **糸球体の構造**：輸入細動脈は糸球体内で数本に枝分かれし，ボウマン嚢に包まれた毛糸球状の毛細管網となる．糸球体は上皮細胞，内皮細胞，メサンギウム細胞と細胞外基質（糸球体基底膜，メサンギウム基質）からなる（**図3**）．

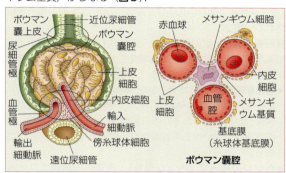

■図3　糸球体の構造

- **血漿の濾過**：内皮細胞，糸球体基底膜，糸球体上皮細胞からなる糸球体毛細血管壁（糸球体係蹄）で行われる（**図4**）．内皮細胞には50〜100nmの小窓があり，血漿成分の濾過にかかわる．糸球体基底膜はⅣ型コラーゲン，ラミニン，ヘパラン硫酸などの糖蛋白（陰性に荷電）からなる網状の膜である．糸球体基底膜には，

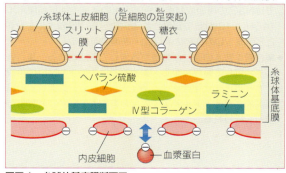

■図4　糸球体基底膜断面図

高分子物質をほとんど通さない"サイズバリア"と，陰性荷電部物質（アルブミンなど）を通しにくい"チャージバリア"がある．糸球体上皮細胞は，糸球体基底膜の外側にあり，隣り合う足突起が互いにからみ合い，その間にスリット膜を形成する．水や分子量約5万以下の物質は糸球体で濾過される．一方，アルブミン（分子量7.2万）は正常ではほとんど濾過されない．病的原因で上記バリアが破綻すると，蛋白・赤血球などが尿中に漏出する．

- **尿細管**：ボウマン嚢の尿細管極から近位尿細管，ヘンレのループ（皮質→髄質に向かいループを形成），遠位尿細管，集合管に大別される（**図2**）．
- **尿細管の働き**：尿細管は原尿（糸球体で濾過直後の尿）から水・溶質を再吸収・分泌し，体内環境を維持している．糸球体濾液の99%が尿細管で再吸収される．
  - **近位尿細管**：糸球体濾液の約66%と濾液中の電解質（Na^+，Cl^-，K^+，Ca^{2+}）やアミノ酸，ブドウ糖，重炭酸イオン（HCO_3^-）の大部分が再吸収される．近位尿細管は水の透過性が高く，溶質の再吸収に伴い水も再吸収され，尿細管腔内の浸透圧は血液と等しい．
  - **ヘンレのループ（ヘンレ係蹄）**：糸球体で濾過された水の約15%とNaClの約20〜25%が再吸収される．同部の太い上行脚には水透過性はなく，溶質のみが再吸収される．
  - **遠位尿細管**：各ネフロンの遠位尿細管は自身の糸球体に戻り，輸出入細動脈と接し，傍糸球体装置（JGA）を形成する．JGAは尿細管中の尿の量・組成情報を糸球体に伝え，GFRを調節する（尿細管・糸球体フィードバック機構）．遠位尿細管ではNaClの再吸収が進む一方，水の透過性は抗利尿ホルモン（ADH，p.10参照）で調節される．また，副甲状腺ホルモン（PTH）とビタミンDの調節によりCa^{2+}を再吸収する．
  - **集合管**：数本の遠位尿細管が合流して形成される．集合管どうしも合流して腎杯に至る．集合管では主に水やNa^+の再吸収と，K^+やH^+の分泌が行われる．集合管ではADHにより水の再吸収が調節される．アルドステロン刺激によりNa^+の再吸収とK^+の排泄も行われる．

酸塩基平衡

- 体内では毎日，大量の酸（H^+を遊離するもの．15,000〜20,000mEq/日）が産生され，揮発性酸（CO_2：主に糖と脂質由来）は肺から呼気中に，不揮発性酸（リン酸，硫酸など：主に蛋白由来，約50mEq/日，1mEq/体重kg/日）は腎から尿中に排泄される．体液pHを7.35〜7.45に保つため，まず血液中の緩衝系（重炭酸，蛋白，ヘモグロビンなど）が働き，次いで肺・腎が主な調節を行う．
- 腎では尿細管でH^+の排泄と重炭酸イオン（HCO_3^-，塩基）の再吸収を行う．機序は，①近位尿細管でのHCO_3^-再吸収とH^+分泌，遠位尿細管での②滴定酸（主にリン酸，$H_2PO_4^-$に変換）排泄と③アンモニウムイオン（NH_4^+）排泄，④尿pH低下（②，③の酸排泄効率を上げる）による．
- **酸塩基平衡の評価**：動脈血液ガス（ABG）分析で行う（表1）．P_{CO_2}（炭酸ガス分圧）は肺のガス交換の指標で，肺胞換気量に反比例する．HCO_3^-は代謝の指標である．BE（ベースエクセス，塩基過剰）は，低温・正常P_{CO_2}状態で，pHを7.40に戻すのに必要な酸塩基量をさす．ヘンダーソン・ハッセルバルヒの式*は，呼吸性因子（P_{CO_2}）と代謝性因子（HCO_3^-）と血液pHとの関係を表す．アニオンギャップ（AG）は血中の未知の陰イオンの存在（乳酸，ケトン体など）をさす．

■表1　動脈血液ガス分析の正常範囲

pH	7.35〜7.45
[H^+]	39〜42 nEq/L
P_{CO_2}	39〜43 mmHg
HCO_3^-	24〜26 mEq/L

- アシドーシスは血液pHを下げる方向の状態で，HCO_3^-を下げる場合は代謝性アシドーシス，P_{CO_2}を上げる場合は呼吸性アシドーシスとよぶ．アルカローシスはpHを上げる方向の状態で，HCO_3^-を上げる場合は代謝性アルカローシス，P_{CO_2}を下げる場合は呼吸性アルカローシスとよぶ（表2）．
- 代謝性アシドーシスではHCO_3^-が低下し，過呼吸で代償し，P_{CO_2}が低下する（低下限界は15mmHg）．代謝性アルカローシスではHCO_3^-が上昇し，呼吸抑制で代償しP_{CO_2}が上昇する（上昇限界は60mmHg）．
- 呼吸性アシドーシスではP_{CO_2}が上昇し，代償性にHCO_3^-の再吸収

---

* $pH = pK_a + \log([HCO_3^-]/[H_2CO_3])$，$K_a$は酸の解離定数．

■表2 単純性酸塩基平衡障害の適正代償範囲

障害	一次性変化	代償反応
代謝性アシドーシス	$[HCO_3^-]$ ↓	ΔP_{CO_2} (mmHg) ↓ = $\Delta[HCO_3^-]$ (mmol/L) × 1.2
代謝性アルカローシス	$[HCO_3^-]$ ↑	ΔP_{CO_2} (mmHg) ↑ = $\Delta[HCO_3^-]$ (mmol/L) × 0.7
呼吸性アシドーシス 　急性 　慢性	P_{CO_2} ↑	$\Delta[HCO_3^-]$ (mmol/L) ↑ = ΔP_{CO_2} (mmHg) × 0.1 $\Delta[HCO_3^-]$ (mmol/L) ↑ = ΔP_{CO_2} (mmHg) × 0.4
呼吸性アルカローシス 　急性 　慢性	P_{CO_2} ↓	$\Delta[HCO_3^-]$ (mmol/L) ↓ = ΔP_{CO_2} (mmHg) × 0.2 　　(通常18mmol/L以内) $\Delta[HCO_3^-]$ (mmol/L) ↓ = ΔP_{CO_2} (mmHg) × 0.4 　　(通常14mmol/L以内)

Δ：P_{CO_2}，$[HCO_3^-]$ それぞれの変化分を表す．

が増える．呼吸性アルカローシスではP_{CO_2}低下に対しHCO_3^-再吸収が低下する．

MEMO
代謝性アシドーシスの恐怖

　腎障害時，最も多い酸塩基平衡異常は代謝性アシドーシスである．特徴は，動脈血液ガス（ABG）によるpHと重炭酸イオン（HCO_3^-）低下だが，重要な身体所見は"予期せぬ大呼吸・過呼吸"である．これは，過換気により代謝性アシドーシスを代償しようとするために起こる．

　ある夜，看護師が「緊急入院した患者さんが肩で息をしているのでみてほしい」とコールしてきた．酸素飽和度の低下はないという．往診すると，確かに尋常でない大きな頻呼吸をしている．採血により血清クレアチニン（Cr）・カリウム値上昇，ABGで著明な代謝性アシドーシスを認め，緊急透析で救命できた．後日，アルコール大量摂取（自宅で焼酎を3L飲酒）による代謝性アシドーシスと急性腎不全と判明した．もし当夜の看護師の報告が遅れれば患者は死亡しただろうし，たとえ剖検しても死因の特定は困難だっただろう（代謝性アシドーシスは器質的病変を残さないサイレントキラーである）．予期せぬ大呼吸・過呼吸をみたら，呼吸器病変以外に代謝性アシドーシスの可能性も頭に浮かべ，医師に報告してほしい．あなたの観察眼で救える命かもしれない．

水・ナトリウム・カリウム代謝

- 体重の60%を水が占め、細胞外液（ECF, 20%）と細胞内液（ICF, 40%）に分布する。ナトリウム（Na）はECFに多く、生体はECFのナトリウム濃度（血漿浸透圧[*1]）と体液量を感知し、脱水時は水・ナトリウム排泄を減らして体液量を保持し、溢水（いっすい）時は水・ナトリウム排泄を増すことで恒常性を保つ。

- カリウム（K）は生体内において最多の陽イオンで、98〜99%がICFに（125mEq/L）、1〜2%がECFにある（血清濃度3.5〜4.5mEq/L）。細胞内外のナトリウム・カリウム濃度差は細胞膜のNa$^+$/K$^+$-ATPase（Na$^+$3分子をECFに、K$^+$2分子をICFに輸送）により厳密に保たれ、神経・筋の静止膜電位に関与している（細胞膜内外のカリウム移動にはインスリン、カテコラミン[*2]、pHもかかわる）。

- **水・ナトリウム・カリウムの出納（平常時）**：不感蒸泄（呼吸、発汗）900mL、便100mL、尿1,000mLで合計約2,000mL/日の水が排泄される。一方、食事中の水分約1,000mL、代謝水（栄養素の代謝で発生）300mL、その他の水分摂取で合計2,000mL/日以上の水が入り、平衡している。食塩（NaCl）は10〜15g（170〜255mEq）/日を摂取し、ほぼ等量が尿中に排泄される。カリウムは約4〜6g（52〜78mEq）/日を摂取し、90%が尿中、10%が便中に排泄される。

- 正常の糸球体濾過値は約140L/日（ECFの10倍以上）で、糸球体で濾過された水・ナトリウムの99%を尿細管で再吸収し、体内に戻している。糸球体で老廃物、水、溶質を大量に濾過後、尿細管での再吸収・分泌により体液成分を調節するほうが効率的で、電解質濃度の変動を小さく抑えられる。ナトリウムの再吸収は近位尿細管で50〜55%、ヘンレのループで35〜40%、遠位尿細管で5〜8%、集合管で2〜3%である。

- カリウムは糸球体で濾過後、大部分が近位尿細管で再吸収され、遠位（主に皮質部集合管〔CCT〕）に濾過分の5〜10%が達する。CCTでの尿中カリウム分泌因子は、CCTに到達する尿量・ナトリウム量（多いほどカリウム分泌量上昇）、アルドステロン（カリウム分泌上昇）、pH（カリウム排泄上昇）、カリウム摂取量（多

- いほどカリウム排泄上昇)である.
- 体液量の調節は主に,浸透圧の変化(2%の微小変化に反応)と血圧の変化(圧受容体[*3]で感知,5〜8%のECF減少で反応)によるが,薬物(バルビタールなど),神経学的機序(痛みなど),内分泌機序(糖質コルチコイドなど)も抗利尿ホルモン(ADH[*4])分泌刺激となる.
- 血清浸透圧の上昇には,①口渇(こうかつ)(脳の浸透圧受容体による)と飲水,②ADH分泌,③腎での水代謝,で対応する.等浸透圧性にECFが増えると(食塩多量摂取による飲水など),血漿量増加を圧受容体が感知し,心房性ナトリウム利尿ペプチド(ANP)[*5]などを介してナトリウム利尿が起きる.逆にECFが減ると,カテコラミン,アンジオテンシンⅡ[*6],ADHが出て昇圧・ECF回復に働く.

[*1] ECF浸透圧 (mOsm/kgH$_2$O) ≒2×PNa+[ブドウ糖 (mg/dL) /18]+[血液尿素窒素 (BUN) (mg/dL) /2.8], PNa (血清ナトリウム濃度)(mEq/L) →高度な高血糖・尿毒症がなければ血漿浸透圧≒(血清ナトリウム濃度)×2.
[*2] 副腎髄質から分泌される神経伝達・昇圧物質.
[*3] 大動脈,心房,腎の傍糸球体装置にある.
[*4] 視床下部で産生し,下垂体後葉に貯留する.血清浸透圧上昇時に分泌され,腎で水の再吸収を促す.
[*5] 心房から分泌,腎集合管に作用しナトリウム利尿を起こす.
[*6] 強い血管・メサンギウム細胞収縮作用をもつ(p.15参照).

MEMO

腎臓と体液の調節

腎は1日尿量400mL〜30L,食塩0.5〜30gと非常に大きい調節能をもち,体液(水分,ナトリウム)の恒常性を保つ.腎障害時はこの体液量調節ができず,溢水・脱水になりやすい.体液量異常のサインは体重・血圧・尿量・呼吸状態の変化,眼瞼・下腿の浮腫の有無である.浮腫患者はよく「飲水量を減らすべきですか?」と質問するが,浮腫の中身は水分と塩分であり,浮腫軽減にはむしろ食塩制限が効果的である.利尿薬は浮腫,うっ血性心不全を改善するが,薬効は尿細管におけるナトリウム再吸収抑制と,それに伴う水分排泄による.逆に食欲不振,発熱,嘔吐,下痢などがあると脱水,腎障害を起こすため,特に高齢者では注意する.通常,食事に含まれる水分量は約1L/日(食塩6〜10g/日)であり,「食事が摂れない=栄養・水分・食塩摂取不足」を覚えておこう.真面目な患者は摂食量が低下しても,定期処方の利尿薬を内服し続けて脱水・腎障害を助長することがある.食欲不振時は利尿薬の減量・中止も考慮する.

カルシウム・リン代謝

■カルシウム

- カルシウム（Ca）は体内に約1.2kgあり、99%が骨（主成分はハイドロキシアパタイト）に、1%が細胞外液（ECF）と細胞内液（ICF）にある。血中カルシウム濃度は8.4〜9.8 mg/dLで、50%が遊離カルシウムイオン（Ca^{2+}、生理作用をもつ）、40%が蛋白・アルブミンに結合、10%は陰イオンと結合している。細胞内のCa^{2+}は微量だが、ホルモンなど細胞外から細胞内への指令伝達、神経・筋細胞の刺激伝達など重要な働きをする。
- 食物中のカルシウム（1,000mg/日）のうち400mgが主に小腸で吸収され、その半分は便排泄、残りは尿排泄される。体内総カルシウム量は一定で、骨のリモデリング（骨吸収と骨形成）を繰り返し、約10mEq（20mg）/日が体内外を出入りしている。
- 血清カルシウム値が上昇すると、副甲状腺ホルモン（PTH）分泌減少、活性型ビタミンD（1,25$(OH)_2D_3$）産生減少が起こる。カルシトニン（甲状腺ホルモン）も血中Ca^{2+}濃度減少に働く（図1）。

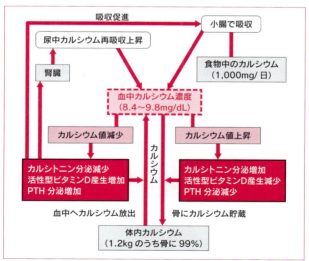

■図1　カルシウム調節系

- 血清カルシウム値低下時は，副甲状腺のカルシウム感受性受容体が感知し，PTHが分泌される．PTHは①活性型ビタミンDとともに遠位尿細管で尿中カルシウムを再吸収して上昇，②近位尿細管のPTH受容体に結合し，同部で25（OH）ビタミンD_3-1α-水酸化酵素を活性化し活性型ビタミンD産生増加を促す．PTHと活性型ビタミンDは，骨吸収を促して骨から血中にカルシウムを放出する（一方，両者は骨形成を促し，骨にカルシウムを取り込む）．活性型ビタミンDは小腸でのカルシウム消化吸収を促す．

■ リン

- リン（P）は体内に約700gある（80％が骨，9％が筋肉，残りはECFに存在）．体内でリンは，無機リン（HPO_4^{2-}，$H_2PO_4^-$など）や有機リン（ATP，ADPなど）で存在する．
- 血中P濃度は2.5〜4.5mg/dLである．血中では85％が遊離イオンで，10％が蛋白結合，5％が不溶性結合物として存在する．
- リンは，細胞活動のエネルギー蓄積（ATP，ADPなど），酸素運搬促進物質（赤血球の2,3-DPGなど），蛋白質・炭水化物・脂質代謝，酸塩基平衡の維持（HPO_4^{2-}，$H_2PO_4^-$），骨・歯の構造維持など，生命活動に不可欠な働きをもつ．リン欠乏は細胞活動低下，溶血を起こす．
- リンの慢性的過剰（高リン血症の持続）は，異所性石灰化（血管や全身臓器），二次性副甲状腺機能亢進症・病的骨折などを起こす．
- 食物から摂取されたリン（1,000mg/日）は，腸管で吸収（800mg/日）され，細胞外液（血液など）に入り，骨との間で代謝される（**図2**）．リンは主に腎から尿中に排泄され，一部は腸管から便中

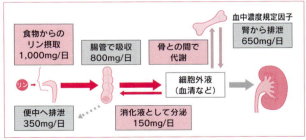

■図2　リンの吸収と排泄（健康な成人の場合）
（石村栄治．生体におけるリンのバランス．CLINICAL CALCIUM 2002；10（12）：375を参照して作図）

に排泄される.

- 腎は体内のリン調節の主役である．腎におけるリンの排泄は，「糸球体濾過」と「近位尿細管での再吸収」で調節される．糸球体で濾過されたリンの80%が近位尿細管で再吸収される．PTHは近位尿細管のリン再吸収を抑え，尿中リン排泄を増す．活性型ビタミンDはPTHとは逆に，近位尿細管でのリン再吸収を増し，小腸でのリン吸収も増す．

- 血清リン増加・リン負荷により，①PTH分泌が増して尿中リン排泄が増える．また，②骨（主に骨細胞）からFGF23（リン利尿因子）が分泌され，腎臓でクロトー（klotho）と結合し，さらにFGF受容体に結合して，近位尿細管でのリン排泄を増し，活性型ビタミンD合成を抑えて腸管でのP吸収を低下させる．①②の作用により，血中リン値は正常化する（図3）．

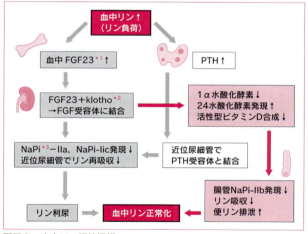

■図3　血中リン調節機構
*1　FGF23（fibroblast growth factor23）：リン利尿因子．
*2　klotho：腎・副甲状腺などで発現，長寿物質．
*3　NaPi：ナトリウム依存性Pトランスポーター．

MEMO

慢性腎臓病に伴う骨ミネラル代謝異常（CKD-MBD, 図1）

CKD-MBDとは，慢性腎臓病（CKD）に伴う，カルシウムやリン，副甲状腺ホルモン（PTH）の産生・分泌異常，骨代謝障害，異所性石灰化などを含む病態概念である．腎不全では，腎でのリン排泄能低下・ビタミンD活性化障害，代謝性アシドーシス・低カルシウム血症などにより，生体内のカルシウム・リン代謝障害，異所性石灰化，骨病変が生じる．

CKD-MBDでは，線維性骨炎，骨軟化症，無形成骨など，さまざまな骨病変により骨折，骨痛，腱断裂などを生じるほか，動脈血管壁の異所性石灰化（高リン血症が深く関与）を含む動脈硬化が進み，CKD患者の心血管病（虚血性心疾患，閉塞性動脈硬化症など）発生や生命予後悪化・生活の質低下を起こすため，積極的な治療（食事療法，リン吸着薬など）を要する．

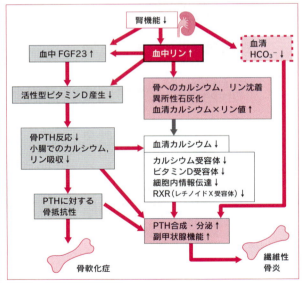

■図1　CKD-MBDの機序
（横山啓太郎．CKDで起こりうる骨・ミネラル代謝異常．深川雅史，編．CKD-MBDハンドブック．日本メディカルセンター；2013．p.79-83をもとに作図）

内分泌の働き

- **レニン・アンジオテンシン・アルドステロン系（RA系）**：レニンは，主に輸入細動脈灌流圧減少を感知して傍糸球体装置で分泌され，アンジオテンシノーゲン（肝で産生）からアンジオテンシンⅠ（AⅠ）をつくる．AⅠはアンジオテンシン変換酵素（ACE，肺に多く存在）によりアンジオテンシンⅡ（AⅡ）となる．AⅡは血管を収縮し血圧を上げ，副腎にも働きアルドステロン分泌を刺激する．アルドステロンは集合管などに働き，Na^+再吸収・体液量を増し，血圧を上げる（**図1**）．RA系阻害薬（ACEI，ARB，DRI［直接的レニン阻害薬］，選択的アルドステロン拮抗薬など）は降圧・腎保護作用をもつ．

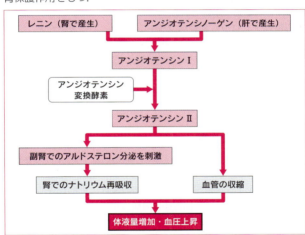

■図1　RA系の血圧調節

- **プロスタグランジン（PG）**：全身に存在し，腎では主に髄質でつくられる．血管拡張，血圧低下，ナトリウム排泄増加（ヘンレのループ・集合管での水・Na^+再吸収抑制による）作用をもつ．PG産生はAⅡ，ブラジキニンなどで亢進する．
- **カリクレイン・キニン系**：カリクレインは遠位尿細管で産生され，キニノーゲンに作用してブラジキニンを産生し，腎血流増加，ナ

トリウム再吸収抑制，水利尿（PG産生を介する）を起こす．
- **活性型ビタミンD（1,25（OH）$_2$D$_3$）**：ビタミンD$_3$が紫外線により皮膚で産生または食物から摂取される．肝臓で25位が水酸化された後，近位尿細管で1位が水酸化され，活性型ビタミンDとなりカルシウム・リン代謝に働く．腎不全ではビタミンD活性化障害が起こるため補充療法を要する．
- **エリスロポエチン（EPO）**：腎が低酸素状態（貧血，腎虚血など）を感知すると腎で産生され，骨髄の造血前駆細胞（赤芽球系）に働き赤血球造血を促す．腎不全ではEPO産生低下で貧血（腎性貧血）がみられ，赤血球造血刺激因子製剤（ESA）注射で改善する．
- **インスリン**：膵で産生され，血糖調節，尿細管でのNa$^+$再吸収増加，カリウム代謝など多くの作用をもつ．腎で約40%が代謝・排泄されるため，腎不全では作用が遅延し，低血糖を生じやすい．一方，腎不全ではインスリン抵抗性亢進に伴い高血糖が起こることがあり，血糖調節は困難になる．
- **心房性ナトリウム利尿ペプチド（ANP）***：体液量増大，血圧上昇に反応し，心房が拡張すると，心房から産生される．腎尿細管におけるNa$^+$再吸収低下，血管拡張，副腎皮質からのアルドステロン産生低下により，利尿・体液量低下・血圧低下作用をもつ．急性心不全の治療薬としても用いられる．

---

* 血中で活性化され血管拡張作用をもつペプチド．

MEMO

心・腎・貧血症候群

　腎臓の内分泌作用を理解すると，病態に基づくケアができるようになる．たとえば，AⅡは血管収縮・血圧上昇作用以外に，糸球体メサンギウム細胞増殖，酸化ストレス，炎症反応などに関与しているので，RA系阻害薬は降圧作用に加え，これらAⅡの血行動態以外の作用も抑制する腎保護作用がある．そのため，RA系阻害薬は腎疾患で積極的に用いられている．また慢性腎臓病（CKD）では内因性エリスロポエチン産生低下に，低栄養，鉄欠乏，出血傾向，赤血球寿命短縮が加わり腎性貧血となる．貧血はまた腎障害を悪化させ，独立した心不全の悪化因子でもある．CKDでは，腎障害，貧血，心疾患が相互に悪影響を及ぼす，"心・腎・貧血症候群（cardio-renal-anemia syndrome）"として注目されている．バイオテクノロジーで合成された赤血球造血刺激因子製剤（ESA）の登場で，CKD患者のQOLと予後は劇的に改善された．

2 症状

- 尿量の異常
- 排尿の異常
- 浮腫
- 疼痛
- 発熱
- 貧血

尿量の異常

乏尿・無尿

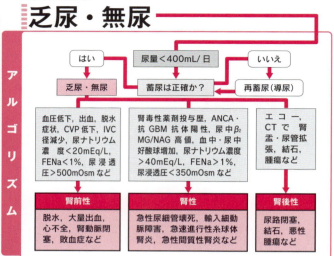

多尿

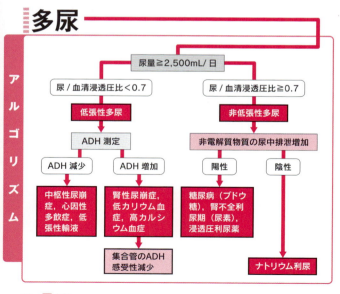

発生機序

- 健常成人の尿量は約1〜1.5L/日．一方，糸球体で濾過される原尿（糸球体濾過量）は約140〜150L/日（100mL/分）でほぼ一定である．健常状態でも尿量は，水分・塩分摂取量に応じた尿細管（主に集合管）の再吸収により変動する（0.5〜3L/日で変動）．このような生体の体液・塩分調節能が破綻すると尿量の異常が生じる．

- **乏尿・無尿の成因**：乏尿には腎前性，腎性，腎後性がある．無尿は高度の腎障害か尿路の強い閉塞で生じ，腎前性はまずない．腎前性・腎後性とも治療が遅れると腎性に移行する．

  - **腎前性**：腎への血流低下による（体液量減少〔出血や脱水症など〕，血圧低下〔ショックなど〕，心拍出量低下，浮腫性疾患〔ネフローゼ症候群や肝硬変非代償期など〕）．腎への血流低下により，腎は体液量が減少したと感知して，尿細管での再吸収量を増やし，体内に水やナトリウムを貯留し，乏尿となる．

  - **腎（実質）性**：腎実質が障害されることによる．急性尿細管壊死，急性糸球体腎炎，急性間質性腎炎など，急性疾患と慢性腎不全末期がある．

  - **腎後性**：腎実質に障害はなく，尿排泄経路の不完全閉塞により，体外に排出する尿量が減る．尿道閉塞，前立腺肥大症，前立腺癌，神経因性膀胱，膀胱三角部腫瘍，膀胱の血腫・巨大結石，両側の尿管閉塞などがある．

- **多尿の成因**：低張性と非低張性がある．

  - **低張性多尿**：中枢性尿崩症，低張性輸液の大量投与では血漿抗利尿ホルモン（ADH）濃度が低下する．腎性尿崩症では，血漿ADH濃度は高値だが，集合管でのADH感受性低下により低張性多尿となる．低・高カルシウム血症では，尿細管障害によりADH作用が低下し低張性多尿となる．

  - **非低張性多尿**：糖尿病では，高血糖により糸球体で濾過された大量のブドウ糖が，近位尿細管で再吸収しきれず尿中に増え，高浸透圧により多尿となる．浸透圧利尿薬（グリセオール®，マンニトール）投与でも同様である．腎不全では残存ネフロン尿細管内の尿素濃度が増え，浸透圧が上昇し多尿となる．食塩多量摂取・生理食塩水やリンゲル液の大量輸液では，体内に水とナトリウムが過剰となり，高ナトリウムの尿が多量に排泄される（ナトリウム利尿）．

判断基準

- **乏尿,無尿**:乏尿は尿量**400mL/日未満**,無尿は尿量**100mL/日未満**をさす.尿中に排泄すべき老廃物は1日約600mOsm,尿の最大濃縮力は1,200mOsm/Lで,老廃物を完全に排泄するには,尿を最大に濃縮しても最低約500mL/日の尿量が必要で,乏尿・無尿は何らかの腎機能障害を示唆する.尿量が少ない場合,蓄尿が正確か,尿閉*がないか,チェックすることが大切である.

- **多尿**:多尿は尿量**2,500mL/日以上**と定義される(通常の飲食ではこれ以上の尿量はまれ).**心因性多尿**と**中枢性尿崩症**の鑑別には,**ピトレシン®**(5単位皮下注)または**デスモプレシン**(4μg皮下注)**負荷試験**で腎濃縮能をみる.中枢性尿崩症では負荷により尿浸透圧上昇(800mOsm/kg/H2O以上)と尿量減少をみる.

対処方法

- **乏尿・無尿の場合**:腎前性の場合は輸液,腎後性の場合は尿排泄経路の確保など.いずれの場合も必要に応じて透析を検討する.

- **多尿の場合**:尿崩症の場合はデスモプレシンの投与,糖尿病の場合はインスリンなど.

---

* 腎での尿産生に問題はないが,尿路閉塞や排尿障害で尿が体外に排泄できない状態.原因は前立腺肥大,神経因性膀胱など.尿で緊満腫大した膀胱エコー所見,導尿・尿路ステントで尿流出良好などで,乏尿と鑑別できる.

MEMO

24時間蓄尿の注意点

尿量の評価では,24時間蓄尿を正確に実施することが大切である.要点は,①蓄尿開始時に排尿し膀胱を空にすること,②まず採尿してから排便する,③「夜間・在宅時だけの蓄尿」や「1〜2回捨ててもよい」ではなく全蓄尿する,などである.女性では月経中と前後2日は蓄尿を避ける.また,蓄尿量が極端に少ない,判で押したように一定,などは蓄尿が不正確な疑いがある.その場合,1日尿中クレアチン(Cr)排泄量を参考にし,再検する.成人の1日尿中Cr排泄量は筋肉量で決まり,個人によりほぼ一定(男性20mg/kg/日,女性・高齢者・痩せた人15mg/kg/日)のため,同じ人で繰り返し蓄尿を実施すると変動は少なく,蓄尿の信頼性の目安になる.認知症・意識障害・重症例では,尿道カテーテルを短期間留置し,完全蓄尿することもある.

■排尿の異常

血尿

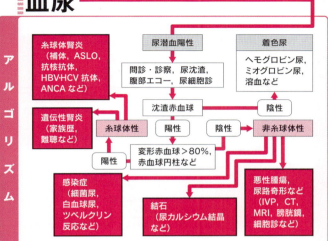

蛋白尿

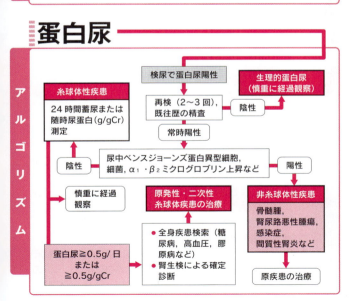

血尿

発生機序

- 腎から尿道に至る，さまざまな部位からの出血で，赤血球を病的に多く含む尿である．
- 糸球体性血尿，非糸球体性血尿，特発性腎出血（原因不明）に大別される（表1）．

■表1　血尿の原因

糸球体性血尿	
原発性糸球体腎炎	急性糸球体腎炎，急速進行性糸球体腎炎，慢性糸球体腎炎など
続発性糸球体疾患	膠原病・血管炎・紫斑病に伴う腎炎など
遺伝性糸球体障害	アルポート症候群，菲薄基底膜症候群など
非糸球体性血尿	
腎間質性	尿細管間質性腎炎，腎盂腎炎など
腎血管性	動脈塞栓症，腎静脈血栓症，動静脈瘻，ナットクラッカー現象*など
尿路性	腫瘍，膀胱炎，尿路結石，尿路外傷，多発性嚢胞腎など
全身性血液凝固異常	血小板の異常，凝固・線溶系の異常など
特発性腎出血	

* 下行大動脈と上腸管膜動脈による左腎静脈の圧迫で血尿を生じる．エコーやCTが診断に有用である．

- **糸球体性血尿**：糸球体基底膜の障害により，尿中へ赤血球が漏出する（糸球体腎炎が主）．蛋白尿（0.5g/日以上）を伴う血尿では，糸球体疾患の可能性が非常に高い．
- **非糸球体性血尿**：間質性腎炎，泌尿器疾患，全身性凝固異常症などがある．

判断基準

- **肉眼的血尿**と**顕微鏡的血尿**に大別される．前者は目で見て血液の混入がわかる尿で，後者は肉眼ではわからず尿沈渣（尿を遠心沈殿した残渣）を顕微鏡（400倍）で観察して**毎視野5個以上の赤血球**を認める尿である．肉眼的血尿は泌尿器疾患に多く，顕微鏡的血尿は内科的疾患が多い．泌尿器的血尿では画像診断や細胞診，細菌検査などが鑑別に有用である．
- 血尿と鑑別を要するものに**着色尿**がある．着色尿は，試験紙法で血尿反応陽性となるが，尿沈渣では赤血球に乏しく，**ミオグロビン尿が多い**（試験紙法ではヘモグロビンと区別困難）．

判断基準

横紋筋融解症でみられ，血中CPK（クレアチンホスホキナーゼ）上昇を認める．ヘモグロビン尿による着色尿は，血色素尿症や溶血性貧血でみられる．

- **体位性血尿**：早朝尿では血尿がなく，随時尿で常に血尿がみられる場合．遊走腎やナットクラッカー現象などがある．
- **持続的血尿**：早朝尿・随時尿とも血尿を認める場合，糸球体疾患や腎血管奇形などの可能性が高い．
- **糸球体性血尿**：変形赤血球が多く（腎内で激変する浸透圧環境による），赤血球円柱を伴う（尿細管内を通過する際に形成）．

対処方法

- 原因疾患を診断し原因治療を行う．糸球体腎炎では血尿のみで治療適応になることは少なく，血液疾患以外で止血処置を要する場合はほとんどない．
- 尿路感染症では，原因の約90％が大腸菌などグラム陰性桿菌で，尿路排泄性の抗菌薬（ニューキノロン系抗菌薬など）を第1選択とする．水分摂取を十分に勧める．
- 泌尿器悪性腫瘍や腎盂尿路系疾患では，手術を要することがある．

■ 蛋白尿

発生機序

- 生理的蛋白尿と病的蛋白尿に大別される．前者は発熱，運動，大量の蛋白摂取後，起立時に一過性に生じる．病的蛋白尿は腎性蛋白尿，腎外性蛋白尿に区別される（表2）．腎性蛋白尿は糸球体性と尿細管性に分かれる．

■表2　蛋白尿の分類

生理的蛋白尿	
熱性蛋白尿，運動性蛋白尿，食事性蛋白尿，起立性蛋白尿	
病的蛋白尿	
腎性蛋白尿	急性・慢性糸球体疾患，続発性糸球体疾患（糖尿病，膠原病，痛風腎），腎盂腎炎，間質性腎炎，アルポート症候群，ファンコニ症候群，妊娠腎など
腎外性蛋白尿	多発性骨髄腫，溶血（ヘモグロビン尿），ミオグロビン尿，尿路感染症，尿路結石，腫瘍など

- 糸球体疾患では，糸球体基底膜のサイズバリアまたはチャージバリアの破綻により蛋白尿が生じ，重症例ではアルブミンに加え，大分子量のグロブリンも尿中に漏れ，蛋白排泄が増

発生機序	える．近位尿細管機能障害では，尿蛋白再吸収が障害され尿蛋白が漏出する．

- **特殊例**：血中異常蛋白の増加による逸脱（多発性骨髄腫など），下部尿路系由来の組織蛋白の混入，腎内リンパ系からの異常漏出でも蛋白尿がみられる．

判断基準	

- 蛋白尿排泄量**150mg/日以上**が（病的）**蛋白尿**である．健常時でも150mg/日未満の蛋白尿を認めるが，試験紙（蛋白尿検出で使用）法では検出されない．
- 持続的に蛋白尿**0.5g/日以上**を示す場合は，ほとんど**原発性・続発性糸球体疾患**である．

対処方法	

- 原因疾患に応じた治療を行う（急性糸球体腎炎，ネフローゼ症候群，原発性慢性糸球体疾患，高血圧，慢性腎不全，尿路感染症，腫瘍・結石の治療各論は各章参照）．

MEMO
蛋白尿について

　蛋白尿発見の重要な所見に「尿の泡立ち」がある．腎炎などで尿中にアルブミンが漏出し，排尿時の衝撃で攪拌され泡立ちが生じる．読者のなかには，お菓子作りで卵白をミキサーでかき混ぜてメレンゲを作ったことのある方もいるだろう．卵白の主成分はアルブミンであり，蛋白尿と同様の泡立ちが起きているのである．ただし，尿の泡立ちがすぐに消えるようならばアルブミン尿の可能性は少なく，心配はいらない．ちなみに「蛋＝たまご」の意であり，「蛋白」も卵白（アルブミン）に由来するが，血清蛋白はアルブミン以外に免疫グロブリンなど，ほかの蛋白質も含有する．

浮腫

アルゴリズム

```
全身性と局所性の鑑別
├─ 全身性
│   └─ 血清アルブミン値
│       ├─ 正常
│       │   ├─ 蛋白尿の既往・存在，腎機能障害
│       │   │   └─ あり → 急性・慢性の腎炎・腎不全
│       │   └─ なし
│       │       ├─ → 妊娠・月経前
│       │       ├─ 薬剤内服歴（カルシウム拮抗薬，NSAID など） → 薬剤性
│       │       ├─ 心疾患の病歴，心拡大，肺水腫，頸静脈怒張 → 心不全
│       │       ├─ 甲状腺機能異常 → 甲状腺機能低下症
│       │       └─ 朝夕の体重差上昇 → 特発性浮腫
│       └─ 低値
│           └─ 血清総コレステロール，血清コリンエステラーゼ
│               ├─ 高値 → 多量蛋白尿 → ネフローゼ症候群
│               └─ 低値
│                   ├─ 肝炎の既往，高γグロブリン血症，血小板減少，腹部画像診断 → 肝硬変
│                   ├─ 下痢，腹痛など，消化管疾患の病歴，便中脂肪，便α₁アンチトリプシンクリアランス → 蛋白漏出性胃腸症，吸収不良症候群
│                   └─ 食事摂取量減少 → 低栄養
└─ 局所性 → 静脈閉塞，リンパ浮腫，血管性浮腫，炎症性浮腫
```

発生機序

- 浮腫とは，血管外の組織間隙（間質）に水分が貯留した状態をいう．
- 血漿から組織間液（血管内→外）への水分の移動は，毛細血管内外の「静脈圧の差」と「膠質浸透圧の差」による．
- 浮腫は，①血管内静水圧の上昇（血管内水分過剰），②膠質浸透圧の低下（低アルブミン血症），③リンパ管閉塞，④血管の水分透過性亢進，で生じる．
- 浮腫があると通常，間質に過剰な塩分も貯留する．

判断基準

- **自覚症状**：靴，指輪，ズボンやスカートがきつい，手指が腫れて握りにくいなどで気づく．
- **他覚所見**：**前脛骨の皮膚**を拇指 掌 側でゆっくり**約10秒押し**た後，指を離し皮膚に**陥凹（へこみ）が生じれば浮腫**である．眼瞼，足背も陥凹が生じやすい．高度の浮腫では，陰嚢水腫や胸水，腹水，心囊水を伴う．**体重増加**は浮腫の重要所見で，一般に**1.5kg/日以上の増加は異常**と考えてよい．高度な場合は10kg以上の体重増加も少なくない．
- **鑑別診断**：**全身性**，**局所性**に大別する（表1）．

《全身性浮腫》

- **腎性浮腫**：**腎機能低下**や**蛋白尿**による．ネフローゼ症候群では低アルブミン血症（膠質浸透圧低下）やナトリウム利尿障害で浮腫をきたす．急性糸球体腎炎は浮腫，高血圧，血尿で発症し低補体血症を伴う．蛋白尿が持続する慢性腎炎，腎機能低下をきたす急性・慢性腎不全でも浮腫を生じる．
- **心性浮腫**：**心不全**（虚血性心疾患，弁膜症，心筋症，高血圧などが原因）による．肺水腫，心拡大，呼吸困難などを呈する．
- **肝性浮腫**：ウイルス性（B・C型）やアルコール性の**肝硬変**で生じる．血小板減少，低アルブミン血症（肝でのアルブミン合成能低下），高γグロブリン血症などを呈し，腹水を伴いやすい．
- **内分泌性浮腫**：**甲状腺機能低下症**では皮下結合組織に水分を多く含むムコ多糖類が蓄積し浮腫をきたす．ほかの浮腫と違い，指圧しても**皮膚は陥凹しない**（非圧痕性浮腫）．甲状腺ホルモン低値，薄い眉毛と頭髪，嗄声，便秘，寒がり，血中コレステロール・クレアチンホスホキナーゼ（CPK）高値などを認める．
- **栄養障害性浮腫**：**低アルブミン血症**による．下痢や摂食量低

■表1 浮腫の分類

全身性浮腫	
腎性浮腫	ネフローゼ症候群，急性腎炎症候群，慢性腎炎，腎不全
心性浮腫	うっ血性心不全
肝性浮腫	肝硬変
内分泌性浮腫	甲状腺機能低下症，クッシング症候群，糖尿病（インスリン浮腫）
栄養障害性浮腫	低蛋白血症，蛋白漏出性胃腸症，吸収不良症候群，ビタミンB_1欠乏症，貧血症
薬剤性浮腫	非ステロイド系抗炎消薬（NSAID），カルシウム拮抗薬，副腎皮質ホルモン，グリチル酸（甘草，強力ネオミノファーゲンシー®など），インスリン抵抗性改善薬（チアゾリジン薬：アクトス®など），経口避妊薬
特発性浮腫	
妊娠・月経前浮腫	
局所性浮腫	
静脈性浮腫	上・下大静脈症候群，静脈血栓症，静脈炎，静脈瘤
リンパ性浮腫	リンパ閉塞，フィラリア症
血管神経性浮腫	クインケ浮腫，アナフィラキシーショック，ACE阻害薬
炎症性浮腫	蕁麻疹，熱傷

下，体重減少，BMI低値，皮下脂肪減少などを示す．
- **薬剤性浮腫**：服薬歴から疑う．**NSAIDは腎血流低下**をきたす．
- **特発性浮腫**：若年〜中年女性に多く，**立位・運動負荷で増悪**し，朝夕の体重差が2kg以上．下剤や利尿薬の連用例あり．

《局所性浮腫》
- **静脈性浮腫**：**静脈環流の障害**による．閉塞部位よりも末梢側にみられ，静脈は怒張する．
- **リンパ性浮腫**：**局所性・片側性浮腫**をきたす．主因は悪性リンパ腫，悪性腫瘍のリンパ節転移やリンパ管炎，リンパ節の外科的切除など．
- **血管神経性浮腫（クインケ浮腫）**：顔面，四肢，喉頭咽頭などで**発作性限局性**に浮腫を生じる．**遺伝性**と**二次性**がある．二次性の原因は**アナフィラキシーショック**，**薬剤性**（ACE阻害薬など）など．ACE阻害薬による場合，投与開始1週間以内の発症が多い．

対処方法

- **原因の除去・治療**：
  - **ネフローゼ症候群の場合**：ステロイドの使用など.
  - **腎機能障害の場合**：慢性腎臓病（CKD）に応じた治療.
  - **心疾患の場合**：利尿薬の使用，水分制限，血圧管理，冠動脈治療など.
  - **肝硬変の場合**：安静，塩分制限，利尿薬の使用など.
  - **甲状腺機能低下症の場合**：ホルモン補充.
  - **栄養障害性浮腫の場合**：十分な蛋白質・エネルギー補充.
  - **薬剤性の場合**：原因薬剤の中止.
  - **特発性の場合**：利尿薬中止，塩分制限.
- **薬物療法**：
  - **ループ利尿薬（ラシックス®など）**：利尿作用は最も強力である．内服で無効な場合，静注で用いる．低アルブミン血症高度例ではアルブミン製剤も併用する.
  - **サイアザイド系利尿薬（フルイトラン®など）**：軽度の浮腫や高血圧で用い，ループ利尿薬との併用も有効である．高度腎障害例には無効である.
  - **アルドステロン受容体拮抗薬（アルダクトン®など）**：肝硬変では肝でのアルドステロン分解能低下による二次性高アルドステロン血症があるため，肝性浮腫・腹水に有効である．心性浮腫でも用いる.
  - **トルバプタン（サムスカ®など）**：心不全，肝硬変による体液貯留により，ほかの利尿薬で効果不十分な場合に用いる.
  - **その他**：HANP（ヒト心房性ナトリウム利尿ペプチド）やドーパミンも利尿作用がある.
- **血液浄化療法**：高度の浮腫・腎不全例では，体外限外濾過法（ECUM）や血液透析で除水する.
- **生活指導**：安静，適度な塩分制限（約6g/日），水分制限，患肢挙上，弾性ストッキングの装着などを指導する.

疼痛

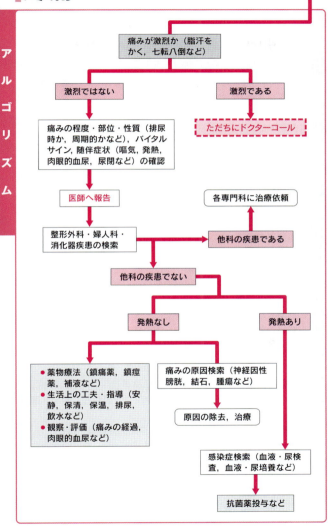

発生機序

- **腰痛**：腰痛を伴う腎・泌尿器疾患は尿路感染による腎盂腫脹，尿路閉塞（結石・腫瘍による水腎症），腎腫瘍などがある．
- **排尿痛**：下部尿路の炎症で起こる．尿意はあるが排尿困難な状況（膀胱炎など），感染症＊，日和見感染（糖尿病，抗癌薬・免疫抑制薬投与時），性感染症（男性に多い），尿道狭窄（前立腺肥大症，前立腺炎，高齢男性に多い），尿道・膀胱結石など．

判断基準

- **急性腎盂腎炎の腰痛**：鈍痛（腎被膜の腫脹），**肋骨脊柱角圧痛**（図1）で，高熱（悪寒・戦慄），消化器症状（嘔気・嘔吐）を伴う．

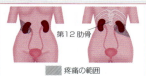

■図1　肋骨脊柱角圧痛（CVA叩打痛）

- **尿路結石の腰痛**：**結石の嵌頓**により腎盂・尿管内圧が急激に上昇し，**発作的な疝痛**（冷汗を伴う）が出現する．結石の移動で疼痛部位も動き，排石・閉塞解除で消失する．結石が尿路を傷つけると血尿を伴う．尿路結石は30～50歳代男性に多い（女性の約2倍）．高カルシウム血症，痛風，尿路感染症，長期臥床などが誘因となる．
- **腎腫瘍の腰痛**：増大腫瘍による腎周囲神経叢の圧迫，**大動脈リンパ節転移**などで生じる．
- **下部尿路感染症の排尿痛**：**急性尿道炎**では排尿初期痛・排尿痛，**急性膀胱炎**では排尿終末期から排尿後痛が主である（膀胱粘膜の浮腫・脱落，出血による）．膀胱炎は排尿痛，頻尿，混濁尿が特徴で発熱は伴わない．
- **感染防御機構破綻・尿流うっ滞の誘因の有無**：高齢，免疫抑制薬・抗癌薬投与，糖尿病，神経因性膀胱，前立腺肥大，カテーテル留置など．

対処方法

- **原因の除去・治療**：感染症には抗菌薬投与，結石には補液・場合により砕石術など，悪性腫瘍には手術など，狭窄・閉塞例ではステント留置・腎瘻など．
- **薬物療法**：鎮痛薬（非ステロイド系抗炎症薬〔NSAID〕連用では腎機能悪化・消化管出血などに注意，高度の痛みには麻薬使用も検討），鎮痙薬など．
- **生活指導**：安静，患部の保温・保清，脱水予防，排尿を我慢しない，他症状の観察（肉眼的血尿の有無，発熱など）．

＊ 性交，生理，妊娠，導尿など，女性に多くみられる．排尿終末時痛・残尿感を伴い，頻尿も生じる．

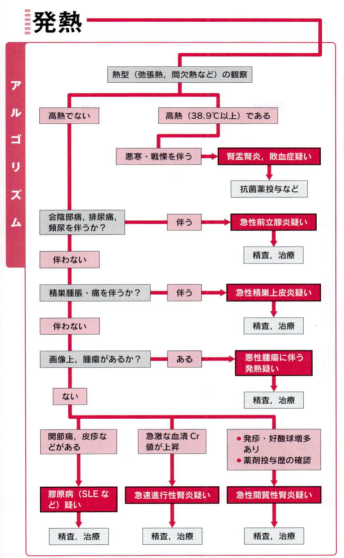

発生機序

- 発熱は，体温調節中枢（視床下部）への刺激により体温が平熱（36～37℃）より高く維持されて生じる．体温調節中枢刺激により交感神経緊張・アドレナリンや甲状腺ホルモン分泌・筋肉の振戦が起こり，代謝亢進と熱産生が増す．皮膚血管や立毛筋の収縮・発汗抑制により熱放散も抑制される．
- 腎・泌尿器系の発熱原因は感染症が最多で，侵入・増殖した病原微生物による毒素放出や宿主側の防御反応（炎症性サイトカイン産生など），組織崩壊などによる．膠原病・悪性腫瘍などによる発熱もある．

判断基準

- **急性腎盂腎炎**：通常，**高熱**（38.9℃以上）**の弛張熱**（1日の体温差が1℃以上）で，悪寒・戦慄，感染側腎の腰背部痛（圧痛・叩打痛，腎被膜の緊張による）を伴う．
- **急性前立腺炎**：38℃前後の**発熱**と**会陰部の鈍痛**が続き，**排尿異常**（頻尿，排尿痛）を伴いやすい．原因は前立腺炎の波及が多い．
- **急性精巣上皮（副睾丸）炎**：局所の**腫脹・疼痛**（立位で増強）・**圧痛**，**陰嚢部発赤**を伴い発熱が続く例が多い．
- **ループス腎炎**：**全身性エリテマトーデス（SLE）の腎病変**で，浮腫，血蛋白尿のほか，発熱，関節痛，皮疹なども伴う．**免疫抑制治療**（ステロイドなど）**中の発熱**は，日和見感染（C反応性蛋白〔CRP〕上昇）と原病（CRP一定）のいずれかを鑑別する．
- **急速進行性腎炎（血管炎）**：血蛋白尿，クレアチニン（Cr）上昇のほか，発熱，倦怠感など**腎外症状**を呈する．
- **急性間質性腎炎（AIN）**：**薬剤アレルギー**などにより生じ，発熱，発疹，好酸球増多症が典型的である．
- **悪性腫瘍**：中心壊死を伴う**大型腎細胞癌**では**間欠熱**（高熱期，平熱期が交互に出現）を示すことがある．

対処方法

- 尿・血液培養に基づく抗菌薬投与（尿路感染症，日和見感染），安静，脱水の補正（経口摂取低下・不能時は経静脈輸液），クーリング，高熱時は解熱剤投与（非ステロイド系抗炎症薬〔NSAID〕は腎障害に注意，連用を避ける）．膠原病，血管炎，AIN，悪性腫瘍などでは，発熱による苦痛の緩和とともに原疾患の治療を行う．

貧血

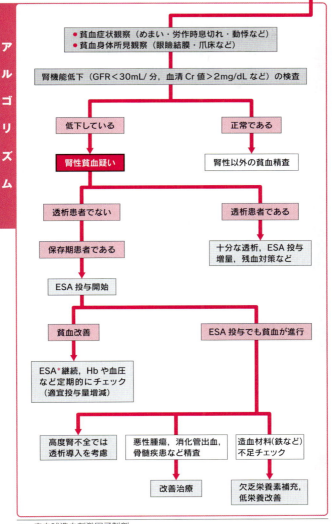

*　赤血球造血刺激因子製剤.

発生機序

- 貧血は①造血材料不足（鉄など），②骨髄造血能低下，③赤血球寿命低下，④消費亢進（出血，溶血など）で生じる．
- 腎・泌尿器系における主な貧血機序は，①腎不全によるエリスロポエチン（EPO）産生低下（腎性貧血），赤血球寿命短縮，骨髄抑制，出血傾向，透析不足（溶血亢進や赤血球寿命短縮）や透析による失血（回路内残血），②ネフローゼ症候群，尿毒症，不適切な食事療法による栄養素摂取不足（鉄，蛋白質，ビタミンB_{12}，葉酸など），③腎障害を起こす全身疾患（全身性エリテマトーデス〔SLE〕，多発性骨髄腫など），④悪性腫瘍（腎癌など），⑤合併症による出血（消化管出血など）や造血能低下（骨髄疾患）である．

判断基準

- **貧血症状**（目まい・立ちくらみ，労作時息切れ・動悸，易疲労感，眼瞼結膜・爪床・皮膚の蒼白など）をチェック．
- 腎不全では**血清クレアチニン（Cr）値＞2mg/dL**または**糸球体濾過値（GFR）＜30mL/分**（慢性腎臓病〔CKD〕ステージ4～5）で貧血を生じやすいが，高齢者，糖尿病患者ではそれ以下でも起こる．**正球性正色素性**で，**網赤血球は低下**する．EPOの相対性欠乏により，血中EPO濃度は必ずしも低下しない．
- 透析不足の有無は**残留尿毒素**（血液尿素窒素〔BUN〕，Cr，β_2マイクログロブリン〔β_2MG〕）**測定**で，**透析回路内残血は目視**でチェック．
- ネフローゼ症候群・腎障害を伴う全身疾患・悪性腫瘍の有無，食事量をチェック．
- **血清鉄・ビタミンB_{12}・葉酸・凝固能・便潜血・血尿などの測定**，問診（胃切除の既往など）は貧血の原因究明に有用．

対処方法

- 腎性貧血はESA投与により改善するが，ESAで造血が亢進し鉄欠乏が顕在化する場合は鉄も補充する．ESA反応不良は多くの場合，尿毒症によるため透析導入を考慮する．
- 透析患者ではESA投与に加え，十分な透析を行い，抗凝固薬やダイアライザーの調整で回路内残血を減らす．
- ネフローゼ症候群・腎障害を伴う全身疾患・悪性腫瘍・消化管出血・骨髄疾患では，原疾患を治療する．
- 造血材料不足（鉄，ビタミンB_{12}など）では補充や栄養指導を行う．

3 検査

- 尿検査
- 血液検査
- 腎機能検査
- 排尿機能検査
- 内視鏡検査
- 画像診断
- エコーガイド下経皮的腎生検
- 前立腺生検

尿検査

目的

- 尿検査は腎・泌尿器疾患の診断に必須である（表1）．

■表1　尿検査の種類と目的

一般性状検査	尿量，尿色調，尿混濁，尿臭気，泡の有無，pH，尿比重，尿浸透圧
尿定性検査（試験紙法）	尿蛋白，尿糖，潜血，ウロビリノーゲン，ビリルビン，ケトン体，亜硝酸塩，白血球反応
尿化学的検査（異常成分）	先天性代謝異常症・神経芽細胞腫のスクリーニング
尿定量検査（化学成分）	電解質，含窒素物質
尿沈渣（鏡検）	赤血球尿，白血球尿，円柱尿，尿細胞診
尿培養検査	一般細菌（大腸菌，クレブシエラ菌，変形菌など），真菌，結核菌など
尿結石検査	

方法・読み方

1. 採尿法

- 採尿は，尿道や外陰部に存在する細菌・付着白血球（帯下による）の混入を避けるため，できる限り中間尿を採取する．
- 採尿コップを2つ渡し，前半・後半分に分けて採尿（2杯分尿）し，正確な診断を期することもある．
- 採尿は来院時（新鮮尿）に行うことが多いが，起立性蛋白尿の否定には早朝第一尿を採ることもある（学校健診などマススクリーニングでは早朝第一尿が原則．採尿の多くは1回尿で，採尿後ただちに検査（新鮮尿）することが望ましい．
- 場合により24時間蓄尿検査*を行う．

2. 一般性状検査

- **尿の色調**：透明～麦わら様黄色，淡黄褐色である（表2）．
- 排尿直後の健常者尿は透明である．放置すると各種塩類が析出して沈殿や混濁を生じる．アルカリ性尿ではリン酸塩・炭

ココがポイント！　尿検査は安価・簡便で多くの情報を得られるため，腎・泌尿器疾患の診断には必須！

---

*　当日早朝1回目の尿（前夜の生成尿）は捨て，2回目以降より蓄尿を開始し，翌朝1回目までの24時間分を蓄尿する．クレアチニンクリアランス（Ccr, p.46参照），1日尿蛋白量（g/日），1日塩分摂取量，1日蛋白摂取量（p.82参照）を求める．

■表2　尿色調異常と原因

色調	原因
水様透明	多尿，低比重尿（尿崩症，糖尿病など）
黄褐色	ビリルビン尿，ウロビリン尿
赤色	血尿（赤血球尿），ヘモグロビン尿，ミオグロビン尿
黄色	ビタミンB_2投与時
暗褐色	メトヘモグロビン尿，メラニン尿，L-ドーパ投与時
緑色	ビタミンB_2投与，ICG検査，細菌尿
青色	メチレンブルー，インジゴ投与時
乳白色	脂肪球，膿尿

酸塩が，酸性尿では尿酸塩が析出する．
- 健常者の新鮮尿は淡い芳香を発する．ケトン体を多く含む尿は果実様臭気を発し，周期性嘔吐症や重症糖尿病，飢餓でみられる．先天性代謝異常症のメープルシロップ尿症におけるメープルシロップ様芳香臭，フェニルケトン尿症のネズミ尿臭などは特徴的である．
- 高度蛋白尿・ビリルビン尿では，放尿時に泡が立ちやすい．
- 健常者の尿は弱酸性（pH6.0前後）で，摂取食物によりpH4.5～7.5で変動する．
- 健常者の尿比重は1.003～1.030で，尿量により変化し，尿量が増えれば比重は低下し，減少すれば上昇する．腎臓の希釈・濃縮力評価には尿浸透圧測定が最適で，健常者で50～1,200mOsm/L（通常500～800mOsm/L）である．尿希釈・濃縮力異常は尿量の異常を示す（p.18参照）．

3. 尿定性検査（試験紙法）
- 蛋白，糖，潜血，ウロビリノーゲン，ビリルビン，ケトン体，亜硝酸塩，白血球反応などがある．尿を試験紙に浸し，余分な尿を容器のふちで除き，正確に各項目別の反応時間（直後～120秒後）静置後，呈色を色調表と比較して判定する．
- 呈色の程度により量を推定する半定量性をもつ（－～4+）．アスコルビン酸（ビタミンC）の反応阻害に注意する（糖，潜血，ビリルビン，亜硝酸塩は偽陰性となる）．治療薬，ジュースなどに多く含まれるため，採尿前夜～当日の摂取は控える．

4. 尿化学的検査（異常成分）
- 先天性代謝性異常の多くは，生後1週間以内に血液濾紙を用

方法・読み方

いるマススクリーニングで早期に検知されるが，その後に顕性化する例もある．
- 生後6か月の乳児を対象に，濾紙法によるバニルマンデル酸（VMA）を検出する神経芽細胞腫の尿スクリーニングが施行される．

5. 尿定量検査（化学成分）
- 尿中電解質（ナトリウム，カリウム，塩素，カルシウム，リン），含窒素物質（窒素，尿素，アンモニア，クレアチニン〔Cr〕）などがある．個々の電解質クリアランスをCcrで割った排泄率（糸球体濾過された何%が実際に尿中に排泄されるか），ナトリウム排泄率（FENa），カリウム排泄率（FEK）などで評価される．また，尿素やCrはクリアランス（尿素窒素クリアランス〔Cun〕，Ccr）で評価される．尿細管障害が疑われる場合は，尿中N-アセチル-β-D-グルコサミニダーゼ（NAG），尿α1-ミクログロブリンを測定する．

6. 尿沈渣（鏡検）
- **血尿**：尿1Lに血液1mL混合しただけで肉眼的血尿として観察され，それ以下は潜血尿とされる（詳細はp.21参照）．
- **白血球尿**：健常成人でも少数の尿中白血球は存在し，男性1〜2個以下／1視野，女性3〜4個以下／1視野までは正常である．尿路の炎症性疾患（腎盂腎炎，膀胱炎，尿道炎，前立腺炎など）では尿中白血球が増える（95%は好中球）．間質性腎炎では好酸球の割合が増える．乳び尿ではリンパ球が，腎移植拒絶反応時にはTリンパ球が主体となる．
- **細胞診**：尿中の腫瘍細胞を検知し，画像診断・腫瘍マーカーなどとともに尿路悪性腫瘍を診断する．尿中細胞を遠心・塗抹固定後，パパニコロ染色する．細胞形態を5段階（クラスⅠ〜Ⅴ）に分け，クラスⅣ・Ⅴを陽性とする．

7. 尿培養検査
- 尿細菌検査用に，中間尿クリーンキャッチ法，カテーテル採尿法などで可能な限り清潔に採尿する．
- 室温で細菌は30分ごとに倍増するため，採尿後はただちに培養を行う．不可能な場合，一晩は冷蔵保存が可能である．
- 菌数10^4個/mL以上では抗菌薬の感受性検査を行う．菌数計算結果は検体提出後24時間，感受性検査の結果はさらに2〜3日かかる．

血液検査

目的
- 腎疾患において血液検査は，スクリーニング（**表1**）と，原因精査・合併症の検索（**表2**），治療効果判定などの目的で用いられる（p.45参照）．

■表1 スクリーニング

項目	詳細	検査目的
末梢血液検査	WBC（分画含む），RBC，Hb，Hct，Plt	貧血，血液疾患，感染症，アレルギー反応など
造血系	フェリチン，sFe，葉酸，TIBC，UIBC，MCV，MCHC，網状赤血球，ビタミンB_{12}	貧血原因検索
血液生化学	TP，Alb，BUN，Cr，UA	腎機能，痛風，栄養状態
	Na，K，Cl，Ca，P，Mgなど	電解質異常
	GOT（AST），GPT（ALT），ALP，LDH，γGTP，T-Bil	肝機能
	TC，TG，HDL-C，LDL-C，	脂質異常
	CPK，CPK-MB	横紋筋融解症，心筋梗塞
	CRP，血沈（ESR）	炎症反応
凝固系	PT，APTT，Fib，FDP，D-dimerなど	凝固異常，DIC，大動脈解離，深部静脈血栓症など
血液ガス分析	pH，P_{CO_2}，P_{O_2}，HCO_3^-など	酸塩基平衡異常，低酸素血症の有無・程度

■表2 原因検索

項目	詳細	考えられる原疾患
免疫グロブリンなど	IgG，IgA，IgM，蛋白分画	IgA腎症，骨髄腫など
補体	CH50，C3，C4など	急性糸球体腎炎，膜性増殖性腎炎，SLEなど
血糖コントロール	FBS，HbA_{1C}，GAなど	糖尿病性腎症
抗体	抗核抗体，抗DNA抗体，抗Sm抗体，免疫複合体（IC），抗リン脂質抗体など	膠原病（特にSLE）

■表2 原因検索（つづき）

項目	詳細	考えられる原疾患
抗体（つづき）	RF，MMP-3など	関節リウマチ
	ASO，ASK	急性糸球体腎炎
特殊抗体	MPO-ANCA	ANCA関連血管炎
	PR3-ANCA	多発血管炎性肉芽腫症（GPA）
	抗GBM抗体	グッドパスチャー症候群
	クリオグロブリン	クリオグロブリン血症
感染症	HBs抗原，HCV抗体	膜性腎症，膜性増殖性腎炎など
	HIV抗体	HIV関連腎症（巣状糸球体硬化症など）
ホルモン	レニン，アルドステロン，コルチゾール	腎血管性高血圧，原発性アルドステロン症，副腎疾患
	freeT$_3$，freeT$_4$，TSH	甲状腺機能亢進・低下症
	インタクトPTH，PTHrP	副甲状腺機能亢進・低下症，悪性腫瘍
	HANP，BNP	心不全，体液過剰

《スクリーニング検査》

- **末梢血液検査（血算）**：貧血の有無，血液疾患の有無，感染症，アレルギー反応のスクリーニングに用いる．慢性腎不全では腎性貧血，血液疾患では各種貧血がみられる．白血球増多は感染症（左方移動を伴う），白血病などでみられる．好酸球増多を認める場合はアレルギーを考える．

- **造血系**：平均赤血球容積（MCV），平均赤血球ヘモグロビン濃度（MCHC），フェリチン，血清鉄（sFe），葉酸，ビタミンB$_{12}$，網状赤血球数などは貧血の原因検索に用いられる．腎性貧血では正球性正色素性（MCV，MCHCとも正常）に対し，鉄欠乏性ではsFe低値，小球性低色素性（MCV，MCHCとも減少），葉酸・ビタミンB$_{12}$欠乏症では大球性高色素性（MCV高値）など．

ココがポイント！ 腎疾患ではさまざまな血液検査が行われ，いくつかの検査を組み合わせて診断や治療効果判定を行うことが多い！

方法・読み方

- 血液生化学：
  - **総蛋白（TP），血清アルブミン（Alb），尿素窒素（BUN），クレアチニン（Cr），尿酸（UA）**：腎機能，栄養状態，痛風など．
    - TP，Albは低栄養のほか，ネフローゼ症候群でも低下する．TP高値・Alb低値（解離）では，骨髄腫，高グロブリン血症，炎症などを考える．
    - BUN・Cr上昇は腎機能低下を示唆する．BUNは腎障害（排泄低下）以外に，蛋白摂取過剰（産生増加），組織崩壊，消化管出血，異化亢進，脱水などでも上昇する．一方，BUN低値は妊娠，低蛋白食，肝不全，多尿（強制利尿，尿崩症など）で生じる．
    - Cr高値は腎障害（排泄減少）のほか，筋肉量増加（先端巨大症など），脱水・熱傷などで起こり，Cr低値は腎排泄量増加（妊娠，初期糖尿病など），筋萎縮（筋ジストロフィーなど），体液量増加などで認める．
    - UAは体細胞の核蛋白プリン体の最終代謝産物で，5年以上高値が持続すると痛風発作・腎障害が現れる．大量に尿中排泄されると尿細管を詰まらせ腎障害を起こし（痛風腎），腎（尿酸）結石も生じる．重力がかかり動きの激しい関節（足関節など）腔内で，尿酸溶解度が下がり尿酸塩が析出し痛風発作を起こす．UA高値は，UAの過剰産生（組織崩壊，蛋白過剰摂取，飲酒過多など），排泄能低下（腎障害など），利尿薬投与などで生じる．UA低値は原発・続発性，原因不明でも起こる．UA低値例は運動後急性腎不全を生じやすい．
  - **電解質（Na, K, Cl, Ca, P, Mgなど）**：電解質異常の評価に用いる（p.276参照）．
  - **グルタミン酸オキサロ酢酸トランスアミナーゼ（GOT〔AST〕），グルタミン酸ピルビン酸トランスアミナーゼ（GPT〔ALT〕），アルカリホスファターゼ（ALP），LDH乳酸脱水素酵素（LDH），γ-グルタミルトランスペプチダーゼ（γ-GTP）**：肝・胆道系機能障害の有無，薬剤性肝障害の有無，筋崩壊などのスクリーニングに用いる．
  - **総コレステロール（TC），中性脂肪（TG），HDL-コレステロール，LDL-コレステロール**：脂質異常症（高脂血症）の評価に用いる．ネフローゼ症候群ではTC・TG高値をみる．

血液検査

方法・読み方

糖尿病では脂質異常を伴いやすい．動脈硬化・CKD対策ではLDL-コレステロール（悪玉コレステロール）120mg/dL未満が管理目標である．

- **クレアチンホスホキナーゼ（CPK），CPK-MB**：筋肉からの逸脱酵素．CPK高値は横紋筋融解症，心筋梗塞（CPK-MBも高値）などでみられる．
- **C反応性蛋白（CRP），赤沈（ESR）**：炎症で高値となる．
- **凝固系（プロトロンビン時間〔PT〕，活性化部分トロンボプラスチン時間〔APTT〕，フィブリノーゲン〔Fib〕，フィブリン分解産物〔FDP〕，D-dimer）**：膠原病・血液疾患などではさまざまな凝固系異常が生じ，ネフローゼ症候群では過凝固になりやすい．各種疾患に対する抗凝固療法施行例でもチェックを要する．
- **血液ガス分析**：酸塩基平衡の評価，低酸素血症の有無や程度をみる（p.283参照）．

《原因精査》

- **免疫グロブリンなど（IgG，IgA，IgM，蛋白分画など）**：IgA腎症では高値（315mg/dL以上では有意所見）となることがある．骨髄腫では，特定のIgのモノクローナル（一種類の特異的な）上昇をみる．
- **補体（CH50，C3，C4など）**：ループス腎炎，急性糸球体腎炎，膜性増殖性腎炎などで低補体血症となる．
- **血糖コントロール**：食前血糖（FBS）やHbA$_{1c}$高値などは血糖コントロール不良を示唆し，糖尿病が疑われる．
- **抗体**：抗核抗体，抗DNA抗体，抗Sm抗体，免疫複合体（IC），抗リン脂質抗体などは膠原病（特に全身性エステマトーデス〔SLE〕）で陽性となる．関節リウマチではリウマチ因子（RF）やマトリックスメタロプロテアーゼ3（MMP-3）が陽性となる．抗ストレプトリシンO（ASO）値や抗ストレプトキナーゼ（ASK）値の上昇は急性糸球体腎炎でみられる．
- **特殊抗体**：主に急速進行性糸球体腎炎（RPGN）の原因検索で用いる．MPO-ANCAはANCA（抗好中球細胞質抗体）関連腎炎，PR3-ANCAは多発血管炎性肉芽腫症（GPA），抗基底膜（GBM）抗体はグッドパスチャー症候群，クリオグロブリンはクリオグロブリン血症で，それぞれ陽性となる．
- **感染症（HBs抗原，C型肝炎ウイルス〔HCV〕抗体，ヒト免**

方法・読み方：疫不全ウイルス〔HIV〕抗体など）：肝炎ウイルス（B型，C型）は糸球体腎炎（膜性腎症，膜性増殖性腎炎）の原因となる．HIVウイルス関連腎症（巣状糸球体硬化症など）も知られる．

- **ホルモン**：レニン，アルドステロン，コルチゾールなどは二次性高血圧や腎障害の鑑別時に測定される．甲状腺機能（freeT$_3$，freeT$_4$，甲状腺刺激ホルモン〔TSH〕など）は浮腫や電解質異常の原因検索などのために測定される．インタクトPTH（副甲状腺ホルモン）はカルシウム・リン濃度異常や二次性副甲状腺機能亢進症（腎機能低下による）で測定される．PTH関連ペプチド（PTHrP）は悪性腫瘍から分泌され，高カルシウム血症の鑑別で測定される．ヒト心房性ナトリウム利尿ペプチド（HANP）や脳性ナトリウム利尿ペプチド（BNP）はうっ血性心不全や体液量過剰の判断時に測定される．

●尿・血液検査の看護のポイント

■尿検査

1.新鮮尿（随時尿）

検査前
- 正しい中間尿が採れるように指導する．
- 大量のビタミンC摂取で偽陰性を生じる可能性があるので摂取に注意する．
- 各種の薬剤や着色尿は，試験紙が異常呈色して検査結果に影響を生じる可能性がある．
- 女性で生理中の場合は赤血球の混入が起こるため，可能な限り避ける．避けられない場合は，中間尿の指導を行う．多量の血液混入により，尿蛋白が陽性になることもある．
- 採尿後，尿コップの上にティッシュペーパーなどを被せないように説明する．
- 男性のクラミジアの検査は，初尿を用いる．最後の排尿より2時間以上経過しているか確認する．

検査後
- 採尿後は，速やかに検査を実施する（細菌検査では菌が繁殖．細胞診では細胞の崩壊が進む）．やむを得ず保存する場合は，冷蔵庫に入れる（一晩が限界）．
- 検査に適した尿量があるか確認する（尿沈渣をする場合は，10mL以上が望ましい）．
- 尿試験紙の取り扱いは，添付文書に従う．

2. 蓄尿検査

検査前
- 防腐剤や塩酸を加える場合は，蓄尿開始前に容器に入れる（塩酸は検査の途中で入れても意味がない）．
- 全ての尿を採る必要があることを説明する（ため忘れや排便と一緒に排尿してしまうことが多い）．
- 多尿の場合，全量がコップに入らないことがあるので，大き目のコップを準備し，蓄尿容器の大きさも考慮する．

検査中
- 尿は冷暗所に保管する（細菌の繁殖を防ぐため）．
- 自動蓄尿容器で尿の一部を保管する場合は，洗浄液や他の尿が混入しないように注意する．

検査後
- 蓄尿量の測定は，メスシリンダーなどで正確に測定する（蓄尿容器・袋の目盛りは不正確）．
- 蓄尿容器から一部を取り出す場合，尿の攪拌後に取り出す．
- 蓄尿は一般検査（定性や尿沈渣）に用いることはできない．

■血液検査

検査前
- 透析用のシャントがある場合，シャント側の腕から採血を行わない．
- 検査項目によって採血容器が異なるため，適切な採血管を準備する．
- 準備した採血管に患者名を記名（シールを貼る）する．

検査中
- 抗凝固薬入りの採血管は，採血後ただちに転倒混和する．
- 液体の抗凝固薬（クエン酸ナトリウム，止血検査：黒キャップ，血沈：橙キャップなど）入りの採血管は，規定の希釈倍率になるように採血しなければならない（多くても少なくても不可）．
- 強い陰圧をかけて採血を行わない．溶血が生じることにより，腎排泄量の指標となる「カリウム」が偽高値を示し，評価ができなくなる．

検査後
- 透析後の採血は，止血しにくいため，一定時間以上の圧迫止血が必要である．
- 採血後，ただちに検体を提出する．検体を保存した場合，大きく変動する項目がある．

腎機能検査

目的
- 糸球体機能・尿細管機能検査からなる．糸球体・尿細管の機能異常と程度を診断し，機能異常の原疾患を診断するために行う．

方法・読み方

1. 糸球体機能検査

- **血清クレアチニン（Cr，分子量113）**：Crは主に筋肉中のCr代謝により生じる．1日産生量は各人の筋肉量によりほぼ一定で，産生されたCrはほぼ全量糸球体で濾過され，尿細管で再吸収されないため，簡便な糸球体濾過量（GFR）の指標となる．日本の成人では男性1.2mg/dL以上，女性1.0mg/dL以上で腎機能低下と考えられる．大柄・筋肉質の人は高値でも腎機能正常の場合があり，小柄・女性・高齢・筋萎縮性疾患では低値でも腎機能低下がありうる．血清Cr値はGFR≦約50%までは上昇しにくく，早期腎障害には鋭敏でない（図1）．

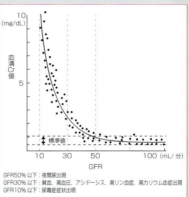

GFR50%以下：夜間尿出現
GFR30%以下：貧血，高血圧，アシドーシス，高リン血症，高カリウム血症出現
GFR10%以下：尿毒症状出現

■図1　糸球体濾過値の低下に伴う検査値異常と臨床症状

- **血中シスタチンC（Cys-C，分子量13,360）**：大分子量のペプチドで，全身の有核細胞で産生され，年齢・性・筋肉量・運動に影響されず一定速度で分泌される．糸球体で濾過後，近位尿細管で99%再吸収・分解され，GFRの指標となる．Cys-Cは血清Crより早期に上昇し，早期の腎障害検知に有用である．男性1.00mg/L以上，女性0.85mg/L以上で異常（保

ココがポイント！ 腎機能を血清Cr値だけで推測するのは危険！
日本人のGFR推算式が簡便で正確！

- **1/血清Cr**：慢性腎不全各人の血清Cr値の逆数（1/Cr）をグラフで示すと，傾きがほぼ一定の経過で低下する．これを利用し，以後の腎機能低下を簡便に予測できる（図2）．対象の約10%は直線的に進まないことに注意する．

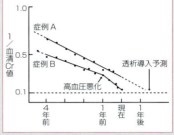

■図2　血清Cr値の逆数の経時的変化

- **クレアチニンクリアランス（Ccr）**：前述のCrの特徴から，臨床的にGFRの指標となる．

　　Ccr［L/日］＝24時間尿中Cr排泄量［Ucr, mg/日］
　÷（血清Cr［mg/dL］×10）
　［正常：約140L/日，100mL/分］

　Crは尿細管から少量分泌されるため，腎機能低下例ではCcrはGFRより約30%高めに出る．Ucrは腎機能のほか，筋肉量や蛋白摂取量に影響される．

- **イヌリンクリアランス（Cin）**：外因性にイヌリンを静注し，一定時間ごとに採血・採尿してクリアランスを計算する．イヌリンは糸球体でほぼ全量濾過され，糸球体で再吸収も分泌もされないので，Cinは臨床上最も正確にGFRを表すが，Ccrに比べ静注など手技的・身体的負担がある．

- **GFR推算式**：血清Cr値，年齢，性別から，Cinと近似した日本人の推定式が発表された（日本腎臓学会2008）．

　　推定GFR［eGFR, mL/分/1.73m²］
　＝194×Cr$^{-1.094}$×年齢$^{-0.287}$
　（女性では上記結果×0.739）
　早見表や専用電卓が配布され便利である．

2. 主な尿細管機能検査

- **尿中N-アセチル-β-D-グルコサミニダーゼ〔NAG〕**：NAGは分子量12万，ライソゾーム中の酵素で，近位尿細管に多い．近位尿細管障害で尿中NAGは増える（正常値≦5U/L）．

- **尿中β₂マイクログロブリン〔β₂MG〕**：β₂MGは分子量1.18

方法・読み方

万の蛋白で，全有核細胞でつくられ，糸球体で濾過後，近位尿細管で再吸収される．近位尿細管障害で尿中排泄が増える（正常値≦250μg/L）．尿pH≦5.5ではプロテアーゼで分解され低値となる．

- **尿中α₁マイクログロブリン〔α₁MG〕**：α_1MGは分子量3万の低分子糖蛋白で，肝・リンパ球でつくられ，糸球体で濾過後，大部分が近位尿細管で再吸収・異化される．近位尿細管障害で尿中排泄が増える（正常値≦1〜3mg/L）．尿pHの影響を受けず安定だが，肝硬変・劇症肝炎では低値を示す．
- **尿中アニオンギャップ（UAG）**：尿中の陰・陽イオンの和が等しい（$Na+K+NH_4^+=Cl+80$）ことを利用し，アンモニウムイオン（NH_4^+）排泄量を推定する指標である．
  $$UAG=(Na+K)-Cl=(80-NH_4^+)$$
  通常の代謝性アシドーシスの場合，NH_4^+は80mEq/L以上に増え，UAGはマイナスである．NH_4^+排泄低下あるいは遠位尿細管アシドーシスの場合，UAGはプラスとなる．
- **塩化アンモニウム負荷試験**：塩化アンモニウムを投与し，遠位尿細管の尿酸性化能を評価する．遠位尿細管性アシドーシスでは尿の酸性化障害のため，投与後も尿pHは低下しない．高度肝障害例では禁忌である．

腎機能検査

MEMO
最近行われない試験

PSP（フェノールスルホンフタレイン）試験：近位尿細管から95％無変化で分泌されるPSPを静注し，15分後の尿中排泄をみる（25％以上排泄で正常）．近位尿細管以外に腎血流や尿路の死腔など多因子の影響を受けるため精度が低い．

フィッシュバーグ濃縮試験：前日18時から長時間水分制限し，翌朝覚醒時・1時間後（安静にする）・さらに1時間後（起床する）の3回採尿し，血中浸透圧上昇に対する集合管の尿濃縮能をみる（尿浸透圧≧850mOsm/kgH₂Oで正常）．患者への負担が大きく，脱水の危険があり，臨床的意義も乏しい．

●腎機能検査の看護のポイント

検査前

《血液検査》
- 一般の血液検査事項に順ずる（p.44参照）．

《尿検査》
- 患者に検査の意義を説明し，正確な蓄尿・採尿を行うように指導する．
- 女性には排便時にも採尿を忘れないように指導する．
- 測定時間の尿は必ず全量採取しなければならない．測定時間も厳守すること．
- NAGの活性値は尿のpHに影響されるため，塩酸を加えた尿では検査できない．

検査中

《尿検査》
- 蓄尿は冷暗所に保存する．
- 尿採取時間前に尿意が我慢できない場合は尿を採取し，測定時間の尿と一緒に提出する．
- 24時間蓄尿は開始時に排尿し，この尿を廃棄して膀胱内を空にした状態で蓄尿を開始する．次の尿から全てため，翌日の蓄尿終了時間に採った尿を容器に加え終了とする．
- Cinは0分で膀胱を空にして開始し，30分，60分，90分後には完全に膀胱内の尿を採取する．神経因性膀胱などで完全に排尿ができない場合は，膀胱カテーテルなどを用いて採尿するなどの工夫が必要となる．

検査後

《血液検査》
- 一般の血液検査事項に順ずる．

《尿検査》
- 蓄尿は総尿量を正確に測定する．よく攪拌し全尿の一部を提出する．
- Ccr検査は，患者の身長と体重が必要となる．
- β_2MGは，酸性尿では不安定なので採尿後は速やかに提出する．

排尿機能検査

- 蓄尿障害,排尿障害の有無を他覚的に評価する.

■尿流量測定

目的
- 最大尿流率,平均尿流率,尿流時間,排尿量を測定する.

方法
- 底にセンサーを設置した洋式トイレ型の器械に排尿してもらい,測定する(図1).
- 排尿後は,超音波断層法にて残尿量を測定しておくとよい.
- 非侵襲的で簡便な検査法であり,排尿状態を他覚的に評価できる.

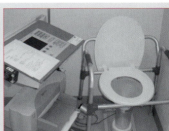

■図1　尿流量測定・膀胱内圧測定の器械

読み方
- 治療前,治療後の尿流量を比較するとよい.

例　排尿量が206mLであり,最大尿流率が17mL/秒,平均尿流率が12mL/秒である(表1).

■表1　尿流量測定の例

排尿量	206mL
最大尿流率	17mL/秒
平均尿流率	12mL/秒
排尿時間	19秒
残尿量	0mL

■膀胱内圧測定

目的
- 膀胱の蓄尿・排尿機能,尿意,膀胱容量を評価する.

なるべく普段どおりの排尿状態を再現できるように,プライバシーに配慮する!

方法
- 経尿道的に尿道カテーテルを挿入し、そこより、生理食塩水を20～50mL/分の速度で注入し、膀胱の内圧を測定する.また、直腸内にもカテーテルを挿入し、直腸内圧（腹腔内圧）も測定する.直腸内圧から膀胱内圧を差し引いた値を排尿筋圧として評価する.同時に肛門周囲に筋電図を付けることにより、外尿道括約筋の活動性を評価する.

読み方
- 通常、排尿筋圧は、生理食塩水を注入しても膀胱容量に到達するまでは、上昇を認めず、膀胱容量に到達した時点で急速に上昇する.筋電図は、最初徐々に活動性が増加するものの、排尿とともに消失する.
- 神経因性膀胱の場合は、排尿筋圧がところどころで突発的に上昇する不随意収縮を認める所見や、生理食塩水を500mL以上注入しても尿意がなく、排尿筋圧も上昇を認めないなどの所見がみられる.

●排尿機能検査の看護のポイント

検査前
- 患者に検査の方法、目的を伝える.

《尿流量測定》
- 機械が正しく作動しているか確認する.

検査中・後
- 個室で鍵を閉め、プライバシーに配慮された環境で行う.

《尿流量測定》
- 排尿の音が気にならない部屋を用意し、落ち着いた環境で排尿できるようにする.

《膀胱内圧測定》
- 血圧測定を行いながら、気分不快などの症状がないか適宜確認する.
- 検査後、尿路感染症による発熱をきたす可能性があることを伝え、その際の対処、受診方法を伝える.

内視鏡検査

目的
- 下部尿路の診断に用いる．腫瘍性病変，結石，下部尿路閉塞などの状態を確認する．

方法
- 内視鏡は主に硬性膀胱鏡（図1）と軟性膀胱鏡（図2）の2種類に分けられる．男性の場合，尿道が長いため，検査の際，痛みを伴いやすい．そのため，やわらかい軟性膀胱鏡を選択したほうがよい．女性の場合は尿道が短いため，男性と比較すると痛みが軽度であり，通常は硬性膀胱鏡を使用する．

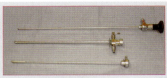
■図1　硬性膀胱鏡

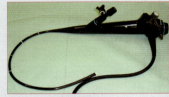
■図2　軟性膀胱鏡

- 経尿道的に内視鏡を膀胱内まで挿入し，膀胱・尿道内の観察を行う．
- 痛みが強い際は，粘膜麻酔や場合により仙骨麻酔，脊椎麻酔を併用する．腫瘍性病変などの場合は，生検を行うことも可能である．

読み方
- **膀胱**：膀胱腫瘍，膀胱結石，膀胱炎，膀胱憩室，肉柱形成などを確認する．
  - **膀胱腫瘍（図3）**：乳頭状・充実性であるか，有茎性であるか，大きさなど，腫瘍の性状を観察．
- **尿道**：男性の場合，前立腺部尿道の前傾・圧排の有無，前部・膜様部尿道狭窄の有無，尿道弁の有無を確認する．

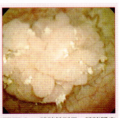
■図3　膀胱鏡所見：膀胱腫瘍

ココがポイント！　検査後は血尿となるため，抗凝固薬内服の既往がある場合，事前に中止するかを確認！

●内視鏡検査の看護のポイント

検査前
- 検査は個室で鍵を閉め，プライバシーに配慮された環境で行う．
- 検査の方法，流れを十分説明し不安の除去に努める．
- 排尿をすませるよう声をかける．
- 専用の検査着を着用してもらい，バスタオルをかけるなどして，陰部の露出を最小限にする．
- 下肢は足載せの部分にしっかりベルトで固定する．下肢開脚の角度は患者に苦痛のない角度にするが，医師の操作を妨げないよう留意する．

検査中
- 不必要な露出を避け，患者の羞恥心に配慮する．
- 気分不快や痛みがないか適宜声かけし，確認する．
- 機械，器具の取り扱いは無菌的に行い，検査手技も無菌的操作を厳重に守るとともに，検査がスムーズに短時間で終了するよう医師の介助をする．

検査後
- 陰部清拭用のタオルを渡す．
- 血尿の持続，発熱などの症状があるときは病院へ連絡するよう伝える．

画像診断

■ エコー（超音波画像）

目的
- 画像診断の中で最も簡便に行える非侵襲的な検査法で、スクリーニング検査としても有用である（図1）.

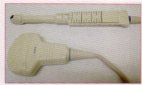

■図1　エコー（プローブ）

- エコーにより副腎，腎，膀胱，前立腺，陰嚢内容などの形態や腫瘍性病変・結石・液体貯留の有無などを評価する．
- ブラッダースキャン（図2）を用いると，看護師も簡単に残尿量を測定できる．

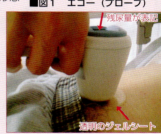

残尿量が表記

透明のジェルシート

■図2　ブラッダースキャン

- 腎や前立腺の生検時，腎瘻や膀胱瘻の造設時にエコーガイドとして使用する．
- カラードプラモードに切り替えて，血流の情報を得る．

禁忌
- 非侵襲的な検査法で被曝もないため禁忌はない．
- 尿路では尿管（特に中部尿管）や尿道の描出は困難である．

読み方
- 水腎症や嚢胞，水腫などの液体成分は低エコー像のため黒く描出され（図3），結石は高エコー像のため白く描出される．
- 結石などの高エコー像の後方には音響陰影を認め，臓器の形態や病変部が不明瞭になることもある．

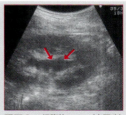

■図3　経腹的エコー（水腎症）

ココがポイント！　膀胱の描出には尿の十分な貯留が必要なため，検査直前は排尿しないように指導する！

読み方
- 腫瘍は低～高信号とさまざまなエコー像を呈し（図4, 5），内部に出血や壊死を伴うと不均一に描出される．

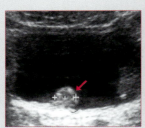
■図4　経腹的エコー（膀胱腫瘍）

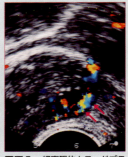
■図5　経直腸的カラードプラ（前立腺腫瘍：矢印）

●エコーの看護のポイント

検査前
- 膀胱内の描出には尿の貯留が必要なので検査前は排尿しないように説明する．

検査後
- 検査時に腹部に付着したゼリーをタオルでしっかり拭き取る．

血管造影

目的
- 疾患の存在・質的診断・病変範囲の決定，血管の走行や分布の情報を得る．
- 重度の腎外傷による損傷血管，腎腫瘍への栄養血管を同定し，塞栓術を行う．
- 腎動脈の狭窄による腎性高血圧症では，狭窄部をバルーンカテーテルにより拡張する．
- 腎腫瘍の腫瘍塞栓の有無やその広がりを評価する．
- 副腎腫瘍のホルモン活性を確認するために，静脈血をサンプリングする．

禁忌 ヨードアレルギー，妊婦，喘息の既往歴があれば禁忌である．

> **ココがポイント！** 血管造影は最も侵襲が強い検査で，CT・MRIなどの普及とともに検査の頻度は減っている！

| 方法 | ●大腿動静脈より穿刺してガイドワイヤーを挿入し，細径カテーテルを目的の部位に進めて，造影剤を注入する. |

| 読み方 | ●選択的血管造影で造影剤の溢流部位が血管の損傷部である.
●下大静脈や腎静脈の造影で欠損像があれば，腫瘍塞栓や血栓の存在が推測される. |

●血管造影の看護のポイント

| 検査前 | ●飲食の制限の説明をする.
●穿刺部位を除毛する. |

| 検査中・後 | ●術野の確保・同一体位の必要性について説明する.
●検査中の気分不快は我慢せずに伝えるように説明する.
●キシロカイン®ショックに注意する.
●造影剤による副作用の確認をする.
●安静時間を医師に確認し説明する. |

■ 腎尿管膀胱部単純撮影（KUB），静脈性腎盂造影（IVP），点滴静注腎盂造影（DIP）

| 目的 | ●KUBは腎〜膀胱まで含めた範囲の撮影，IVPとDIPの違いは造影剤をワンショットで静脈投与するか，点滴で静注するかであり，IVPのほうが尿路の描出が速いため撮影時間が短い.
●腎の大きさ・形態・位置・排泄機能をみる.
●腎盂・腎杯の形態，水腎症の有無や程度（図6），尿管の走行や形態，膀胱内の病変，前立腺の突出の有無などを評価する.
●尿路結石，尿路腫瘍，上部尿路通過障害などの診断に用いる.
●造影前にKUBで結石や異常ガス像の有無，脊椎の変形などを評価する. |

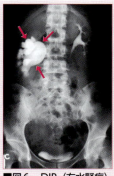

■図6　DIP（右水腎症）

禁忌

- ●ヨードアレルギー，妊婦，喘息の既往歴がある.
- ●腎機能障害（クレアチニン〔Cr〕が2.0mg/dL以上）がある.

方法
- IVP，DIPの方法：上肢の皮静脈を穿刺して造影剤を注入し，仰臥位のままで5分，10分，20分と間隔をあけて撮影する．

読み方
- まずKUBで石灰化の有無を確認し，造影後ではネフログラム（腎陰影），腎杯，腎盂，尿管，膀胱と順を追ってみる．
- 尿路の病変は造影剤の欠損像として描出され，尿路外の病変では圧排による変形像として観察される．排尿後の撮影で残尿の有無をチェックする．
- 尿路通過障害により造影剤の排出が不良な場合は，1〜数時間後に再度撮影を行う．

● KUB，IVP，DIP の看護のポイント

検査前
- 飲食を禁止し，撮影前に排尿を促す．
- ヨードアレルギー・喘息の既往歴を確認する．

検査中
- 掻痒感・蕁麻疹などの皮膚症状，気分不快，呼吸苦などの出現がないか観察する．
- 造影剤の副作用が出現したときは造影剤注入をただちに中止し，医師に連絡して適切な処置を行う．

検査後
- 造影剤の排泄を促すために水分摂取を勧める．
- 遅延型アレルギーの可能性について説明する．

■ 逆行性腎盂造影（RP）

目的・方法
- 膀胱鏡下に4〜7Frの尿管カテーテルを尿管口より挿入し，カテーテルより造影剤をゆっくり注入して直接，腎盂・腎杯・尿管を造影する検査法である（図7）．
- IVP, DIPで上部尿路の描出が不十分な場合や陰影欠損・狭窄・閉塞部位存在時に，腫瘍や結石の有無を評価するために行う．
- 造影前に尿管カテーテルから排出する腎盂尿や尿管尿を採取して尿細胞診を行う．
- 結石の嵌頓や尿管狭窄による水腎症や腎後性腎不全ではダブルJステントを留置する．
- 膀胱内を観察して腫瘍性病変の有無を確認する．

ココがポイント！ 造影検査中は掻痒感や蕁麻疹などの皮膚症状，気分不快，呼吸苦に注意！

目的・方法

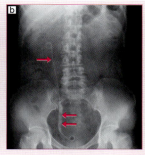

■図7 RP
a：RP（上部尿管腫瘍），b：ダブルJステント留置（下部尿管結石）

画像診断

[不適応] [注意]

- 造影剤の注入圧が高すぎると，尿細管・リンパ管・血管内に造影剤が逆流することがあるので注意する．
- 膀胱腫瘍があり膀胱鏡で尿管口の確認が困難な際は不適応．

読み方

- 腎盂や尿管に壁の不整や陰影欠損像があれば，腫瘍や結石の存在を推測できる．
- 造影剤の排泄遅延や停滞があれば，病変部より上方（中枢側）の尿路が拡張するため，病変部の存在や位置を同定できる．
- 専用の検査着を着用してもらい，バスタオルをかけるなどして，陰部の露出を最小限にする．

● RPの看護のポイント

検査前
- ヨードアレルギー・喘息の既往歴を確認する．
- 砕石位での検査となるため，体位が保持できるかを確認する．

検査中・後
- 不必要な露出を避け，患者の羞恥心に配慮する．
- 局所麻酔薬の使用のためキシロカイン®ショックに注意する．
- 膀胱鏡挿入時の気分不快・痛み・冷汗に注意する．
- 造影剤による副作用を確認をする．
- 緊張と痛みを和らげるような声かけ，呼吸誘導をする．
- 気分不快・腹痛・出血の有無を確認する．
- 医師に安静度を確認し説明する．

 ココが ポイント！ **RPは侵襲的な検査のため，通常はIVP・DIP，CTなどの後に行う！**

■ 膀胱造影（CG）

目的・方法
- 膀胱の形態や大きさ，膀胱損傷の有無を評価する．
- 前立腺全摘除術や腸管を用いた新膀胱造設術後に膀胱尿道吻合部の状態を確認する．
- 膀胱と腸管や腟との交通（瘻孔）の有無を確認する．
- 女性の腹圧性尿失禁では，膀胱後部尿道角を計測するため鎖膀胱造影を行う．

不適応 尿道損傷の可能性があれば，経尿道的にカテーテルを挿入すると損傷部を広げる危険性がある．

読み方
- 通常は骨盤の正中部，恥骨の上方に横長の楕円形を描出する．
- 膀胱損傷，瘻孔，膀胱尿道吻合部不全があれば，造影剤の漏れが観察できる．
- 膀胱憩室，膀胱の変形，前立腺肥大症による膀胱底部の突出の有無を評価する．
- 造影剤の注入時に膀胱尿管逆流を認めることがある．

● CGの看護のポイント

検査前
- 排尿がすんでいることを確認し，検査時の体位の説明をする．
- 尿道カテーテルが挿入されていない場合は，カテーテルを挿入し検査することを説明する．

検査中
- 不必要な露出を避け，羞恥心に配慮する．
- カテーテルを挿入する場合，キシロカイン®ゼリー使用に伴うキシロカイン®ショックに注意する．
- 造影剤による副作用を確認する．
- 不必要な被曝を避けるため，必要がなければ操作室側へ移動．

■ CT

目的・方法
- 悪性腫瘍の全身検索でリンパ節転移や遠隔転移の有無を評価．
- 病変部の位置や大きさ，他臓器や主要血管との位置関係把握．
- 単純CTは尿路結石や出血・血腫の有無を診断するのに有用．
- 造影CT（図8）では腫瘍の血管が豊富かどうかを判断する．

ココがポイント！ 外傷で血尿がみられる場合は膀胱・尿道損傷の可能性も念頭に置いてCGを行う！

目的・方法

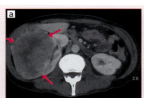 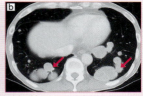

■図8 造影CT（右腎癌，多発性肺転移）
a：腹部造影CT，b：胸部造影CT.

- 術後の定期検査として再発の有無を確認する．
- 化学療法や放射線療法後の治療効果判定として用いる．

禁忌

- ヨードアレルギーや喘息の既往があれば，造影CTは禁忌．
- 軽度の腎機能障害（推定糸球体濾過値〔eGFR〕50未満）であれば，造影剤を半分減量して行う．eGFR30未満は基本的に造影禁忌だが，診断に不可欠な際は検査後の腎機能変化に注意する．検査後，造影剤除去のための血液透析は不要である．

読み方

- 単純CTでは結石，石灰化，出血は高信号（白色），ガスは無信号（黒色），水成分は低信号（灰色）を呈する．
- 造影CTでは血管・尿路系は高信号（白色），リンパ節は低〜中信号（灰色）を呈する．
- 血管の豊富な腫瘍は造影の早期に濃染し，後期では造影剤が抜けてみえる（ウォッシュアウト）．
- 嚢胞性疾患は低信号域として認められるが，内容物が高粘稠液や出血を伴うと中〜高信号を呈し，充実性病変との鑑別が必要となる．

● CTの看護のポイント

検査前
- ヨードアレルギー・喘息の既往歴を確認する．
- 腎機能データを確認する．

検査中・後
- 造影剤注入をインジェクターで行うことがあるため，穿刺後の逆血・注入時の漏れの有無を確認する．
- 造影剤の副作用が出現したときに，速やかに対処できるようにフローシートを作成し，熟知しておく．

 ココがポイント！ CT検査中にアレルギー様症状があれば，すぐに主治医に連絡して対処法を確認する！

■MRI

目的・方法
- 超音波検査と同様に放射線被曝がなく,非侵襲的な検査である.
- CTでは撮影できない冠状断や矢状断で病変部を描出する(図9).
- 腫瘍性病変の鑑別,悪性腫瘍の病期診断,血管病変などに有用である.

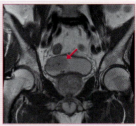
■図9 MRI(表在性膀胱腫瘍)

禁忌
- 体内に金属類があったり,心臓ペースメーカーを装着していたりする場合は絶対禁忌である.人工弁,脳動脈クリップ,人工関節などがある場合は,材質や装着部位と撮影部位との位置関係に応じて禁忌となる.
- 病変の石灰化は描出できないため,結石の診断は不可である.

読み方
- さまざまな撮像法があり,主にT1強調像,T2強調像,T1強調ガドリニウム造影像,拡散強調像(DWI)がある.
- 水成分はT1で低信号(黒色),T2で高信号(白色),脂肪成分はT1,T2ともに高信号,石灰化はT1,T2ともに無信号,腫瘍は一般的に高~低の不均一な信号を呈する.

● MRIの看護のポイント

検査前
- 金属類,磁気カード,時計の持ち込み不可と説明する.
- ペースメーカー,植え込み型除細動器(ICD)は禁忌なため,挿入の有無を確認する.
- 車椅子,酸素ボンベの持ち込みは危険であるため禁忌である.
- 閉所・暗所恐怖症の有無を確認し,ナースコールを渡す.検査中に声かけをし,患者の不安に配慮する.

検査中
- 検査中の機械音が大きいため,音に対しての配慮をする.

ココがポイント! MRIでは安全ピンやヘアピンなどの金属類,磁気カード,時計の持ち込みは不可である!

エコーガイド下経皮的腎生検

| 目的 | ● 腎生検は，腎病変の①病理組織学的診断と活動性の評価，②予後の推定，③治療方針の決定，を目的に行う．日本では毎年約2万件行われている．
● 腎生検は適応とリスクを検討し，患者・家族と十分に話し合い同意を得たうえで行う． |

適応
- 持続する蛋白尿（一般に0.5g/日以上，または0.5g/gCr以上，血尿の有無は問わない）．
- ネフローゼ症候群．
- 原因不明の急速な腎機能低下（急速進行性糸球体腎炎や腎性急性腎不全）．
- 腎障害を伴う全身性疾患（膠原病，血管炎，骨髄腫，腎アミロイドーシス）．
- 原因不明で持続する血尿（特に家族歴のある場合）．
- 移植腎（拒絶反応，免疫抑制薬副作用の有無）．

禁忌
- 管理困難な出血傾向．
- 腎の数・形態の異常（機能的片腎，馬蹄腎）．
- 嚢胞腎（大きな単嚢胞，多発性嚢胞腎）．
- 水腎症．
- 管理困難な全身合併症（重症高血圧，敗血症）．
- 検査に協力・了承不能例（認知症など）．
- 腹臥位・息こらえ不能例（呼吸不全など）．
- 高度肥満（穿刺困難，呼吸困難）．
- 腎実質内感染症（急性腎盂腎炎，腎周囲膿瘍など）・腎動脈瘤．
- 末期腎不全（高度の腎萎縮）．

準備
- **病歴の聴取**：家族歴，既往歴，随伴症状，精神状態，薬剤歴を確認する．検査への理解度・協力性，呼吸が約10～30秒間停止可能か，検査後の安静保持が可能か（腰椎疾患の有無

 適応・禁忌を十分検討し，生検中の血圧低下は迷走神経反射と出血を鑑別して対応！

準備

など)，宗教的理由で緊急時輸血を拒否しないか，安静中の床上排尿が可能か（困難なら一時的に膀胱留置カテーテルも考慮)，も確認する．抗凝固薬・抗血小板薬内服時は術前に中止する．

- **検査**：血液型，便潜血，凝固系，血小板機能，血算，血液生化学，画像検査などを行う．

方法

- 患者を腹臥位とし，腹部に小さめの枕やタオルを丸めたものを入れ，腎臓を背部に圧迫する．
- エコーで穿刺側の腎臓の位置を確認する．
- 腕に血圧計を装着し，末梢輸液ラインを確保．検査中，血圧・脈拍を定期的に測定する．
- 穿刺部周辺の背部皮膚を消毒し，皮膚から腎表面まで順次，局所麻酔する．
- ディスポーザブル生検針（16〜18G）を穿刺装置に装着し，エコーガイド下で慎重に腎表面まで進める．吸気のまま息を止めさせ，腎下極の外側寄りを穿刺する（**図1**）．
- 穿刺後すばやく針を抜き，圧迫止血し，息を吐かせる．1回の採取検体は直径1mm，長さ1cmである．
- 2〜4回，同様に検体採取後，約10分間，用手圧迫止血をする．
- エコーで腎血腫の有無を確認後，皮膚消毒し，砂嚢や腹帯で

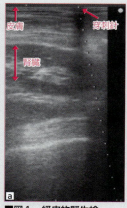
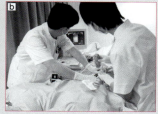

■図1　経皮的腎生検
a：穿刺時エコー，b：腎生検施行中．

方法
- 圧迫止血をする．
- 約12時間，床上安静．その間，血算・検尿にて出血の有無・程度を確認する．
- 安静終了後，腹帯を解除し，数日後に退院となる（ネフローゼ症候群，急速進行性腎炎などでは引き続き入院治療を行う）．
- 検査後1〜3か月は腹圧をかける動作や激しい運動は避けるよう指導する．

合併症
- **迷走神経反射（検査中）**：腹部圧迫の腹腔神経叢刺激により生じ，血圧低下（出血と異なり，徐脈となる），冷汗，悪心・嘔吐，意識消失などを生じる．多くは点滴増量，硫酸アトロピン投与で改善する．
- **腎周囲血腫・肉眼的血尿**：腎周囲血腫では腎被膜腫脹による疼痛や，発熱も伴う．大部分は安静や止血薬（アドナ®，トランサミン®など）で改善する．軽い出血の頻度は約2％，輸血や外科的処置（選択的腎動脈塞栓術，腎摘出）を要する例は0.2％である．
- まれだが感染，腎動静脈瘻，安静による肺血栓塞栓症にも注意する．

読み方
《標本作製と所見のとり方》
- 採取した腎組織は，その場で光学顕微鏡，蛍光抗体法，電子顕微鏡用に3分割し，それぞれ専用保存液入り検体容器に入れて病理検査に提出する．
- **光顕像**：最も重要である．HE染色，PAS染色，PAM染色，マッソン（Masson）染色などに染色する．糸球体のメサンギウム基質の拡大や細胞増殖の程度，基底膜の変化，尿細管・間質病変を観察する．採取糸球体10個以上が診断的信頼性の目安である．必要に応じて，コンゴーレッド染色（腎アミロイドーシス）も行う．
- **蛍光抗体法**：免疫グロブリン（IgG，IgA，IgMなど），補体（C3，C4など），フィブリノーゲンなどに対する抗体（蛍光組織で標識）を用いて染色する．
- **電顕像**：足突起の癒合や免疫複合体の沈着など，微細病変の観察が可能である．

●腎生検の看護のポイント

検査前
- 検査の目的や合併症について医師からのインフォームドコンセント後，検査の同意を得る．
- エコー下で腎臓を透視し，確実に針を刺すため4時間前より絶飲食とする．
- 検査後の安静の説明を行う．
- ベッド上安静のため，床上排泄の練習を行う．
- 血管確保を行う．
- 穿刺終了後，ガーゼで10分の圧迫後，腹帯で圧迫固定をするため，ベッドに枕，腹帯，処置シーツの順に敷き，腹臥位での臥床に体位を整える．

検査中
- 医師の指示のもと清潔操作で検査の介助を行う．
- 局所麻酔のため，患者の不安軽減などの声かけに努める．
- 迷走神経反射で，徐脈・血圧低下になることがあるので，穿刺前後には血圧・脈拍測定を行う．

検査後
- 出血予防のため，医師の指示に従って臥床安静を保つ．
- 出血予防のための腹帯固定で疼痛がある場合は，医師に報告する．
- 腰背部痛，腹痛がある場合，出血による腎周囲血腫の可能性があるため，十分な観察を行う．
- 肉眼的血尿や血圧低下の症状があるときは，医師に報告する．
- 感染徴候の観察のために，発熱に注意する．
- 濃縮尿と血尿の区別，凝固による尿管閉塞予防のため，水分を多めに摂取するよう説明する．
- 穿刺1時間経過後，悪心などの症状がない場合は仰臥位で飲食が可能であることを説明する．
- 出血の有無の確認のため排尿を促すが，検査後6時間排尿がない場合は医師に確認し導尿を行う．
- 翌朝の医師の診察まで絶対安静となるが，検査8時間後より穿刺部と反対側下肢の安静が解除される場合があるので，医師の指示に従って安静臥床できるように援助する．
- 検査2日目までは入浴ができないことを説明し，清拭を行う．

前立腺生検

目的
- PSA（前立腺特異抗原）高値，直腸指診で前立腺に硬結を触知するなど前立腺癌が疑われる場合，その確定診断をするために行われる．
- 経直腸的に超音波で前立腺の位置や形態を確認したあと，細い針を前立腺内に刺入し，組織を採取する．

注意 脳梗塞や狭心症などに対し抗凝固薬を内服している場合は，検査前から薬の種類に応じて休薬する必要がある．

読み方
- 経直腸的超音波検査（図1）により，前立腺の形態を横断像と縦断像により評価する．
- 前立腺の体積は以下の計算式で推定する．
  （前後径×左右径×上下径）×0.52
- 前立腺の外腺領域を中心に周囲より黒い領域（低エコー領域）を探す．癌は辺縁不整な低エコー領域として描出されることが多い．
- 癌はカラー（パワー）ドプラ（図2）で血流豊富な領域として描出されることが多い．

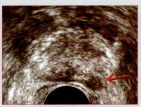 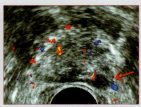

■図1　経直腸的超音波検査（TRUS）　■図2　カラードプラ（CDUS）
矢印の部分が癌のある領域．

- 生検は左右の尖部（尿道側），中部，基部（膀胱側）の6か所を基本とし，左右の外側，内腺などを加えた8〜12か所行う．前立腺の大きさや所見によって生検を追加することもある．
- 直腸からの出血点は，直腸と前立腺の間に低エコー領域とし

ココがポイント！ 痛みに対しては局所麻酔が有効．無麻酔なら深呼吸してリラックスさせることが大事！

読み方: て描出される．出血点を直接エコーのプローブで数分圧迫することで，多くの場合止血する．

●前立腺生検の看護のポイント

検査前
- 検査の目的や合併症について医師からインフォームドコンセント後，検査の同意書を得る．
- 検査後の安静の説明を行う．
- 穿刺する際にエコー上の臓器を見やすくするため，検査1時間前から排尿しないように説明する．
- 検査は経直腸的に行うため，必要に応じて浣腸などの排便処置を行う．

検査中
- 陰部以外などの保温，プライバシーの保護に努める．
- 患者の表情，顔色，気分不快の有無，疼痛の有無などを観察する．

検査後
- 医師の指示に従って，安静を保つように説明する．
- 排尿状態（量，性状，残尿感）を観察する．
- 血尿，血便の症状があった場合は，その変化を観察する．
- 水分を多く摂り，尿の流出を促すように説明する．
- 検査後，数日は急性前立腺炎を起こす可能性があるため，発熱の有無を観察する．

4 治療

- 外科的治療
- 薬物療法
- 栄養療法
- 生活改善
- 血圧コントロール
- 血糖コントロール
- 化学療法
- 放射線療法
- 体外衝撃波結石破砕術
- 尿路変更
- ウロストーマ
- 腎代替療法（RRT）
- 血液透析（HD）
- 腹膜透析（CAPD）
- その他の血液浄化療法（アフェレシス）
- 慢性腎臓病（CKD）の終末期

■外科的治療
開腹

- ミニマム創内視鏡下手術も施行される．

1.副腎・腎摘除術

目的
- 副腎・腎・腎盂・尿管腫瘍の治療．

適応
- 副腎腫瘍（原発性アルドステロン症，クッシング症候群，褐色細胞腫，副腎癌），腎癌，腎盂尿管癌．

方法
- 全身麻酔（＋硬膜外麻酔）下で行う．
- **経腹膜的到達法**：主に根治的腎摘除術での到達法であり，仰臥位での上腹部正中切開や患側を上にした半側臥位での肋骨弓下シェブロン切開などにより，腹腔内に到り，結腸外側の壁側腹膜を切開し後腹膜腔に到達する．腎血管の処理を最初に行い，ゲロタ筋膜の外側で腎を遊離する（図1）．後腹膜腔にドレーンを留置し，筋層，皮下組織，皮膚を縫合する．

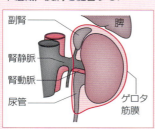

■図1　根治的腎摘除術

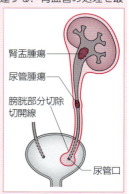

■図2　腎尿管全摘除術

- **経胸腹式到達法**：腎上極の大きな腫瘍や下大静脈内腫瘍血栓症例に用いることが多い．患側を上にした側臥位とし，8〜10肋間から斜切開により，開胸開腹して後腹膜腔に至る．侵襲はやや大きいが視野は良好である．

> **ココがポイント！** 高齢患者が多いため，術後は早期離床に努め，合併症を回避すること！

方法
- **経後腹膜的到達法**：副腎摘除術や単純腎摘除術，腎部分切除術，腎尿管全摘術などで選択され，患側を上にした側臥位とし，11もしくは12肋骨切除または11肋間での腰部斜切開により腹膜外・胸膜外から後腹膜腔に到達する．後腹膜腔にドレーンを留置し，筋層，皮下組織，皮膚を縫合する．腎盂尿管腫瘍の場合は腎を遊離後，切開線を下方の傍腹直筋方向に延ばし，壁内尿管まで尿管を剥離して腎尿管を一塊として摘出する（図2）．

2. 膀胱全摘除術

目的
- 膀胱癌の治療．

適応
- T2以上の筋層浸潤やT1以下でもグレード3の場合．

方法
- 全身麻酔（＋硬膜外麻酔）下で行う．
- 仰臥位または砕石位とし，下腹部正中切開でレチウス腔に入り，膀胱側腔に至る．腹膜内または腹膜外から操作する．
- 膀胱，精嚢，前立腺，尿道を一塊として摘除する．同時に骨盤内リンパ節郭清も行う．
- 膀胱全摘後に尿路変向術（p.114）を施行する．
- 後腹膜腔にドレーンを留置し，腹膜，筋層，皮下組織，皮膚を縫合する．

3. 前立腺全摘除術

目的
- 前立腺癌の治療．

適応
- ステージB（T1，T2）以下の場合．

方法
- 全身麻酔（＋硬膜外麻酔）下で行う．
- 恥骨後式と会陰式があるが，一般的に行われるのは前者で，軽く開脚した仰臥位とし，下腹部正中切開でレチウス腔に入り，まず所属リンパ節の郭清を行う．
- 順行性または逆行性に前立腺を剥離摘除し，離断した膀胱と尿道を吻合する．
- ドレーンを留置し，筋層，皮下組織，皮膚を縫合する．

●副腎・腎摘除術の看護のポイント

術前
- 術前の全身状態の観察・管理.
- 術前オリエンテーション（手術必要物品，手術前後の流れと注意点，深部静脈血栓症予防，呼吸器合併症予防など）を行う.

術後
- **後出血**：血尿の程度，急激な血圧低下，ドレーンからの排液量と性状，腹部膨満の観察が必要になる.
- **乏尿**：片腎となるため，尿量，尿性状，水分バランスの観察が必要となる.
- **イレウス**：腹部膨満感の程度と有無，排ガス，腸蠕動音の有無の観察を行い，早期離床を促す．ただし，腎部分切除術の場合は，後出血の危険性もあるため，医師の指示に従って離床を促す必要がある.
- **無気肺・肺炎**：呼吸状態（呼吸数，呼吸音，酸素飽和度など）の観察.
- **縫合不全・創部感染**：創部の状態（発赤と腫脹の有無と程度），ドレーンからの排液量と性状，発熱や悪寒などの観察を行う.

●膀胱全摘除術の看護のポイント

術前
- 尿路変向（ストーマ造設の場合）による排泄経路・機能の変化やボディイメージの変化が大きいため，不安が増強しないようにオリエンテーションを勧める．その際，ストーマ装具などに触れてもらい，装具交換ケアなどがイメージできるように指導を行う.
- ストーマサイトマーキングを手術前日までに行う.
- 食事は低残渣食とし，下剤や排便処置は医師の指示に従う.
- 身体障害者手帳の申請について，医療ソーシャルワーカーから情報を提供する.

術後
- **後出血**：血尿の程度，急激な血圧低下，ドレーンからの排液量と性状，ドレーンの屈曲や圧迫の有無，腹部膨満の観察が必要になる.
- **吻合・縫合不全および創部感染**：創部の状態（発赤と腫脹の有無と程度），ドレーンからの排液量と性状と臭気，発熱や悪寒などの観察を行う．尿管スプリントカテーテル抜去後は尿量や発熱の有無に注意する.
- **腎盂腎炎**：腸粘液や血塊による閉塞などで尿管スプリントカ

術後 テーテルが閉塞する可能性があるため，尿量や性状の観察を行う．熱型や腰背部痛の有無を観察する．
- **イレウス**：腹部膨満感の程度と有無，排ガス，腸蠕動音の有無の観察を行い，早期離床を促す．

●前立腺全摘除術の看護のポイント

術前
- 術前の全身状態の観察・管理．
- 術前オリエンテーション（手術必要物品，手術前後の流れと注意点，深部静脈血栓症予防，呼吸器合併症予防など）を行う．
- 医師の指示に従って除毛，臍処置，排便処置を施行する．

術後
- **後出血**：血尿の程度や凝血塊の有無，急激な血圧低下，ドレーンからの排液量と性状，ドレーンの屈曲や圧迫の有無，腹部膨満の観察が必要になる．
- 尿道カテーテルの牽引固定を確認し，固定している下肢の安静が保持できているかを確認する．
- 外尿道口損傷の有無や包皮浮腫の有無について観察する．
- **縫合不全・創部感染**：創部の状態（発赤と腫脹の有無と程度），ドレーンからの排液量と性状，発熱や悪寒などの観察を行う．
- **深部静脈血栓症**：静脈血栓予防器具の使用や弾性ストッキングを着用する．
- 安静解除後は，早期離床を促していく．術中の出血などで起立時ふらつきが出現する場合があるため，安定して歩行できるまでは十分な観察を行う．

《術後尿失禁》
- **排尿状態の観察**：尿量，尿漏れの量のチェックと自己管理の指導をする．
- 陰部の保清に努める．
- 骨盤底筋体操の指導（p.263参照．10〜20回を3〜4セット/日）をする．

外科的治療
内視鏡

1. 経尿道的前立腺切除術（TUR-P），生理食塩水灌流経尿道的前立腺切除術（TURis-P）

目的
- 前立腺肥大症の治療．

適応
- 反復する尿閉や薬物療法が無効な排尿困難，前立腺肥大症に起因する合併症がある場合．主に前立腺体積が50〜60mL以下のことが多い．

方法
- 腰椎麻酔または硬膜外麻酔．
- 砕石位とし，尿道から切除鏡を挿入し，電気メスで肥大した前立腺腺腫を切除していく（図1）．切除切片を回収し，止血を確認後，尿道内にカテーテルを留置する．カテーテルは軽く牽引して固定し，生理食塩水で持続灌流する．

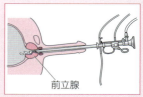

■図1　経尿道的前立腺切除術

- その他，経尿道的前立腺核出術(TUEB)，ホルミウムレーザー前立腺核出術(HoLEP)，光選択的レーザー前立腺蒸散術(PVP)などの術式を選択することも増えてきている．

2. 経尿道的膀胱腫瘍切除術（TUR-BT）

目的
- 膀胱癌の治療．

適応
- Ta，T1以下の非筋層浸潤の場合．

方法
- 腰椎麻酔または硬膜外麻酔（ときに全身麻酔）．
- 砕石位とし，尿道から切除鏡を挿入し，電気メスで腫瘍，腫瘍部筋層，腫瘍部周囲粘膜を切除していく（図2）．切除標本を回収し，止血を確認後，尿道内にカテーテルを留置する．生理食塩水で持続灌流することもある．

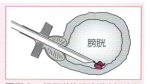

■図2　経尿道的膀胱腫瘍切除術

3. 経皮的腎砕石術（PNL）

目的
- 腎盂腎杯内や上部尿管内の結石の治療.

適応
- 腎盂腎杯内の結石，特に珊瑚状結石や上部尿管結石.

方法
- 全身麻酔または硬膜外麻酔.
- 腹臥位とし，エコーガイド下に経皮的腎瘻を造設し，そこから内視鏡を挿入して結石をレーザーまたは超音波振動子，電気水圧衝撃波，リソクラスト®などで砕石・抽石する（図3）．X線透視装置で適宜確認する．腎盂バルーンカテーテルを留置する.

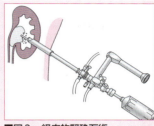

■図3　経皮的腎砕石術

4. 経尿道的尿管砕石術（TUL）

目的
- 腎尿管結石の治療.

適応
- 中下部尿管結石（上部尿管・腎盂腎杯内結石も軟性鏡を用いれば適応となる）.

方法
- 腰椎麻酔または硬膜外麻酔，全身麻酔（結石の部位で異なる）.
- 砕石位とし，経尿道的に腎盂尿管鏡を挿入し，腎尿管の結石をレーザーまたは超音波振動子，電気水圧衝撃波，リソクラスト®などで砕石あるいはバスケットカテーテルで抽石する（図4）．X線透視装置で適宜確認する．尿管内にダブルJカテーテルを留置する.

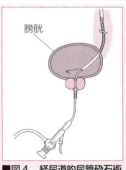

■図4　経尿道的尿管砕石術

> **ココがポイント！** 術後，血尿の程度が強い場合はカテーテルの閉塞に注意！流出不良時には主治医に報告！

5. 経尿道的膀胱砕石術

目的
- 膀胱結石の治療.

適応
- 主に5cm以下の膀胱結石.

方法
- 腰椎麻酔または硬膜外麻酔.
- 砕石位とし,経尿道的に内視鏡を挿入し,膀胱砕石器またはレーザー,超音波振動子,電気水圧衝撃波,リソクラスト®などで砕石する.その後,エリックの吸引器で膀胱洗浄し,砕石片を排出させる.尿道内にカテーテルを留置する.

6. 内尿道切開術

目的
- 尿道狭窄の治療.

適応
- 尿道狭窄.

方法
- 腰椎麻酔または硬膜外麻酔.
- 砕石位とし,経尿道的に内視鏡を挿入し,狭窄部にガイドワイヤーを通す.これをガイドに切開刀またはHo:YAGレーザーで切開し(図5),カテーテルを留置する.

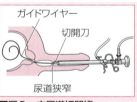

■図5 内尿道切開術

●内視鏡術の看護のポイント

術前
- 術前オリエンテーション(必要物品,手術前後の流れと注意点,深部静脈血栓症予防)を行う.

術後
- **出血**:バイタルチェック,尿量・血尿の程度を観察する.血尿が強い場合,3ウェイバルーンカテーテルによる持続膀胱洗浄を行う必要がある.
- **TUR反応**:低ナトリウムによる低血圧,徐脈,悪心・嘔吐,意識レベルの低下に注意する(術中,生理食塩水を灌流液として用いる場合は,TUR反応の発生は有意に低い).
- カテーテル留置による疼痛,膀胱刺激症状の観察を行い,疼痛緩和に早期に対処する.

■外科的治療
腹腔鏡

- 腹腔鏡手術とは気腹を行い，腹腔鏡および操作用の鉗子を操作孔から腹腔内に挿入して腹腔鏡観察下に行う手術である（**図1**）．気腹とは，腹腔内に二酸化炭素を8～12mmHgで送気注入し，その圧力で腹壁を挙上し，手術操作を行うための空間をつくることである．

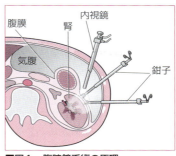

■図1　腹腔鏡手術の原理

1.副腎摘除術

目的
- 副腎腫瘍の治療．

適応
- 腫瘍径が5～6cm以下の副腎腫瘍（原発性アルドステロン症，クッシング症候群，褐色細胞腫，転移性副腎腫瘍）．

方法
- 全身麻酔（＋硬膜外麻酔）．
- **経腹膜到達法**：患側を上にした半側臥位での前方到達法と側臥位での側方到達法がある．前方到達法は，右側では肝結腸間膜を切開し副腎に到達し，左側では下行結腸外縁でトルト白線を切開し後腹膜腔に入り，腎茎部から副腎に到達する．側方到達法は，右側では肝臓の外側，左側では脾臓の外側上方に後腹膜の切開を延長し，右側では肝臓，左側では脾臓と膵尾部を重力により内側に脱転させ副腎へ到達する．
- **後腹膜到達法**：患側を上にした側臥位での側方到達法と腹臥位頭高位での後方到達法がある．側方到達法は，後腹膜腔で腎上極の前方から副腎に到達し，後法到達法は，腎の背側から副腎後面に到達する．
- 近年，単孔式腹腔鏡下手術（LESS）も普及してきている．

 ココがポイント！ 気腹操作に伴う呼吸器合併症や皮下気腫，肩への放散痛の有無などの観察が必要！

2. 根治的腎摘除術

目的
- 腎癌の治療.

適応
- 主に腫瘍径が7cm以下の腎癌.

方法
- 全身麻酔（＋硬膜外麻酔）.
- 患側を上にした半側臥位での経腹膜到達法と側臥位での後腹膜到達法があるが，腎血管の処理を最初に行い，ゲロタ筋膜の外側で腎を遊離することなどは開腹手術と同様である．切開を広げ，遊離した腎を袋に収納して摘出する．
- はじめから小切開をおき，術者あるいは助手の手を挿入して行うHALS法やLESSも行われる．

3. 腎部分切除術

目的
- 小さな腎腫瘍（選択的適応）や解剖学的または機能的単腎や同時両側腎癌（絶対的適応）の治療.

適応
- 腫瘍径4cm以下の腎癌や腎血管筋脂肪腫などの良性腎腫瘍.

方法
- 全身麻酔（＋硬膜外麻酔）.
- 根治的腎摘除術と同様，経腹膜到達法と後腹膜到達法があり，腎動脈を阻血して腫瘍部周囲を含めて切除する動脈阻血法とソフト凝固やマイクロターゼ®などを使用して阻血せずに切除する方法がある．動脈阻血法では腎の冷却が必要である．ソフト凝固やアルゴンビームなどで切断面の止血を行い，腎杯など尿路の開口を認めた場合は縫合閉鎖する．腎実質は縫合する場合としない場合がある．ドレーンを留置し閉創する．
- 近年，LESSも普及してきている．

4. 腎尿管全摘除術

目的
- 腎盂尿管癌の治療.

適応
- リンパ節転移を認めないT2以下の場合.

方法
- 全身麻酔（＋硬膜外麻酔）.
- 経腹膜的到達法と後腹膜的到達法があり，腎および尿管口を含めた尿管の全てを腹腔鏡下に遊離する方法，腎を腹腔鏡下

方法 に遊離した後に下腹部切開で下部尿管の切除を開放手術と同様に行う方法，下腹部の創から術者（または助手）の手を腹腔内に挿入し腹腔鏡下に腎の遊離を行い，下部尿管の切除を開放手術と同様に行う方法がある．ドレーンを留置し閉創する．

5.根治的前立腺摘除術

目的
- 前立腺癌の治療．

適応
- ステージB（T1，T2）以下で特にPSA＜10ng/mL，グリーソンスコア7以下の場合．

方法
- 全身麻酔（＋硬膜外麻酔）．
- 精嚢剥離の手順の違いから経腹膜到達法と腹膜外（後腹膜）到達法があるが，前立腺剥離以降の手順は開放手術に準じる．
- 2012年4月からはロボット支援腹腔鏡下前立腺全摘除術が保険診療となり，急速に普及してきている．

●腹腔鏡術の看護のポイント

術前
- 術前オリエンテーション（手術必要物品，手術前後の流れと注意点，深部静脈血栓症予防，呼吸器合併症予防など）を行う．
- 医師の指示に従い，腸管処理を行う．

術後
《副腎摘除術の場合》
- 摘出した臓器によって術後の管理が異なる．
- 血圧低下などの変動に注意する．
- クッシング症候群や褐色細胞腫の術後は血糖値の変動に注意する．ショックや低血糖などが出現した場合は，医師に報告．
- 術後の投薬治療（特にステロイド補充）開始の際，指示量が確実に投薬されているか確認する．

《腎摘術の場合》
- **出血**：腎臓は血流の豊富な臓器のため，特に出血や血圧低下に注意する．
- **創部の観察**：皮下気腫，腫脹，発赤，ドレーンからの排液，性状．
- **イレウス**：腹部膨満感の程度と有無，排ガス，腸蠕動音の有無の観察を行い，早期離床を促す．ただし，腎部分切除術の場合は，後出血の危険性もあるため，医師の指示に従って離床を促す必要がある．
- 気腹に伴う合併症に注意する（皮下気腫，深部静脈血栓）．

薬物療法

目的
- ①原疾患（慢性糸球体腎炎，糖尿病，膠原病など），②合併症（尿毒症，高カリウム血症，腎性貧血など），③腎機能悪化因子（蛋白尿，高血圧，高血糖，脂質異常症など），の治療を目的とする．①〜③は互いに悪循環を形成して腎障害を加速させるため，薬物療法は障害進行阻止に有効である．

適応
- **原疾患**：慢性糸球体腎炎，膠原病の場合，副腎皮質ステロイド，免疫抑制薬，RA系阻害薬など．糖尿病性腎症の場合，経口血糖降下薬，インスリン，RA系阻害薬など．
- **蛋白尿（最大の悪化因子，可能な限り減らす）**：副腎皮質ステロイド，免疫抑制薬，RA系阻害薬など．
- **高血圧（p.95参照），浮腫**：RA系阻害薬，カルシウム拮抗薬，α/β遮断薬，ループ利尿薬，サイアザイド利尿薬（浮腫を伴う場合），抗アルドステロン薬（スピロノラクトンなど，高カリウム血症に注意），トルバプタン（うっ血性心不全，肝硬変で腹水を伴う場合，高ナトリウム血症に注意）など．
- **血糖（p.99参照）**：経口血糖降下薬，インスリンなど．
- **脂質異常症**：HMG-CoA阻害薬（スタチン，横紋筋融解症に注意），小腸コレステロール輸送体阻害薬（エゼチミブ），EPA（イコサペンタエン酸），ベザフィブラート（横紋筋融解症のリスクが増すため，スタチンとの併用禁忌）など．
- **腎性貧血（目標Hb11g/dLで治療開始）**：エリスロポエチン（エポエチンα・β，ダルベポエチン，エポエチンβペゴルなど，皮下注・静注，保存期〜透析期）．鉄欠乏を伴う場合は鉄剤補充も考慮する．
- **尿毒物質排泄**：経口吸着薬（球形吸着炭），陽イオン交換樹脂（ポリスチレンスルホン酸カルシウムなど）．
- **代謝性アシドーシス**：炭酸水素ナトリウム（重曹）など．
- **高尿酸血症**：アロプリノール，フェブキソスタット，ベンズブロマロン，プロベネシドなど．
- **二次性副甲状腺機能亢進症**：活性型ビタミンD（αカルシドー

ココがポイント！ RA系阻害薬は，高カリウム血症と血清クレアチニン（Cr）値の過上昇に注意して用いる！

適応 ル, カルシトリオールなど), リン吸着薬 (炭酸カルシウム, セベラマー塩酸塩〔保存期は保険適応外〕, 炭酸ランタン水和物〔チュアブル錠〕, クエン酸第二鉄水和物など), カルシウム受容体作動薬 (シナカルセト塩酸塩〔保存期は保険適応外〕) など.

《主な腎疾患薬剤の投与法と注意》

- **副腎皮質ステロイド**：経口または静注で用いる. 大量 (プレドニン®経口30〜60mg/日, 4〜6週間) からはじめ, 漸減する (通常5mg/2週で減量). 病状によりパルス療法 (メチルプレドニゾロン点滴250〜1,000mg/日, 3日間) を行う.

  副作用 易感染性, 骨粗鬆症, 白内障, 大腿骨頭壊死, 糖尿病の悪化・発症, 胃十二指腸潰瘍, 血栓症, 満月様顔貌, 挫創, 筋症などに注意しながら使う.

  注意 急性離脱症候群 (副腎クリーゼ)：ステロイドの急な減量・中止で急性副腎不全が起き, 生命の危険をまねくことがある. 勝手に服薬を中止しないよう指導・注意する.

- **免疫抑制薬 (シクロスポリン, エンドキサン, ミゾリビンなど)**：主に経口で用いるが, エンドキサンはパルス療法も行う (点滴250〜1,000mg, 月1回1日間). シクロスポリンは血中濃度をモニタする.

  副作用 易感染性, 高尿酸血症, 生殖能, 腎機能低下など.

- **RA系阻害薬 (ACEI, ARBなど)**：経口内服. 降圧・蛋白尿減少, 腎保護効果がある.

  副作用 高カリウム血症や急激な腎機能低下時は減量・中止を考慮する. また, 腎機能低下に伴い減量する.

- **エリスロポエチン**：保存期・腹膜透析は皮下注, 血液透析は静注で用いる. 腎で産生され, 骨髄の赤芽球系細胞に作用し赤血球産生を促す. 腎性貧血は糸球体濾過値 (GFR) 30mL/分未満, 血清Cr＞2mg/dLなので, これを目安に補う. 心血管イベント・腎不全進行抑制効果がある. Hb11g/dL未満で投与を開始, Hb12〜13g/dLを超えないよう調節する.

  副作用 高血圧を生じることがある.

- **経口吸着薬 (球形吸着炭クレメジン®など)**：内服用の特殊活性炭で, 腸管内で尿毒症性物質 (インドキシル硫酸など) を吸着し便中に排泄させ, 尿毒症状改善・腎不全進行抑制を図る. 他薬剤の成分も吸着するため, 内服時間をずらす (食

適応

間〔食後2時間〕に服用）．

副作用 便秘，高アンモニア血症（肝障害例）に注意する．

- **陽イオン交換樹脂（ポリスチレンスルホン酸カルシウム，カリメート®など）**：内服・注腸．高カリウム血症時，腸管でカリウムをカルシウムなどと交換・吸収し，便中に排泄する．

  副作用 便秘（ソルビトールなど緩下薬を併用）．

- **炭酸水素ナトリウム（重曹）**：代謝性アシドーシスを是正するアルカリ製剤（内服）．腎不全では，代謝性アシドーシスは腎からの酸排泄量低下で生じ，高カリウム血症，食欲不振・悪心などの尿毒症症状，筋崩壊・骨吸収の原因となる．

- **活性型ビタミンD・カルシウム受容体作動薬，リン吸着薬**：腎不全では二次性副甲状腺機能亢進症により，副甲状腺ホルモン（PTH）上昇，高リン・低カルシウム血症，骨量減少・骨折，異所性石灰化・心血管病増大に傾き，QOL低下・生命予後不良を生じる(p.14参照)．これらの病態改善に用いる（主に内服）．

  副作用 高カルシウム血症，便秘などに注意する．

方法

- 経口，静脈内投与，皮下注など．薬剤は腎で代謝・排泄されるものが多く，腎機能低下に応じ投与量・投与間隔の調節，中止を要するものもある．

  禁忌 薬剤性腎障害・アレルギー性腎炎の原因となった薬．また腎機能の程度により，中止・禁忌薬剤がある（p.296）．

●薬物療法の看護のポイント

投与前

- 薬の作用・副作用・服用方法などの説明を患者に十分に行う．
- 飲み忘れや服用の自己中止をしないように指導する．
- 服用法の理解が困難な場合，家族の協力が必要となるため，決められた内服ができるように家族にも服薬指導を行う．

投与中・後

《副腎皮質ステロイド（プレドニン®など）》
- **消化管出血**：胃薬を併用し，消化管出血の徴候に注意する．
- **易感染**：感染予防（手洗い，うがい，マスク着用など）の説明．
- **高血糖**：高血糖症状や検査データに注意する．
- **急性離脱症候群（副腎クリーゼ）**：ステロイドを急に減量・中止すると急性副腎不全が起きるため，患者の自己判断で服薬中止しないように指導する．

投与中・後

《免疫抑制薬（シクロスポリン，エンドキサンなど）》
- **易感染**：感染予防（手洗い，うがい，マスク着用など）の説明．
- **高尿酸血症**：痛風など血中尿酸値に注意する．
- **腎機能低下**：尿量や浮腫の有無の観察を行う．
- シクロスポリンの場合，グレープフルーツジュースが腸管の代謝酵素を阻害して血中濃度が上昇することがあるため，服用時は摂取を避けるようにする．

《RA系阻害薬（レニン，アンジオテンシンなど）》
- **高カリウム血症**：筋の脱力感や痺れ感，悪心・嘔吐の有無などを観察する．
- **腎機能低下**：尿量や浮腫の有無の観察を行う．

《経口吸着薬（クレメジン®）》
- **消化器症状**：便秘，食欲不振，悪心・嘔吐などの症状を観察し，排便コントロールは医師の指示に従う．

《カリメート®》
- **便秘**：排便コントロールは医師の指示に従う．

《炭酸水素ナトリウム（重曹）》
- **高カリウム血症**：筋の脱力感，知覚異常，悪心・嘔吐の有無などを観察する．
- **尿毒症症状（食欲不振・悪心）**：症状の観察を行い，症状悪化がないか注意する．

《活性型ビタミンD・炭酸カルシウム》
- **便秘**：長期投与で症状を有する．
- **高カルシウム血症**：大量の牛乳を摂取すると吸着作用により起こるため，注意する．口渇，食欲低下，多飲，多尿，血圧上昇などの症状に注意する．
- ジギタリス中毒を起こすことがあるため，血中濃度や電解質の測定などを行い，観察を十分に行う．

《経口血糖降下薬，インスリン》
- **低血糖**：規則正しい食事，空腹時の過激な運動の回避を指導．

《利尿薬》
- **水・電解質異常**：低ナトリウム血症などでは脱力感，起立性低血圧の症状出現，また，スピロノラクトンでは高カリウム血症，トルバプタンでは高ナトリウム血症に注意する．
- **血栓形成**：体内の水分量が減少し，血液濃縮などを起こす可能性があるため，動脈硬化病変を有する患者などは注意する．

薬物療法

栄養療法

目的
- 保存期では腎機能低下の抑制・腎不全に伴う合併症(心血管イベント,高カリウム血症など)や低栄養の予防・改善である.
- 透析期では尿毒症症状の改善,合併症・低栄養の予防・改善である.

適応
- 栄養療法は,腎機能が保たれた腎炎から保存期腎不全,透析期まで,全ての腎疾患に適応される.基本は「適度な塩分・蛋白質制限,十分なエネルギー量(糖尿病では制限),高カリウム血症時はカリウム制限」である.
- 塩分制限の主な効果は高血圧・浮腫の改善,塩分による間質障害抑制などである.
- 蛋白質制限には,腎血行動態への作用と血行動態以外の作用がある.前者は糸球体輸入細動脈拡張抑制による糸球体高血圧の是正と糸球体硬化/肥大抑制・蛋白尿減少,後者はアンモニア・TGF-β(腎組織線維化因子)・蛋白老廃物(インドキシル硫酸など)産生抑制,リンやPTH制限効果である.
- カリウムは腎から90%排泄され,腎機能低下時は尿中排泄低下と代謝性アシドーシスにより高カリウム血症になりやすい.高カリウム血症は不整脈による急死の原因となるため,カリウム制限を行う.

【病態別の栄養療法】
ネフローゼ症候群

目的
- 尿中への蛋白喪失による低蛋白血症,低アルブミン血症,高コレステロール血症,高中性脂肪血症,全身浮腫,胸腹水を防ぐ.
- 腸管浮腫による下痢や便秘,浮腫・胸腹水は食欲低下の原因となる.
- 治療薬の副腎皮質ステロイドは耐糖能異常・脂質異常の原因となる.

ポイント 尿中喪失蛋白は負荷しない(蛋白負荷はさらに蛋白尿を増やし,腎障害進行の要因となる).

方法

- ネフローゼ症候群の食事基準を**表1**に示す.
  - **塩分制限**：浮腫・尿蛋白の減少,腎尿細管の負荷軽減,レニン・アンジオテンシン系(RAS)阻害薬の効果増強作用がある.6g/日以下.
  - **蛋白質**：ネフローゼ症候群では,低蛋白質食のエビデンスは十分ではないが,少なくとも高蛋白質食は推奨されない.微小変化型以外では,適度な制限(0.8g/kg/日)で,蛋白尿減少・低アルブミン血症改善・RAS阻害薬の効果増強が報告されている.微小変化型では1.0〜1.1g/kg/日が推奨される.
  - **エネルギー**：異化亢進を防ぐために,十分なエネルギー量を摂取する(35kcal/kg/日).ただし,ステロイド治療では,食欲亢進や耐糖能異常・糖尿病発症をきたしやすく,必要によりエネルギー制限を考慮する.

■**表1 ネフローゼ症候群の食事基準**

キーワード	エネルギー (kcal/kg[*1]/日)	蛋白質 (g/kg[*1]/日)	塩分 (g/日)	カリウム (K) (g/日)	水分 (mL/日)
微小変化型ネフローゼ以外	35	0.8	6以下	血清K値により増減	制限しない[*2]
治療反応性良好な微小変化型ネフローゼ	35	1.0〜1.1	6以下	血清K値により増減	制限しない[*2]

*1 (身長[m])²×22として算出した標準体重.
*2 高度の難治性浮腫の場合には水分制限を要する場合もある.
(厚生労働省難治性疾患克服研究事業進行性腎障害に関する調査研究班難治性ネフローゼ症候群分科会.ネフローゼ症候群診療指針.日腎会誌 2011;53(2):78-112を参考にして作成)

■ 急性腎障害（AKI）

目的

- 病態改善に必要な栄養素・栄養量の補給と,腎不全自体や透析による代謝異常是正である.

ポイント

- AKIは,敗血症・多臓器不全症候群(MODS)などの原疾患で異化亢進しやすいうえ,意識障害・原疾患のため摂取不足で低栄養になりやすい.
- 重症・乏尿例では,基礎疾患治療に輸液(抗菌薬,昇圧薬,輸血など)を要することが多く,栄養投与は制約されやすい.また,腎不全特有の代謝・電解質異常も伴い,透析による栄養素喪失も生じる.

適応
- 低栄養・重症例.
  - **エネルギー**：25〜30kcal/kg/日（病態による）.
  - **蛋白質・アミノ酸**：保存的治療では0.6〜0.8g/kg/日，透析時は1.0〜1.5g/kg/日（1.7未満），非窒素エネルギー量の2/3を糖質（炭水化物），1/3を脂質で投与.
  - **脂質**：0.8〜1.2g/kg/日（1.5以下）.
  - **塩分**：6g/日以下（浮腫・高血圧の程度で適宜増減）.
  - **水分**：尿量＋不感蒸泄＋腎以外の経路の喪失量.
  - **カリウム**：5.5mEq/L以上では2g/日以下.

方法
- 「可能な限り腸を使う」の原則で経口・経管栄養を優先する.
- 意識障害，重症原疾患，合併症（播種性血管内凝固症候群〔DIC〕など）では，経静脈栄養を要することが多い.
- ナトリウム，カリウム，リン，水分を控え，アミノ酸代謝異常を考慮した腎不全用輸液（ハイカリックRF®，ネオアミュー®，キドミン®など）を主に投与する.
- 蛋白質，カリウム，リンを抑えた腎不全用経腸栄養剤リーナレン®MP・LP・D，レナジー®bit・U，アキュア®EN2.0，レナウェル™3・Aも利用できる.
- 腎不全用の輸液製剤や経腸栄養剤は，長期使用（約2週間以上）では電解質異常（低ナトリウム，低カリウム，低リン血症など）や，低アルブミン血症を起こしやすく，定期的に血液検査などでモニターし，必要に応じて一般用の輸液製剤や経腸栄養剤を併用する.
- 透析療法施行時では，必ずしも腎不全用の輸液製剤や経腸栄養剤を投与する必要はなく，定期的な血液検査などのモニター下で，一般用を用いてもよい.

■ 慢性腎臓病（CKD）

目的
- p.82（「目的」）参照.

適応
- 食事基準を**表2，3**に示す.
  - 食事療法の基準となる体重は，標準体重（BMI=22となる体重）を用いる.
  - **エネルギー**：保存期では25〜35kcal/kg標準体重/日，透析期では30〜35kcal/kg標準体重/日を目安とする（肥満

適応

■表2　CKDステージによる食事療法基準

ステージ（GFR）	エネルギー(kcal/kgBW/日)	たんぱく質(g/kgBW/日)	食塩(g/日)	カリウム(mg/日)
ステージG1(GFR≧90)	25〜35	過剰な摂取をしない	3≦　<6	制限なし
ステージG2(GFR60〜89)		過剰な摂取をしない		制限なし
ステージG3a(GFR45〜59)		0.8〜1.0		制限なし
ステージG3b(GFR30〜44)		0.6〜0.8		≦2,000
ステージG4(GFR15〜29)		0.6〜0.8		≦1,500
ステージG5(GFR<15)		0.6〜0.8		≦1,500
5D（透析療法中）	別表			

注）エネルギーや栄養素は，適正な量を設定するために，合併する疾患（糖尿病，肥満など）のガイドラインなどを参照して病態に応じて調整する．性別，年齢，身体活動度などにより異なる．
注）体重は基本的に標準体重（BMI＝22）を用いる．
（日本腎臓学会，編．慢性腎臓病に対する食事療法基準2014年版．日腎会誌 2014：56（5）：564より）

■表3　CKDステージによる食事療法基準

ステージ5D	エネルギー(kcal/kgBW/日)	たんぱく質(g/kgBW/日)	食塩(g/日)	水分	カリウム(mg/日)	リン(mg/日)
血液透析（週3回）	30〜35 注1, 2)	0.9〜1.2 注1)	<6 注3)	できるだけ少なく	≦2,000	≦たんぱく質(g)×15
腹膜透析	30〜35 注1, 2, 4)	0.9〜1.2 注1)	PD除水量(L)×7.5＋尿量(L)×5	PD除水量＋尿量	制限なし 注5)	≦たんぱく質(g)×15

注1）体重は基本的に標準体重（BMI＝22）を用いる．
注2）性別，年齢，合併症，身体活動度などにより異なる．
注3）尿量，身体活動度，体格，栄養状態，透析間体重増加を考慮して適宜調整する．
注4）腹膜吸収ブドウ糖からのエネルギー分を差し引く．
注5）高カリウム血症を認める場合には血液透析同様に制限する．
（日本腎臓学会，編．慢性腎臓病に対する食事療法基準2014年版．日腎会誌 2014：56（5）：564より）

や糖尿病など個々の病態に応じて調整）．
- 蛋白質：保存期ステージG1・2では過剰な摂取をしない．進行するリスクのあるCKD（尿蛋白の多い例など）では，1.3g/kg標準体重/日を超えないようにする．ステージG3aでは0.8〜1.0g/kg標準体重/日，ステージG3b〜5（保

適応

存期）では0.6～0.8g/kg標準体重/日，ステージG5D（透析期）では0.9～1.2g/kg標準体重/日，を目安とする．

- **食塩**：保存期では3～6g未満/日，血液透析では6g/日未満，腹膜透析では腹膜透析除水量に応じて調整する．3g/日未満の厳格な食塩制限は推奨されない．
- **カリウム**：ステージG1～3aでは制限なし，ステージG3bでは2,000mg/日以下，ステージG4～5（保存期）では1,500mg/日以下，血液透析では2,000mg/日以下，腹膜透析では制限なし（高カリウム血症の場合は血液透析に準じる），である．
- **リン**：CKD-MBD（慢性腎臓病に伴うミネラル骨代謝異常）を防ぐために，透析期では制限する（蛋白質［g］×15mg/日以下）．
- CKDでは，サルコペニア（骨格筋減少症），蛋白エネルギー低栄養（PEW，**表4**），フレイル（体重減少，疲労感，筋力・歩行速度・活動レベル低下）をきたしやすい．定期的に栄養・活動性評価を行い，必要に応じて食事制限を緩和する．具体的な食事指導は，画一的でない総合的な対応が必要である．

■表4　PEW（Protein-energy wasting）の診断基準

定義	
血液生化学	血清アルブミン＜3.8g/dL 血清プレアルブミン（トランスサイレチン）＜30mg/dL（維持透析患者のみ） 血清コレステロール＜100mg/dL
体格	BMI＜23kg/㎡ 体重減少（減量をせず）3か月で5％，6か月で10％ 体総脂肪率＜10％
筋肉量	筋肉量の減少　3か月で5％，6か月で10％ 上腕筋周囲径の減少（50パーセンタイルより10％の低下） クレアチニン産生量
食事量	食事療法をしない状況でたんぱく質摂取量が＜0.8g/kg/日が2か月以上（維持透析患者）．＜0.6g/kg/日（ステージ2～5のCKD） 食事療法をしない状況でエネルギー摂取量が＜25kcal/kg/日が少なくとも2か月以上

（日本腎臓学会，編．慢性腎臓病に対する食事療法基準2014年版．日腎会誌 2014：56（5）：567/原著：Fouque D, et al. A proposed nomenclature and diagnostic criteria for protein-energy wasting in acute and chronic kidney disease. Kidney Int 2008；73：391-8．より）

方法

《蛋白質制限（保存期）》
- 蛋白質はアミノ酸スコアの高い（必須アミノ酸に富み，血や肉になりやすい）蛋白質（肉・魚・卵・大豆製品など）を優先し，アミノ酸スコアの低い蛋白質（穀類）は控える．
- 主食に低蛋白質特殊食品（低蛋白質の米，パン，麺など）を用い，蛋白質摂取源の60％以上を動物性蛋白質とする．
- 炭水化物や脂質から十分にエネルギーを摂取する（脂質比率は20～25％）．

《塩分制限》
- 調味料の約20％は塩分なため，調味料の過剰摂取を避けるように，しょう油やソースはおかずの上からかけずに小皿に取り，付けて食べる．
- うま味のある食品を活用する（椎茸，昆布，鰹節など）．
- 香辛料を上手に使う（生姜，ニンニク，コショウ，わさび，からし，七味など）．
- 酸味を利用する（酢の物，レモン，ゆずなど）．
- 塩味を付ける料理は1～2品に集中させる．
- 麺類，みそ汁，鍋物は塩分が多いため，回数を減らす．つゆは全部飲まない．
- 食欲低下時，利尿薬投与時，気温の高い時期（夏など），炎天下の作業時などでは，食塩摂取の低下や，食塩排泄の増加により，体内のナトリウムが減少して，めまい，ふらつき，血圧低下の原因となる．そのような場合は，必要に応じて食塩制限を一時的に解除することも必要となる．

注意

- **外食は塩分含有量が多い**：コンビニ弁当などを利用する場合は，栄養成分表示を参考にする．
- **加工食品（ねり物，ハムなど）中の塩分に注意**：
 ナトリウムから塩分の換算式
 ナトリウム［mg］×2.54/1,000＝食塩［g］
- **減塩調味料に注意**：「減塩しょう油」などでは含有食塩（NaCl）を減らす分，塩化カリウム（KCl）などが含まれるため，高カリウム血症に注意する．また，減塩調味料でも多く使うと制限にならない．

《カリウム制限》
- 血清カリウム≧5.5mEq/Lで行う．

栄養療法

方法

- カリウムは，肉や魚などの蛋白質が豊富な食品にも多く含まれているので蛋白質制限ができればカリウム制限もできていることが多い．
- カリウムは果物（特にバナナ，メロン，キウイ），芋類などに多く，過剰摂取に注意．野菜，芋類などは「細く切って水にさらす」「茹でこぼし」で，カリウムを減らすことができる．

《リンの過剰摂取に注意》

- リンはカリウムと同様，肉や魚などの蛋白質が豊富な食品に多く含まれる．まずは蛋白質摂取量を守ることが大切．レトルト食品や加工食品，外食が多い人は過剰摂取に注意する．
- 有機リン（動物・植物性食品に含有）に比べて無機リン（食品添加物に含有）は，吸収されて副甲状腺ホルモン分泌を刺激しやすくCKD-MBDを進行させやすいので，食品添加物に富む食品（ハムなど食肉加工品，カップ麺，レトルト食品，コンビニ弁当，ファストフードなど）は控える．

ポイント 自己流でなく専門医・管理栄養士の指導で行う．糖尿病腎症では糖尿病食から腎不全食へ変更する．24時間蓄尿で蛋白・塩分摂取量（**表5**）を算定し，再指導で修正する．意図せず1 kg/月以上の体重減少があればエネルギー不足を疑い，食事調査記録（3日間）をもとに不足エネルギー量を補充する（多くは約200 kcal/日の補充で改善）．蛋白質を制限しようとして，エネルギーまで制限しないよう注意する（肥満や糖尿病の場合はエネルギー制限も考慮する）．摂取エネルギーが不足すると，生体は体蛋白質（筋肉・内臓など）を壊して必要エネルギーを確保しようとするため，かえって血中の尿素窒素（BUN）やクレアチニン値が上昇し，筋肉も痩せてしまう．基準の体重は標準体重〔(身長[m])^2×22[kg]〕とするが，透析期では状況によりドライウェイト（浮腫や心肥大のない透析後体重）を基準とする．腎不全進行抑制の効果発現には約2年程度かかる．

■表5 蛋白質・塩分摂取量計算式

- 1日蛋白質摂取量（DPI，マローニの式）：
 DPI [g/日] ＝（体重[kg]×0.031+UUN）×6.25
 (UUN [g/日]：24時間尿素窒素排泄量)
 蛋白尿1 g/日以上では，上記結果に1日蛋白尿（g/日）を足す
- 1日塩分摂取量：
 1日塩分摂取量 [g/日] =UNa÷17
 (UNa [mEq/日]：24時間尿中ナトリウム排泄量)

方法 不適応 禁忌 過度な神経質，認知症，不規則労働（営業，長距離運転手），コミュニケーション困難な外国人，独居高齢者などでは栄養療法の安全・効果的な実施は困難なため，無理に行わない．

● CKDにおける栄養療法の看護のポイント

治療前
- CKDでは老廃物を十分に排泄できないため体に蓄積しやすく，またその老廃物が腎臓をさらに障害し悪循環となる．特に蛋白質の過剰摂取は，老廃物が蓄積されるため制限する．

治療中・後

《必要蛋白質量》
- 標準体重1kgあたりで換算して算出．CKDステージにより異なる．標準体重（IBW）＝（身長 [m]）^{2}×22

【例：保存期CKDの場合】
　必要蛋白質量 [g/日] ＝標準体重（IBW [kg]）×0.6～0.8 [g]）
- 病期によっては，低蛋白米，デンプン米を利用し，主食の蛋白質を減らし，おかずで良質な蛋白質が摂れるようにする．

《エネルギー量》
- エネルギー不足は栄養障害を引き起こす．必要なエネルギーは十分摂る．蛋白質を控える分，糖質と脂肪を摂る．
　必要エネルギー量 [kcal/日] ＝標準体重 [kg]×30～35 [kcal]

MEMO
栄養療法のアドバイス

《エネルギー不足サインを見逃すな！》
　①急に体重が減る（1kg/月以上），②冬でもないのに寒気がする，③空腹で仕方がない．元気がない，④いつも食べ物のことばかり考えている．このようなサインに要注意．

《低蛋白質食品を上手に活用！》
　精白米ご飯180gで蛋白質は4.5g，低蛋白ご飯180gで0.2～0.9gなので，その分の蛋白質をおかずで摂れる．宅配サービス利用も可能である．

《「健康食品」には注意！》
　蛋白質・カリウムなどが多く，腎臓に負担をかけるので注意する．わからないときは，医師・管理栄養士に気軽に相談する．

《食事療法は患者・家族・医療者の二人三脚で！》
　なんでも相談できる関係づくりこそ大切！

生活改善

目的
- 腎臓病の悪化因子となる生活習慣を見直し，患者に行動変容を促すことで病態改善を図る．

適応
- 運動，喫煙，飲酒，肥満，睡眠，水分摂取，感染症などに問題のある患者．

方法

《運動》
- 有酸素運動（酸素供給に見あった運動：歩行，ジョギングなど）とレジスタンス運動（重り・抵抗性負荷に対する動作，無酸素運動）がある．
- 慢性腎臓病（CKD）の各ステージを通して，過労を避けるための十分な睡眠・休養は重要だが，安静を強いる必要はない．CKDでは主治医の指導下で血圧，蛋白尿，腎機能などを慎重に考慮し，運動量を調節する必要がある．
- 透析患者では入院や死亡と活動（運動量）低下の関連はあるが，CKD患者では運動が腎機能や蛋白尿に与える影響に関する検討は乏しい．
- 有酸素運動は，血糖コントロール（インスリン抵抗性）・肥満・脂質異常症・高血圧の改善，心肺機能・運動能の向上，精神的爽快感を高め，腎臓病の進行抑制を図る．
- **運動強度**：最大酸素摂取量の約50％を目安とする（50歳未満：運動時心拍数100～120/分以内，50歳以上：100/分以内，消費エネルギー約200kcal/回）．一般にCKDで安全な運動強度は最大4～5メッツ以下である（表1）．
- **頻度の目安**：週2～3回，15～30分/回である．
  - 虚血性心疾患，心肺機能障害，骨関節疾患などでは専門医に運動の可否を相談する．
  - ネフローゼ症候群急性期，全身浮腫，心不全，極端な血糖コントロール不良（空腹時血糖250mg/dL以上，尿中ケトン体中等度以上），増殖性網膜症による新鮮な眼底出血などでは運動は控える．

ココがポイント！ 患者・家族の実情に沿って指導し，小さな努力をほめ，行動変容を促すことが成功のコツ！

方法

《禁煙》

- 喫煙はCKDの発症・進行因子とみなされている．喫煙は，癌や心血管病(CVD)，メタボリックシンドロームのリスク因子でもあるため，禁煙指導する．

■表1　運動強度表（メッツ表）

1メッツ	安静*
2メッツ	入浴，洗濯，調理，ぶらぶら歩き，ボウリング，ヨガ，ストレッチ
3メッツ	掃除，普通歩き，ゲートボール，グラウンドゴルフ
4メッツ	庭仕事，日本舞踊，ラジオ体操，水中ウォーキング
5メッツ	農作業，早歩き，卓球，ダンス，ゴルフ，スケート
6メッツ	ジョギング，水泳，バレーボール
7メッツ	登山，階段を昇る，サッカー，バスケットボール
8メッツ	ランニング（150m/分），ハンドボール，競泳，縄跳び，エアロビクス（激しい）
9メッツ	ランニング（170m/分），サイクリング（20km/時）
10メッツ	ランニング（200m/分），マラソン，柔道，相撲，ボクシング

＊　安静時酸素消費量（1メッツ）＝3.5mL/kg/分．

《適正飲酒，表2》

- 少〜中等量のアルコール摂取（エタノール10〜20g/日，清酒1合以下程度）は糸球体濾過値（GFR）を維持し，蛋白尿を減らす可能性がある．
- 中等量以上のアルコール摂取（エタノール20〜30g/日以上）は，蛋白尿を発症させる可能性がある．過度の飲酒は生命予後が悪くなるため，避ける．

■表2　アルコールの種類とエタノール量

お酒の種類と量 (mL)			濃度（％）	エタノール量 (g)
ビール	中瓶1本	500	5	20
清酒	1合	180	15	22
ウイスキー・ブランデー	ダブル1杯	60	43	20
焼酎（35度）	1合	180	35	50
ワイン	グラス1杯	129	12	12

(日本腎臓学会，編．エビデンスに基づくCKD診療ガイドライン2013.東京医学社；2013．p.16より)

生活改善

方法

- 糖尿病では血糖コントロール良好例（HbA$_{1c}$＜7.0％，国際基準値〔NGSP値〕）で飲酒を許可する．1日25g程度を上限の目安とし，毎日の飲酒はしないよう指導する．
- 高尿酸血症合併例では，常習的飲酒は避けるよう指導する．
- 飲酒は食欲を刺激し，過食の誘因となる．酒の肴には塩分，蛋白質，脂質が多いものが多く，注意を要する．

《減量》

- 肥満（特に内臓脂肪蓄積の腹部肥満）は末期腎不全(ESKD)に至るリスクが高まる．肥満の是正に努める(BMI＜25をめざす)．
- メタボリックシンドローム（**表3**）は，腹部肥満と脂質異常，血圧，空腹時血糖からなる概念で，インスリン抵抗性が基礎にあり，過食，運動不足から高血圧，糖尿病，脂質異常症を生じる．腎機能低下に伴いインスリン抵抗性も増し，悪循環となる．
- 脂肪1kgは約7,000kcalに相当し，約200kcal/日の節約で1kg/月の減量が可能である．

《睡眠》

- 短時間睡眠（6時間以下）や睡眠障害は，蛋白尿発生やGFR低下に関連する可能性がある（観察研究結果）．
- 睡眠時無呼吸症候群(SAS)では，CKD患者の頻度が高く，推定糸球体濾過値〔eGFR〕低下群ではSASの合併頻度が高い（日本の横断研究結果）．
- CKD患者に多くみられる短時間睡眠や睡眠障害は，CVDや突然死の危険因子である．
- CKDにおいて，睡眠時間への介入は困難であるが，可能な限り睡眠の質やSASを改善するよう努める．

■表3 メタボリックシンドローム診断基準

内臓脂肪（腹腔内脂肪）の蓄積
ウエスト周囲径：男性85cm以上，女性90cm以上 （内臓脂肪面積 男女とも≧100cm^{2}以上に相当）
上記に加え，以下のうち2項目以上が該当
高トリグリセリド血症：150mg/dL以上 　かつ／または 低HDLコレステロール血症：40mg/dL未満
収縮期血圧：130mmHg以上 　かつ／または 拡張期血圧：85mmHg以上
空腹時血糖：110mg/dL以上

方法

《水分摂取量》
- CKDステージG1,2では水分負荷は腎機能保持に有効である．一方，CKDステージG3以降では水分負荷により腎機能が悪化する可能性がある．
- 脱水はCKDのどのステージにおいても腎機能を悪化させる可能性がある．適切な水分摂取の維持が重要である．
- 夏の暑さ，発熱や下痢・嘔吐時，食事摂取量低下時，食塩制限，利尿薬併用時は，脱水になりやすい．特に高齢者は，口渇感が低下しており，脱水になりやすい．体重減少（1.5kg/日以上），血圧低下・頻脈，口腔・腋窩の乾燥等の脱水のサインを見逃さないよう注意する．
- 脱水時は，水分や塩分摂取，一時的な食塩制限解除や利尿薬の中止，経口摂取困難な場合は補液などを行う．
- 腎機能低下例では，脱水の補正で輸液過剰になると，容易に心不全・肺水腫・高血圧などを生じるため，注意する．

《予防接種》
- CKD患者は免疫力が低下しており，感染症罹患リスクが高い．そのため，インフルエンザワクチン接種，肺炎球菌ワクチン接種（65歳以上）が勧められる．
- CKD患者ではワクチン接種による抗体獲得能と抗体維持能が低下しており，健常人に比べて早期に免疫力を失う可能性があり，肺炎球菌の抗体価の定期的チェックも考慮する．
- ワクチン接種から5年以上経過すると抗体価が低下するため，初回接後5年経過した際には，肺炎球菌ワクチン再接種が推奨される（米国疾病予防管理センター［CDC］より）．
- インフルエンザ，肺炎球菌のワクチンは不活化ワクチンなので，CKD患者においてワクチン自体の副反応が増える可能性は低い．

生活改善

●生活改善の看護のポイント

治療前
- 知らずに腎臓の負担となる生活習慣を行っている患者が多く，ていねいな問診・傾聴で問題点を洗い出す．

治療中・後

《過労防止》
- 過激な運動，冠婚葬祭や自治会の役，長時間の旅行，夜勤や重筋労働などは避ける．
- 腎機能を悪化させないように，十分な休息と睡眠を心がける

治療中・後

ように指導する.
- 運動負荷により,腎血流量が低下し病態の進行が促されるため,安静の重要性を理解できるように指導する.しかし有酸素運動は血糖コントロール・肥満・高血圧の改善や精神的にも爽快感を高めるため,医師の指示のもとで運動療法を行い,体調や症状の悪化がないか観察する必要がある.

《脱水予防》
- 高温サウナや炎天下の運動などは避ける.
- こまめに水分補給をする(浮腫がある場合は主治医に相談する).
- 特に高齢者の腎臓は水やナトリウムの保持機能が低下していて,下痢や嘔吐,感冒,食欲低下などにより容易に脱水に傾き,急性腎不全をきたしやすい.

《禁煙》
- 喫煙は糖尿病性腎症などの悪化因子となるため,禁煙する.
- 禁煙がなかなかできない場合は,禁煙外来などを勧める.

《飲酒時》
- 医師より飲酒が許可された場合,その指示範囲を守るように指導する.
- 飲酒時は,食欲が増すため,摂取する食事内容や量にも注意する.

《減量》
- 医師の指示どおりに運動療法や食事療法を守るようにする.
- 重要な指標となるため,時間を決めて体重測定をする.

《感染予防》
- うがい,手洗い,マスク着用,保温を心がける.
- インフルエンザやワクチンの接種などは,主治医に確認したうえで行う.
- 感冒症状が出現したら早めに医師の診察を受ける.

《薬剤投与》
- 薬剤の投与は腎臓の負担になり,悪化すると透析導入のきっかけになるため,医師からの投与指示を守る.

血圧コントロール

目的
- 慢性腎臓病（CKD）と高血圧は，互いに原因とも悪化要因ともなり，放置すると悪循環となる．
- CKDにおける降圧の目的（意義）は，腎障害の進行を抑え，心血管イベント（脳卒中，虚血性心疾患など）の発症，死亡リスクを抑えることである．降圧により主な腎機能悪化因子である蛋白尿も減る．

適応
- 糖尿病がなく，蛋白尿（－）（0.15g/gCr未満）の場合は診察室での測定で血圧140/90mmHg未満，蛋白尿（＋）（0.15g/gCr以上）の場合は130/80mmHg未満を降圧目標とする（表1）．
- 65歳以上の高齢者は病態に応じ過剰な降圧（収縮期圧110mmHg未満）を避け，血圧日内変動も考慮した降圧療法を行う．
- 血圧は日内変動する（30mmHg/日程度）ことも考慮して行う．

■表1　慢性腎臓病患者における降圧目標と第一選択薬

		降圧目標	第一選択薬
糖尿病（＋）		130/80mmHg未満	RA系阻害薬
糖尿病（－）	蛋白尿　無	140/90mmHg未満	RA系阻害薬，Ca拮抗薬，利尿薬
	蛋白尿　有	130/80mmHg未満	RA系阻害薬

・蛋白尿：軽度尿蛋白（0.15g/gCr）以上を「蛋白尿有り」と判定する
・GFR30mL/分/1.73m²未満，高齢者ではRA系阻害薬は少量から投与を開始する
・利尿薬：GFR30mL/分/1.73m²以上はサイアザイド系利尿薬，それ未満はループ利尿薬を用いる
・糖尿病，蛋白尿（＋）のCKDでは，130/80mmHg以上の場合，臨床的に高血圧と判断する
（日本高血圧学会高血圧治療ガイドライン作成委員会，編．高血圧治療ガイドライン2014．日本高血圧学会；2014．p.70より）

ココがポイント！　CKDの高血圧は徐々に降圧し，特に高齢者は過剰な降圧を避ける．薬物療法中は推定糸球体濾過値（eGFR）の急激な低下と高カリウム血症に注意．生活改善，食事療法も降圧に有効！

方法

- 急激な降圧は腎機能障害や心血管病を悪化させる可能性があるため,2〜3か月かけて徐々に降圧する.
- 高血圧治療には,まず生活習慣の改善(減塩,減量,運動,節酒,禁煙)を行う(**表2**).特に減塩(3g/日以上6g/日未満)が重要である.
- 糖尿病合併患者,軽度以上の蛋白尿(尿蛋白量0.15g/gCr以上)の糖尿病非合併患者では,降圧薬は原則,RA系阻害薬(ACEI・ARBなど)を第1選択とする(**図1**).
- 正常蛋白尿(尿蛋白量0.15g/gCr未満)の糖尿病非合併患者では,降圧薬の種類は問わないので,患者の病態に併せて降圧薬を選択する(**図1**).
- RA系阻害薬,利尿薬の投与開始後は,eGFR,血清カリウム値を定期的にチェックする.
- 降圧目標を達成するために,3〜5種類の降圧薬の併用を要する場合がある.2種類の降圧薬を1剤にした,さまざまな配合剤も市販されている.

■表2　生活習慣の修正項目

1. 減塩	6g/日未満
2a. 野菜・果物	野菜・果物の積極的摂取[*1]
2b. 脂質	コレステロールや飽和脂肪酸摂取を控える 魚(魚油)の積極的摂取
3. 減量	BMI(体重(kg) ÷ [身長(m)^2])が25未満
4. 運動	心血管疾患のない高血圧患者が対象で,有酸素運動を中心に定期的に(毎日30分以上を目標に)行う
5. 節酒	エタノールで男性20-30mL/日以下,女性10-20mL/日以下
6. 禁煙	(受動喫煙の防止も含む)

生活習慣の複合的な修正はより効果的である.
*1:重篤な腎障害を伴う患者では高K血症をきたすリスクがあるので,野菜・果物の積極的摂取は推奨しない.糖分の多い果物の過剰な摂取は,肥満者や糖尿病などのカロリー制限が必要な患者では勧められない.
(日本高血圧学会高血圧治療ガイドライン作成委員会,編.高血圧治療ガイドライン2014.日本高血圧学会;2014.p.40より)

方法

```
┌─────────────────────────┐  ┌─────────────────────────┐
│ 糖尿病合併CKD，軽度以上の │  │ 正常蛋白尿の糖尿病非合併 │
│ 蛋白尿を呈する糖尿病非合併│  │ CKD                     │
│ CKD                     │  │                         │
└───────────┬─────────────┘  └───────────┬─────────────┘
       第一選択薬 ▼                       ▼
```

第一選択薬

糖尿病合併CKD等	正常蛋白尿の糖尿病非合併CKD
RAS阻害薬（ARB, ACE阻害薬）	降圧薬の種類を問わないので，患者の病態に合わせて降圧薬を選択
● すべてのCKDステージにおいて投与可能	RAS阻害薬（ARB, ACE阻害薬）
● ただし，CKDステージG4，G5，高齢者CKDでは，まれに投与開始時に急速に腎機能が悪化したり，高K血症に陥る危険性があるので，初期量は少量から開始する	● すべてのCKDステージにおいて投与可能
● 降圧が認められ，副作用がない限り使い続ける	● ただし，CKDステージG4，G5，高齢者CKDでは，まれに投与開始時に急速に腎機能が悪化したり，高K血症に陥る危険性があるので，初期量は少量から開始する

CVDハイリスク，Ⅲ度高血圧 / 体液過剰（浮腫）

第二選択薬

- **長時間作用型Ca拮抗薬**
  - すべてのCKDステージにおいて投与可能
  - 尿蛋白減少効果のあるCa拮抗薬を考慮

- **サイアザイド系利尿薬**
  - 原則CKDステージG1〜G3（CKDステージG4〜G5ではループ利尿薬との併用可）

- **長時間作用型ループ利尿薬**
  - CKDステージG4〜G5

（右カラムつづき）
- **長時間作用型Ca拮抗薬**
  - すべてのCKDステージにおいて投与可能
  - CVDハイリスク，Ⅲ度高血圧症例に考慮
- **利尿薬**
  - 体液過剰（浮腫）症例に考慮
  - （サイアザイド系利尿薬）
  - 原則CKDステージG1〜G3（CKDステージG4〜G5ではループ利尿薬との併用可）
  - 長時間作用型ループ利尿薬
  - CKDステージG4〜G5
  - **そのほかの降圧薬**
  - β遮断薬，α遮断薬，中枢性交感神経遮断薬など
  - 降圧薬の単独療法あるいは3剤までの併用療法にて降圧が認められ，副作用がない限り使い続ける

第三選択薬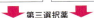

- 利尿薬
- 長時間作用型Ca拮抗薬

これまでのステップで，降圧目標が達成できなければ専門医へ紹介

図1　CKD合併高血圧に対する降圧薬の選択
（日本腎臓学会，編．CKD診療ガイド2012．東京医学社；2012．p.67より）

不適応

- RA系阻害薬投与後，eGFR低下が前値の30%以上上昇，または血清カリウム値5.5mEq/L以上では薬剤を中止または減

血圧コントロール

方法

量して腎専門医に相談する.
- RA系阻害薬で血清クレアチニン(Cr)値が急激に上昇するのは,腎動脈狭窄(特に両側性),非ステロイド系抗炎症薬(NSAID)やシクロスポリン投与,心不全,脱水(夏場や下痢,食欲不振時),尿路障害(水腎症など)である.
- RA系阻害薬投与時に高カリウム血症をきたす場合は,急激な腎機能低下,代謝性アシドーシス(HCO_3^- 22mEq/L未満,静脈血で測定可能),カリウム過剰摂取,併用薬(スピロノラクトンなど)などである.
- 降圧薬服用中の患者で,食事摂取不能,嘔吐や下痢をしている,発熱や脱水の危険がある場合は,急性腎障害(AKI)予防のため,これらの降圧薬服用を中止し速やかに受診するよう指導する.

MEMO

血圧コントロール

血圧コントロールの出発点は,「正しく血圧を測定し評価すること」である.血圧は日内変動し(一般に約30mmHg/日程度),通常,朝が高く,就寝前に下がる.入浴後,食後,飲酒直後は下がりやすく,緊張や寒冷時は上がりやすい.また,通常は睡眠中の夜間血圧は低下する(dipper)が,腎障害では低下しない例(non-dipper)や逆に上昇例(riser)が多く,腎障害の進行,心血管イベント発症や死亡のリスクが高い.

家庭で血圧測定可能な患者には,朝晩2回,測定・記録し,来院時に持参してもらう.朝は「起床後1時間以内,排尿後,坐位1〜2分の安静後,服薬前,朝食前」とする.晩は「就寝前,坐位1〜2分の安静後」とする.測定回数はそれぞれ1〜3回とする.

《診察室での血圧測定法》

血圧測定前,喫煙・飲酒・カフェイン摂取は控え,坐位で約5分間,安静後に測定する.指先・手首式の血圧計は不正確なので避け,上腕式の水銀血圧計や検定済み電子血圧計で測定する.上腕に巻くカフ位置は心臓の高さとする.1〜2分間隔で少なくとも2回測定し,安定値ならば2回の平均値を血圧値とする.2回の値が大きく異なる場合は追加測定する.脈拍数も必ず測定・記録する.

血糖コントロール

目的
- 適正範囲に血糖値を保ち，血糖管理することにより，腎障害進行抑制と全身状態の改善を図る．

適応
- ステロイド治療，糖尿病，腎障害，透析などにより，耐糖能異常（高血糖または低血糖）をきたす場合．

方法

《糖尿病》
- 糖尿病は慢性腎臓病の透析導入原因第1位で，なお増加中である．糖尿病早期腎症の発症・進展抑制には，厳格な血糖コントロールが推奨される．
- 血糖コントロールは，糖尿病腎症患者の心血管病（CVD）を抑制する可能性があり，推奨される．その際，低血糖を避け，個々の患者のリスクに応じるように努める．
- 血糖管理目標値は，早期腎症ではHbA1c 7.0％未満である（図1）．ただし，2014年4月1日より，HbA1c値は日本糖尿病学会値〔JDS値〕でなく，国際基準値〔NGSP値〕のみで表記．顕性腎症以降では，腎症進展に対する厳格な血糖コントロールの効果は明らかではない．

目標	コントロール目標値[注4]		
	血糖正常化を[注1]目指す際の目標	合併症予防[注2]のための目標	治療強化が[注3]困難な際の目標
HbA1c(%)	6.0 未満	7.0 未満	8.0 未満

治療目標は年齢，罹患期間，臓器障害，低血糖の危険性，サポート体制などを考慮して個別に設定する．

注1）適切な食事療法や運動療法だけで達成可能な場合，または薬物療法中でも低血糖などの副作用なく達成可能な場合の目標とする．
注2）合併症予防の観点からHbA1cの目標値を7％未満とする．対応する血糖値としては，空腹時血糖値130mg/dL未満，食後2時間血糖値180mg/dL未満をおおよその目安とする．
注3）低血糖などの副作用，その他の理由で治療の強化が難しい場合の目標とする．
注4）いずれも成人に対しての目標値であり，また妊娠例は除くものとする．

■図1　血糖コントロール指標
（日本糖尿病学会編・著．糖尿病治療ガイド2014-2015．文光堂；2014．p.25より）

方法

- インスリン非依存状態（主に2型糖尿病）では，まず食事・運動療法，生活改善を行い，血糖改善しない場合は経口血糖降下療法（インスリン抵抗性改善薬，インスリン分泌促進薬，糖吸収・排泄調節系薬），症例によりインスリン治療を行う（図2）．
- インスリン依存状態（1型・2型糖尿病でインスリンを要する病態）ではインスリン治療を行う．

```
●食事・運動療法，生活改善を行う
       ↓
●食事・運動療法，生活改善を行う
●経口血糖降下療法（インスリン抵抗性改善薬，インスリン分泌促進薬，糖吸収遅延薬）
●場合によってはインスリン治療
       ↓
●食事・運動療法，生活改善を行う
●経口血糖降下薬の増量や他の経口血糖降下薬の使用
●場合によってはインスリン治療
       ↓
●食事・運動療法，生活改善を行う
●インスリン治療（1～4回/日）
```

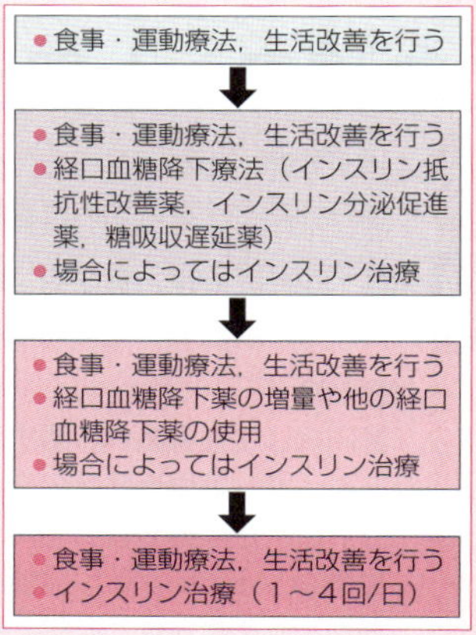

■**図2 インスリン非依存状態の治療**
血糖コントロール目標が達成できない場合，下の治療方法へ順番に移行する．

《ステロイド治療》

- 慢性糸球体腎炎，ネフローゼ症候群で副腎皮質ステロイド投与時は，耐糖能異常，ステロイド糖尿病に注意し，状況により食事エネルギー量制限，インスリン投与などを行う．
- ステロイドは食欲亢進を起こしやすく，過食・間食などに注意する．多くのステロイド糖尿病はステロイド減量とともに改善するが，糖尿病に移行する場合もある．

《腎機能低下例》

- 腎機能低下により腎でのインスリン代謝・排泄も低下し，低血糖を起こしやすい．
- 糖尿病腎症では，腎機能低下に伴い経口血糖降下薬やインスリン量の減量・中止を要することがある．
- 一方，糖尿病や腎機能低下はインスリン抵抗性を生じ，高血糖にも傾く．したがって，腎機能低下例は低血糖，高血糖ともに起こりやすく，血糖コントロールは難しくなる．
- 高度腎機能低下例では，経口血糖降下薬は遷延性低血糖の危

> **ココがポイント！** 糸球体濾過値（GFR）30mL/分未満では腎機能低下による低血糖に注意し，血糖降下薬の調節をする！

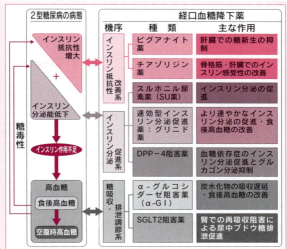

■図3　痴態に合わせた経口血糖降下薬の選択
（日本糖尿病学会編・著. 糖尿病治療ガイド2014-2015. 文光堂；2014. p.29より）

険があり，インスリン製剤に変更されることが多い（**図3**）.

禁忌

- メトホルミン（ビグアナイド薬：インスリン抵抗性を改善）は，血清クレアチニン（Cr）値>1.4mg/dLでは禁忌である.
- スルホニル尿素（SU）薬は，重篤な腎障害患者や高齢者は，遷延性低血糖をきたす危険があり，注意する.
- SU薬投与中の患者にDPP-4阻害薬を追加投与する場合，SU薬減量が望ましい．特に高齢（65歳以上），軽度腎機能低下（Cr≧1.0mg/dL），両者併存例では，DPP-4阻害薬追加時にSU薬の減量は必須である.
- SGLT2阻害薬は，重度の腎不全と透析例，妊娠時には使用しない.
- 腎性貧血例ではHbA$_{1c}$が実際の血糖コントロールより低く出るため，評価に注意する.

方法

- 透析例ではHbA1cに比べ，糖化アルブミン（GA：基準値11〜16%）がより適切な血糖管理指標とされる．血液透析患者の血糖コントロール暫定目標値は，随時血糖値180〜200mg/dL未満，GA値20.0%未満，心血管イベントや低血糖傾向のある場合はGA値24.0%未満．
- 平成24（2012）年度診療報酬改定により，「糖尿病透析予防指導管理料」（350点/月）が新設された．算定要件は，HbA1c 6.1%（JDS値）以上，6.5%（NGSP値）以上，または内服薬やインスリン製剤を使用している外来糖尿病患者であって，糖尿病腎症第2期以上の患者（透析療法を行っている者を除く）に対し，透析予防診療チームが透析予防に係る指導管理を行った場合である．施設基準は，①透析予防診療チーム（糖尿病指導の経験を有する，専任の医師・専任の看護師または保険師・専任の管理栄養士〔非常勤でもよい〕），②糖尿病教室などを実施，③1年間に当該指導管理量を算定した患者の人数，状態の変化などについての報告である．

《運動の影響》

- 適度の運動は血糖コントロール，肥満，脂質異常，高血圧を改善し腎不全進行を抑える．しかし，腎機能低下糖尿病例では，運動で低血糖を生じやすいため注意する．

《透析の影響》

- 血液透析（HD）の透析液ブドウ糖濃度は約100mg/dLで，透析中食事摂取がない場合もあり，透析日は非透析日より低血糖になりやすい．したがって，HDでは透析日と非透析日，透析時間帯を考慮し，インスリン投与量をこまめに調節する．
- 腹膜透析（CAPD）液は浸透圧上昇目的でブドウ糖を多く含み，約400kcal/日の糖が腹膜から吸収されるため，CAPDでは透析液による肥満，高血糖，脂質異常に注意して管理する．

●血糖コントロールの看護のポイント

治療中・後

1.血糖値の変動状態

《低血糖症状》

【糖尿病で経口血糖降下薬内服の場合】

- 食事摂取量に対して薬物量が多い．
- 薬物投与に対して食事摂取時刻，消化吸収時刻が遅い．
- 過剰運動によるエネルギーの消費．

方法

- 腎不全進行によるインスリン反応性持続.
- **対応**：すぐに糖分を補給し安静にする.
  - 糖尿病性腎症では自律神経障害が進行していることが多く、いきなり中枢神経機能低下による症状が出現する.
  - あめ玉など硬いものは口内で溶けにくく効果に時間がかかる. また, 意識状態不良に陥ると喉に詰まる危険がある.

【糖尿病でインスリン注射使用中の場合】
- 投与量, 投与回数が多い.
- 長い時間, 作用が続く製剤を選択している.
- **対応**：製剤の作用時間を確認し, 投与量, 回数を見直す.

《高血糖症状》
- インスリン注射, 経口血糖降下薬の用量不足.
- 作用時間が短いインスリン製剤を少ない回数で使用している.
- インスリン自己注射の打ち忘れ.
- **糖尿病性腎症食**：低蛋白高カロリー, 糖質摂取量が増えることにより食後高血糖をきたしやすい.
- 血漿浸透圧の上昇により口渇感から水分過剰摂取となり浮腫が出現する.
- 運動不足は肥満を助長し筋肉や脂肪におけるインスリンの作用を減弱させる.
- **対応**：
  - 病状に応じてインスリン製剤を選択し, 皮下注射する.
  - 自己注射, 血糖自己測定を指導する. 定期的に食生活を見直すよう指導し, 必要時, 栄養士に介入を依頼する.
  - 製剤の作用時間を確認し, 投与量, 回数を見直す.
  - 腎症, 腎不全期, 透析療養中の血糖コントロールはインスリン注射療法が基本である.

2. 血圧変動
- 体液量の変動, 自律神経障害による血圧調節障害.
- 降圧薬に対する反応不良, 過剰反応.
- 血糖コントロール不良状態は感染症に対する抵抗力を低下させる.
- **対応**：塩分制限, 適正体重の維持, 節酒, 運動療法, 禁煙, 栄養療法.

3. 皮膚, 足の状態
- 血流障害, 末梢神経障害.

血糖コントロール

> **方法**
> - 足壊疽，皮膚潰瘍，皮膚感染症（白癬，メチシリン耐性黄色ブドウ球菌〔MRSA〕など），閉塞性動脈硬化症，合わない靴，保清不良など．
> - **対応**：予防的フットケアを行い，足病変の早期発見と早期対処が重要である．
>
> **4. 血液透析時の血糖値の変動状態**
> - 定期的に血糖チェックを行う．
> - 透析によりブドウ糖の除去，食欲低下などで血糖値低下がみられる．
> - **対応**：
>   - ブドウ糖無添加の透析液を使わない．
>   - インスリンの投与は透析終了直前の値による．
>   - 体外循環回路の静脈側からブドウ糖を注射する．

MEMO

インクレチン関連糖尿病治療薬

インクレチンは，食物経口摂取刺激で消化管から分泌される膵β細胞インスリン分泌促進因子で，GIPとGLP-1がある．ともに血糖調節作用があるが，体内では蛋白分解酵素DPP-4ですぐ分解される．

最近，糖尿病治療にGLP-1の受容体作動薬や類似薬，DPP-4阻害薬が開発された（皮下注や内服）．薬効は血糖依存的インスリン分泌増強（低血糖をきたさない），膵β細胞増殖（膵保護），肥満の減量などである．腎機能低下例では減量を要する薬もある．

MEMO

SGLT2阻害薬

腎の近位尿細管でグルコース輸送体（SGLT2）を阻害して糖の再吸収を抑え，尿糖排泄を促し，血糖を低下させる．インスリンとは独立した作用を示し，単独投与では低血糖をきたしにくい．体重低下も期待される．ただし，腎機能低下例では，糸球体濾過値（GFR）の低下により，尿中に出る糖自体が減るため，効果が得にくい．副作用として，尿路・性器感染症（尿糖が細菌の栄養となるため），浸透圧利尿による頻尿・多尿・脱水・低血圧に注意する．

化学療法

- 泌尿器科領域で使用される主な化学療法などを**表1**, **2**に示す.

■表1　泌尿器科で使用される主な抗癌薬

分類	商品名（一般名）	主な副作用
アルキル化薬	イホマイド®（IFM：イホスファミド） エンドキサン®（CPA：シクロフォスファミド）	出血性膀胱炎, 無精子症
白金製剤	ランダ®（CDDP：シスプラチン） パラプラチン®（CBDCA：カルボプラチン） アクプラ®（NDP：ネダプラチン） エルプラット®（L-OHP：オキサリプラチン）	腎障害, 消化器症状（悪心・嘔吐）, 骨髄抑制
代謝拮抗薬	メソトレキセート®（MTX：メトトレキサート） ユーエフティ®（UFT：テガフール・ウラシル） ジェムザール®（GEM：ゲムシタビン）	口内炎, 下痢, 消化器症状（悪心・嘔吐）, 骨髄抑制
ビンカアルカロイド	エクザール®（VBL：ビンブラスチン）	末梢神経障害, 骨髄抑制
抗生物質	アドリアシン®（ADM：ドキソルビシン塩酸塩） ピノルビン®（THP：ピラルビシン） ブレオ®（BLM：ブレオマイシン塩酸塩） ペプレオ®（PEP：硫酸ペプロマイシン）	心毒性, 不整脈, 萎縮膀胱, 排尿時痛, 間質性肺炎, 色素沈着
トポイソメラーゼ阻害薬	トポテシン®（CPT-11：イリノテカン） ラステット®（VP-16：エトポシド）	下痢, 骨髄抑制, 肝機能障害
タキサン系	タキソール®（TXL：パクリタキセル） タキソテール®（TXT：ドセタキセル）	末梢神経障害, アナフィラキシー, 体液貯留

化学療法

目的
- 治癒, 延命, 症状緩和, QOL向上, 再発予防.

適応
- 悪性腫瘍が病理学的診断や画像診断で確認された患者.
- 術前（転移例）・術後に補助療法（進行例, 転移例）を行う場合.
- 合併症や年齢により根治的手術が困難, 再発, 再燃した患者.

不適応　禁忌　抗癌薬にアレルギー反応, 耐性（治療抵抗性）, 重篤な有害事象に耐えることが困難な場合.

方法
- 標準的治療の多くは複数の薬剤を用いた多剤併用療法である.
  ①単剤での有効性や併用による相乗効果が検証された薬剤, ②作用機序が異なる薬剤, ③有害事象が重複しない薬剤.
- 第Ⅲ相臨床試験により有用性が証明された治療法を選択する.
- 十分な説明によりインフォームドコンセントを行う.
- 投与方法には以下がある.
  - 全身的投与（静脈内持続投与）, 選択的動脈内注入（ワン

■表2　免疫療法，ホルモン療法

分類	商品名	投与法	主な副作用
IFN製剤	スミフェロン® イントロンA® オーアイエフ®	皮下注 あるいは 筋肉注	インフルエンザ様症状，間質性肺炎，耐糖能異常，うつ状態，肝機能異常，骨髄抑制（白血球減少，血小板減少），脱毛，発疹，自己免疫疾患
IL-2製剤	イムネース®	静脈内	インフルエンザ様症状，体液貯留，低血圧，呼吸困難
分子標的治療薬	チロシンキナーゼ阻害剤 ネクサバール® スーテント® インライタ® ヴォトリエント® m-TOR阻害剤 アフィニトール® トーリセル®（注射薬）	内服	骨髄抑制，手足症候群，高血圧，不整脈，食欲不振，肝機能障害，アミラーゼ上昇，甲状腺機能障害，皮膚変色・瘙痒感，下痢，口内炎，嗄声，間質性肺炎，蛋白尿
抗男性ホルモン薬	カソデックス® オダイン® プロスタール® イクスタンジ® ザイティガ®	内服	ホットフラッシュ（ほてり，発汗），乳房圧痛，女性化乳房，肝機能障害，骨粗鬆症，骨髄抑制（白血球減少，血小板減少），悪心・嘔吐，食欲不振，性欲減退
女性ホルモン薬	エストラサイト®	内服	体液貯留，女性化乳房，肝機能障害，心血管障害，性欲減退
LHRHアゴニスト	ゾラデックス® ゾラデックス®LA リュープリン® リュープリン®SR	皮下注	ホットフラッシュ（ほてり，発汗），乳房圧痛，女性化乳房，肝機能障害，骨粗鬆症，性欲減退，瘙痒感，発疹，注射部位の発赤や硬結，疼痛
LHRHアンタゴニスト	ゴナックス®		

方法

■表3　抗癌薬によるアナフィラキシー時の対処

症状	急激な呼吸困難，頻脈，低血圧，胸痛
徴候	皮膚の紅潮，顔面浮腫，全身の膨疹，瘙痒感
準備	● ショックに対してアドレナリン，ステロイド，抗ヒスタミン薬，気管支拡張薬，昇圧薬を常に準備しておく ● 気管挿管の準備をしておく
対処	● 発症時には，薬剤の投与を中止して全身管理に移行する ● ショックに対する処置を行う ● 酸素を投与するが，SaO$_2$低下時には気管挿管を行う ● アレルギーが予想されるタキサン系薬剤の投与時には，前投薬としてステロイドを投与する

ショット注入），筋肉注，皮下注，膀胱内注入，経口投与．
● 入院治療と外来通院での治療法がある．

方法

- アナフィラキシーの発現に注意し，早急に対処する（表3）．
- 有害事象には対症療法を行う（表4）．
- 一般的には数サイクルを繰り返し行う．
- 画像検査にて腫瘍縮小効果を判定（RECISTガイドライン）．

■表4　有害事象と対処法

骨髄抑制
- 好中球減少→易感染状態：発熱，咽頭痛，悪寒・戦慄
  〔対処〕
  - G-CSF製剤（グラン注，ノイトロジン注）の投与
  - 感染予防：手洗い，うがい，マスク装着，重度の場合は個室隔離
- 血小板減少→出血傾向：点状出血斑，紫斑，鼻出血，血痰，血尿，血便
  〔対処〕皮膚を強くこすらない．転倒や打撲に注意する．血小板輸血（血小板数が2万以下）
- 赤血球減少→貧血：倦怠感，ふらつき，めまい，動悸・息切れ
  〔対処〕転倒に注意する．濃厚赤血球輸血（Hb 7, Ht 20以下を目安）

消化器症状
- 悪心・嘔吐
  〔対処〕制吐薬投与（イメンド®，デキサメサゾン®，ナゼア®，カイトリル®，プリンペラン®，ナウゼリン®，ノバミン®など）．食事内容や配膳時の臭いの配慮．嘔吐後は冷水で含嗽させ，口腔内を清潔に保つ
- 口内炎→口腔内の発赤，疼痛，出血，腫脹，潰瘍形成，味覚異常
  〔対処〕アロプリノール，イソジンガーグル®での含嗽．デキサメサゾン®軟膏の塗布．塩分を多く含む食品や刺激物は避ける

脱毛
  〔対処〕脱毛の受け入れ，数か月後には頭髪は再生することを説明．かつら，帽子，バンダナの着用．脱毛時の環境整備，処理方法の指導

下痢
  〔対処〕十分な電解質補正と水分補給，輸液．止痢薬，整腸薬．腹部の温罨法．肛門周囲のスキンケア，温水洗浄便座の使用

便秘
  〔対処〕浣腸，摘便，座薬投与（グリセリン浣腸，レシカルボン®坐剤など），緩下薬，下剤（酸化マグネシウム，ラキソベロン®，プルゼニド®など）

腎機能障害
- 尿量減少，体重増加，浮腫，電解質異常
  〔対処〕大量輸液と利尿薬．水分バランスの保持（インアウトのチェック）

心毒性
- 不整脈，労作時の呼吸困難，浮腫
  〔対処〕抗不整脈薬，利尿薬

肺毒性
- 咳嗽，呼吸困難
  〔対処〕酸素，ネブライザー，去痰薬，ステロイド

神経障害
- 四肢しびれ，聴覚障害，精神症状，不眠
  〔対処〕ビタミンB$_{12}$（メチコバール®），抗不安薬，睡眠薬

化学療法

ココがポイント！ 重篤な有害事象には早急に対応する！　手洗い，マスク装着などの感染予防に努める！

●化学療法の看護のポイント

治療前
- 用いられる抗癌薬によって副作用が異なるため,想定される副作用とその対処について説明を行う.

治療中

《輸液管理》
- 抗癌薬が血管外へ漏出した場合は,発赤,水疱,組織の壊死を起こす場合がある.点滴ラインが確実に血管内に挿入されているかを確認後,抗癌薬の投与を開始し,投与中・投与後も十分に皮膚状態を観察する必要がある.
- 抗癌薬が血管外へ漏れた場合は,医師の指示に従い,患部冷罨法,ステロイド,局所麻酔薬の局所注射などを行って対処する.

治療後

《悪心・嘔吐》
- 制吐薬を投与する.
- 消化がよく食べやすいものを摂取するため調理方法を工夫.
- 吐物はすぐに片付け,環境の調整に努める.
- リラクセーションを図る.

《骨髄抑制》
- 白血球減少に伴う易感染状態が考えられるため,感染徴候の観察や患者に手洗い,含嗽などの感染予防行動習慣化を図る.
- 血小板減少に伴う出血傾向が考えられるため,皮膚や粘膜の出血の有無の観察と,外傷や打撲などを予防する.
- 赤血球減少に伴う貧血が考えられるため,倦怠感や頭痛,めまい,動悸,息切れなどの観察とともに安静や休息を促す.

《口内炎》
- 虫歯や歯肉病変がある場合は,歯科を受診してもらい,口腔内環境を調整する.
- 食後などにブラッシングや含嗽を行い,口腔ケアに努める.
- 疼痛が強い場合は,鎮痛薬を投与する.

《脱毛》
- 環境を整え,ボディイメージの混乱に対し精神的援助を行う.

《下痢》
- 必要に応じて止痢薬や整腸薬を投与する.
- 輸液管理を行い,脱水予防や電解質異常の補正に努める.
- 臀部などに皮膚障害を起こしやすいので,注意して観察し,必要に応じて撥水性の軟膏を使用する.

放射線療法

目的
- 臓器の形態と機能温存．
- 切らずに癌を治す．
- 根治的治療と姑息的治療．

適応
- 放射線療法の適応と有害事象を**表1**に示す．

■表1 放射線療法の適応と有害事象

適応	
腎盂・尿管癌	原発巣が摘出不可能な場合，周囲組織への浸潤例
膀胱癌	浸潤性膀胱癌に対する動注放射線療法（化学療法と放射線療法の併用），リンパ節転移例
前立腺癌	限局性疾患に対する根治的照射，術後の追加照射
精巣腫瘍	セミノーマの術後予防的照射，リンパ節転移例
転移性骨腫瘍	有痛性の骨転移部位の除痛，圧迫骨折の予防
有害事象	
早期有害事象	食欲不振，悪心・嘔吐，皮膚発赤・びらん・水疱形成，倦怠感，下痢・便秘，頻尿・排尿時痛
晩期有害事象	直腸出血，放射線性膀胱炎，萎縮膀胱，ED，無精子症腎炎，腎性高血圧
骨転移巣への照射	骨髄抑制，骨強度低下

不適応 **禁忌**
- 放射線感受性が低い患者．
- 同部位への繰り返し照射．
- 重篤な骨髄抑制をきたした場合．

方法
- 個々の患者ごとに治療内容を決定する．
- CT画像により照射標的の体積を決め，放射線治療計画を立てる．
- 照射装置に転送されたデータをもとに，毎回の照射ごとに再現して治療する．
- 使用する放射線の種類にはX線，γ線，陽子線，重粒子線がある．

ココがポイント！ 重篤な有害事象の早期発見に努める！　晩期有害事象への十分な説明と対応が必要！

方法

- 治療方法は外照射と組織内照射に分かれる（**表2**）．

■表2　さまざまな放射線治療

外照射治療
● 超高エネルギー放射線照射：リニアック治療 ● IMRT（強度変調放射線治療） ● 粒子線治療 　● 陽子線 　● 重粒子線
組織内照射治療
● 密封小線源治療 　● 低線量率小線源治療 　● 高線量率小線源治療

- **外照射（リニアック照射）**：1回照射線量は通常2Gy前後であるが，姑息的照射では8Gy程度まで増量が可能である．外照射装置を**図1**に示す．
- **IMRT（強度変調放射線治療）**：高度なコンピュータ技術を用いて3次元的な線量分布を作り出すことで，病変部のみに線量を集中させることが可能である．

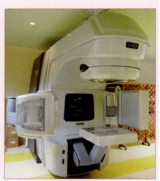

■図1　外照射装置

- **粒子線治療（陽子線，重粒子線）**：一定の深さでエネルギーを急激に放出する現象（ブラッグピーク）を利用して病変部以外の被曝を低く抑えることが可能である．
- **組織内照射治療**：針状の小さな容器に密閉された放射性同位元素（小線源）を病変部に刺入して照射するため，不要な被曝を軽減できる．

●放射線療法の看護のポイント

治療前

《患者への指導》
- 着脱しやすい衣服で来てもらう.
- 毎日継続して照射することで治療効果が得られるため,患者が継続して照射を受けられるような支援が重要である.
- 照射前の準備(蓄尿,排便,排ガスなど)が必要な場合は,問診で患者の特性を確認し,毎日実践可能な方法をともに考え,指導する.

《観察・アセスメント》
- 照射部位や照射範囲,照射方法により有害事象の程度や症状は異なるため,医師に患者個別の予想される有害事象を確認する.

治療中

- 疼痛があり,安静を保てない患者には,治療時間に合わせた疼痛コントロールが必要である.

《観察・アセスメント》
- 早期有害事象の出現時期は,照射開始後2週間程度が目安である.
- 症状の早期発見を目標に,看護師は患者個別に出現する症状を把握し,日を追って観察することが必要である.

注意 位置合わせのために印を付ける身体のマーキングは,清拭などで消さないように注意する.

治療後

《患者への指導》
- 照射終了後半年を経て出現する晩期有害事象とよばれるものがある.照射部位や方法によって出現する症状は異なるため,照射終了後も有害事象の経過観察と患者個別の指導が必要となる.

体外衝撃波結石破砕術

目的
- 1980年に体外衝撃波結石破砕術（ESWL）による治療が開発され，以後尿路結石に対し，開放手術は急激に減少している．
- 保存的治療にて自排石困難な尿路結石（腎結石，尿管結石）を破砕する．
- 治療機器はスパークギャップ方式，電磁変換方式，圧電方式などに分けられる．

適応
- 腎結石，尿管結石．
- 禁忌 妊婦，出血傾向．
- 注意 血管の石灰化，ペースメーカー．

方法
- X線透視下あるいは超音波断層法にて結石部位を同定し，同部位に焦点を合わせ，破砕を行う（図1）．
- 衝撃波による疼痛対策として，坐薬，注射薬などの鎮痛薬を治療前に用いる．疼痛が強い場合，硬膜外麻酔の併用も検討する．また，小児の場合，全身麻酔も検討する．
- ESWLにて砕石困難な場合は，内視鏡手術を検討する．
- 合併症 血尿，疼痛，皮下出血，腎に治療を行った場合は腎被膜下血腫に注意する．

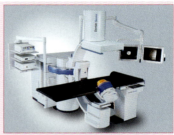

■図1　体外衝撃波結石破砕装置
（写真提供：ドルニエ メドテック ジャパン株式会社）

●体外衝撃波結石破砕術の看護のポイント

術前
- バイタルサインの測定を行う．
- 治療には痛みが伴うため治療直前に鎮痛薬を投与する．
- 治療前に血管確保を行う．
- 食事や飲水の制限はないが，医師の指示に従う．

術中
- 疼痛により血圧の上昇や不整脈が生じることがあるため，バイタルサインや心電図モニター管理を行う．

術後
- バイタルサインの測定を行う．
- 治療による衝撃のための疼痛や，破砕した石が尿の流出とともに尿路を閉塞し水腎症をきたした場合，疼痛が出現するため，医師の指示のもと鎮痛薬を使用する．
- 血尿になる可能性があるため，尿量，尿性状の観察を行う．
- 衝撃波により，腰背部の皮膚の皮下出血をきたす可能性があるため，皮膚の観察を行う．
- 排石の有無を確認する．
- 補液の管理をし，水分摂取を勧める．
- 特に安静の指示がないため，痛みの範囲で活動できることを説明する．

ココがポイント！ 施行中に疼痛を我慢したことにより，迷走神経反射をきたす場合があるため，バイタルサインの変化をチェック！

尿路変更

目的
- 各種の骨盤内悪性腫瘍，神経因性膀胱などにより，本来の膀胱機能を断念し，尿排出路を新たに確保する．

適応
- 単腎での尿管結石の嵌頓，末期癌での両側水腎症に伴う腎機能障害，尿量減少，全身浮腫をきたした状態．
- 尿道断裂，尿道狭窄により尿閉した状態．
- 膀胱全摘後の尿路変更法として腸管を利用する方法（回腸導管など）と腸管を利用しない方法（尿管皮膚瘻），カテーテルを用いた経皮的な変更法などがある（図1）．

不適応 **禁忌**
- クローン病などの消化管疾患を有する患者，数回の開腹術で腸管の高度の癒着が予想される患者には，腸管を利用する方法は避けるべきである．
- 自排尿型新膀胱は腎機能低下や尿道摘出（男性では前立腺部尿道への浸潤，女性では膀胱頸部への浸潤）の必要な症例，認知症や高齢者には適応外である．
- 手術が困難な場合や骨盤内悪性腫瘍による腎後性腎不全，外傷などには経皮的な腎瘻造設や膀胱瘻造設を行う．

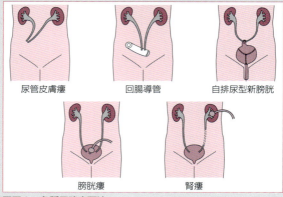

■図1　各種尿路変更法

ココがポイント！ ストーマケアの指導を十分に行う！　カテーテル管理を徹底する！

方法

《術前》
- 上部尿路の検索として,超音波検査やDIP(静脈性尿路造影)を行い,上部尿路腫瘍の有無,水腎症の有無,尿管の走行について評価する.
- 排尿困難や尿閉,尿道カテーテルの挿入困難・不可を評価する.
- エコーで尿の貯留,残尿測定,水腎症の有無,採血で腎機能を評価する.

《腸管を利用する方法》
- **回腸導管**:回盲部から口側約15cmの部位より20cm程度遊離して導管として尿管を吻合し,肛門側を腹壁に出してストーマを形成する方法.
- **導尿型代用膀胱**:回腸~盲腸~上行結腸を用いてパウチを形成する方法で,間欠的な自己導尿が必要である.
- **自排尿型新膀胱(排尿は腹圧排尿)**:回腸50~60cmあるいは直腸20cm程度を遊離してパウチを作成し,尿道と吻合する方法である.排尿時には腹圧をかける必要がある.

《腸管を利用しない方法》
- **尿管皮膚瘻**:尿管断端を直接腹壁に出しストーマを形成する.

《カテーテルを留置する方法》
- **膀胱瘻**:仰臥位で膀胱を十分に拡張させてカテーテルを留置する方法.
- **腎瘻**:腹臥位でエコーガイド下に穿刺してカテーテルを留置する方法.

《合併症》
- 各種尿路変更法の合併症は**表1**に示す.

■表1 各種尿路変更法の合併症

回腸導管,尿管皮膚瘻	尿管と導管の吻合部狭窄,腎盂腎炎,尿路結石,ストーマ狭窄,傍ストーマヘルニアなど
導尿型代用膀胱	尿禁制機構不全,パウチ内結石形成,ストーマ狭窄,腎盂腎炎,代謝性アシドーシス,尿管とパウチの吻合部狭窄など
自排尿型新膀胱	尿管とパウチの吻合部狭窄,排尿困難・尿閉,尿失禁(特に夜間),腎盂腎炎,代謝性アシドーシス,ヘルニア(鼠径,腹壁瘢痕)など
膀胱瘻,腎瘻	出血,血腫形成,感染症,尿瘻,結石形成など

《薬剤》
- **ストーマ周囲炎**:皮膚保湿薬,ステロイドローションなど.

方法
- **尿路感染症**：抗菌薬の投与．
- **出血**：止血薬投与．
- **便秘・下痢**：下剤や整腸薬などの投与．
- **代謝性アシドーシス**：重炭酸水素ナトリウムの投与．

●尿路変更の看護のポイント

術前
- 尿路変更にはいろいろな種類があり，患者の体力や腎機能，術後合併症の可能性，QOLなどを考慮して選択してもらう．

術中・後

《尿の性状・飲水量》
- 尿の色，尿臭，尿量を観察し，細菌感染の有無などを確認する．
- 1日の合計水分量や経時水分量を確認し，水分摂取不足にならないよう指導する．排尿量が少ない場合は，経口摂取を勧める．
- こまめな水分摂取を促すため，手元に水分を置いてもらう．ペットボトルで何本など，具体的に説明する．

《カテーテル・尿バッグの状況》
- カテーテルはねじれや屈曲がないように固定する．
- カテーテルが挿入されている長さや屈曲，ねじれがないかを確認する．
- カテーテルが抜けた場合，瘻孔が閉じてしまう可能性があるため，速やかに医師に報告する．
- 逆流を防ぐため，尿バッグの位置は必ず挿入部よりも下になるように指導する．
- 歩行時など邪魔になるからといって，持ち上げたりしないように指導する．

《カテーテル挿入部》
- 挿入部周囲の皮膚の発赤，腫脹，痛みの有無を確認する．
- 挿入部周囲の皮膚は，弱酸性石けんを使用しスキンケアを行う．不必要な消毒は避ける．
- 皮膚の発赤，腫脹，痛みなど感染徴候がみられたら，医師へ診察依頼する．必要時，抗菌薬の投与となる．
- 瘻孔の拡大がないか観察し，瘻孔が拡大しないよう，カテーテルが引っ張られないように固定する．
- 尿漏れがあれば，カテーテルの閉塞が考えられる．カテーテルの洗浄や必要時は交換して対処する．尿漏れによる皮膚障

害がないかも観察する．

《テープの固定》

- 体動や皮脂によりテープがはがれることがある．テープを貼り替えたときに適宜スキンケアを行ったり，テープを貼る位置を変えたりする．
- カテーテルや尿バッグの重さがかかるため，固定する個所を増やし，重さを一か所に集中させない．
- テープの下に皮膚被膜剤を使用したり，使用テープを変更したりするなどテープの固定方法を工夫する．

《皮膚の観察》

- 感染や尿漏れ，テープによる皮膚障害が考えられるため，カテーテル挿入部の周囲やガーゼ保護部，テープ固定部の皮膚の観察をする．
- 皮膚の異常がみられたら，医師に報告し，指示に従って処置をする．
- 尿漏れが多い場合は，撥水性クリームや皮膚被膜剤を使用し，皮膚障害を予防する．
- 尿漏れの原因に対する対策を行う．

ウロストーマ

目的
- 膀胱全摘後に尿の排出路を新たに確保する.
- 腹壁に袋を付けて集尿する.

適応
- 浸潤性膀胱癌(に対する膀胱全摘除術).
- 各種の骨盤内悪性腫瘍(に対する骨盤内臓器全摘除術).
- 神経因性膀胱による膀胱機能不全(に対する膀胱全摘除術).

不適応 / 禁忌
- 腸管利用ではクローン病などの消化管疾患を有する場合.
- 数回の開腹術で腸管に高度の癒着がある場合.

方法
- 経皮的に尿の排出路を形成し,集尿袋を腹部に貼って尿を管理する(図1).

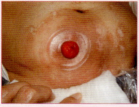
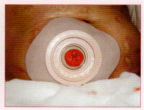

■図1 良好な回腸導管ストーマ

- 定期的に集尿袋を交換する必要がある(図2).

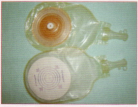
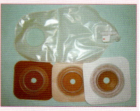

■図2 集尿装具

- 術式には回腸導管法と尿管皮膚瘻がある.
- 回腸導管ストーマの皮膚トラブルを図3に示す.

> **ココがポイント!** 装具交換時にストーマの形状や色調,出血・狭窄・脱出の有無,周囲皮膚の状態を確認!

方法

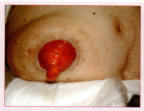
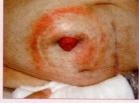
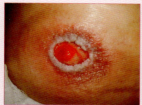
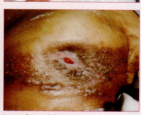

■図3　回腸導管ストーマの皮膚トラブルの例

- ストーマの位置を決定する方法を**表1**に示す．

■表1　ストーマの位置決定

- 臍より低い位置で，一定の平面が存在する部位
- 可動性が少なく，ストーマの脱出を防止できる腹直筋上とする
- 皮膚のしわ，くぼみ，瘢痕を避けた位置
- 本人が見やすく，ケアしやすい位置
- 坐位でもしわができない位置

●ウロストーマの看護のポイント

術前

- ケアの目標は，①不安を軽減し手術に望めるように援助する，②術後のイメージをもてるように援助する，である．
- 患者がストーマ造設の必要性を理解し，ストーマを受け入れられるように説明する．
- 術後管理しやすい状況が得られるように，ストーマの位置決めを行う．
- 医師からどのような説明がされたか確認後，術前オリエンテーションを行う．
- ストーマ造設を受け入れられるように支援することが重要．

術後

《周術期》
- ケアの目標は，①感染予防，②異常の早期発見，である．
- ストーマ周囲には清潔創があるため，感染に注意する．
- 術後，縫合不全や吻合部狭窄を予防するために尿道カテーテ

術後

ルが挿入され腎盂につながっているので、逆流防止と清潔操作に留意する.
- 装具交換時に早期合併症の早期発見に努める（粘膜壊死、粘膜皮膚離開、膿瘍形成など）.
- 尿が逆流し逆行性感染を起こさないように、蓄尿バッグの位置に注意し、逆流防止弁付き装具を使用する.
- 装具交換時はカテーテルを抜去しないように注意し、必ず長さの確認と尿の流出を確認する.
- ストーマ装具交換時の声かけは、ストーマ受容を促すためにも「きれいなストーマですね」などといったプラスの言葉を選択する.

《社会復帰に向けて》

- ケアの目標は、①セルフケアの確立、②個別性に合わせたケア方法の習得、である. セルフケア指導のステップを**表2**に示す.

■表2　セルフケア指導のステップ

ステップ1　デモンストレーション	看護師が説明しながら、全ての手技を看護師が行う
ステップ2　看護師が説明し、患者が実施	患者ができることは患者が実施し、できない部分を看護師が補う
ステップ3　患者が全てを実施	準備から片付けまで全てを患者が実施し、看護師は見守る

- 患者のセルフケアが原則であるが、ケアの協力を得るために患者家族にも同様にケア方法を指導する.
- ストーマ周囲のスキンケアの原則は、以下のとおりである.
  - 機械的刺激の軽減（剥離刺激を最小にする、洗浄時の摩擦を減らす、不要な圧迫は避ける）.
  - 皮膚の清潔を保つ（皮膚への化学的刺激を除去する、刺激物がついたままにしない、ほかの皮膚と同様に弱酸性石けんなどを使用し洗浄する）.
  - 感染予防（皮膚保護剤の使用、皮膚の清潔、蒸れの状態を減らす、皮膚に傷をつくらない）.
- ストーマ装具交換時には、プライバシーが守られる場所を確保し、必要物品を確実に準備しておく.
- ストーマ装具の選択は、患者の生活にあわせて選択する. ①排泄物が漏れない、②皮膚障害を起こさない、③防臭性があ

る，④取り扱いが簡便である，⑤購入がしやすい，などの条件がある．それ以外にストーマのサイズや形（正円や楕円など），患者の腹壁の状況（硬い，軟らかい，突出しているなど）や経済状況により装具を選択する．装具交換時の観察ポイントを表3に，観察部位の名称を図4に示す．

- 皮膚障害が起きた場合は原因をアセスメントし，対応策を考慮する．安易に装具のみを変更しない．
- 日常生活について退院前に説明しておく．特に入浴体験は実施することが望ましい．
- 腎機能の保持と尿路感染予防の目的で，尿量1.5Lを目安に水分を摂取するように指導する．特に高齢者の場合は，具体的に説明する．
- 社会保障（身体障害者手帳や補装具給付制度など）についての情報を患者に提供しておく．
- 災害時対策として，自分のストーマの種類，使用装具メーカー，商品名，サイズ，品番などを把握できるようにするとともに，1週間程度の装具は避難袋などに常備しておくように説明する．1年に1回は使用期限などを再確認する．
- 退院後は継続的に外来でストーマの管理状況を確認していく必要がある（自己流のセルフケア，体型の変化による装具の不適正，晩期合併症の発生などの確認のため）．

■表3　装具交換時の観察ポイント

観察場所	観察内容
ストーマ	● ストーマのサイズ・形 ● 排泄口の位置 ● ストーマ粘膜の状態 ● 排泄物の性状 ● 皮膚との縫合部
ストーマ周囲皮膚	● 紅斑，びらん，潰瘍，硬結，疼痛，瘙痒感，色素沈着，しわなど ● 皮膚障害の発生場所
その他皮膚	● 乾燥，汚染，紅斑，瘙痒感など
剥離した装具の裏面	● 装具の融解・膨潤の程度と位置 ● 排泄物の付着

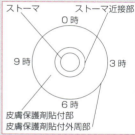

■図4　観察部位の表現方法

腎代替療法（RRT）

目的
- 腎機能が正常の5〜10％未満の場合，腎機能を補い生命を維持する目的で行う．

導入の判断
- 透析導入の判断（図1）は，糸球体濾過値（GFR）＜15mL/分/1.73㎡の時点で必要となる．

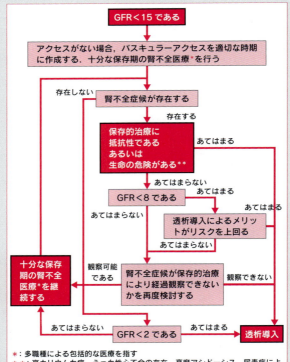

*：多職種による包括的な医療を指す
＊＊：高カリウム血症，うっ血性心不全の存在，高度アシドーシス，尿毒症による脳症，心膜炎など

■図1 血液透析導入の判断
（日本透析医学会，編．維持血液透析ガイドライン：血液透析導入．透析会誌 2012；46（12）：1138より）

導入の判断

- 透析導入は,腎不全の症候(**表1**),日常生活の活動度(**表2**),栄養状態を総合的に判断して行う.腎不全の症候がみられても,GFR<8mL/分/1.73m²まで保存的治療の経過観察が可能な場合は,血液透析導入後の生命予後は良好である.腎不全の症候がなくても,透析後の生命予後の観点から,推定糸球体濾過値(eGFR)<2mL/分/1.73m²までには血液透析を導入することが望ましい.

■表1 腎不全症候

体液貯留	浮腫,胸水,腹水,心外膜液貯留,肺水腫
体液異常	高度の低ナトリウム血症,高カリウム血症,低カルシウム血症,高リン血症,代謝性アシドーシス
消化器症状	食欲不振,悪心・嘔吐,下痢
循環器症状	心不全,不整脈
神経症状	中枢神経障害:意識障害,付随意運動,睡眠障害 末梢神経障害:かゆみ,しびれ
血液異常	高度の腎性貧血,出血傾向
視力障害	視力低下,網膜出血症状,網膜剥離症状

(日本透析医学会,編.維持血液透析ガイドライン:血液透析導入.透析会誌 2012;46(12):1135より)

■表2 透析導入期に出現する日常生活の活動度低下

家庭生活	家事,食事,入浴,排泄,外出などの支障
社会生活	通勤・通学,通院の支障

(日本透析医学会,編.維持血液透析ガイドライン:血液透析導入.透析会誌 2012;46(12):1135より)

方法

- 透析(血液透析[HD],腹膜透析[CAPD])と腎移植がある.
- 日本で最多なのはHD(透析患者の95%が実施)である.30年以上の実績があり,信頼性が高い.
- 各療法に一長一短があり,可能な人と不可能な人がいる.個々の病態にあったRRT(renal replacement therapy)を患者・家族・医療者で相談して決める.
- HD・CAPDでは正常腎機能の約7%しか補償できないため,治療開始後も,食事・水分制限を要する(p.82参照).
- 腎移植は成功すれば正常腎機能の約70%以上が補償できる.

血液透析（HD）

原理
- 半透膜（人工透析膜, ダイアライザー）を介し, 拡散と限外濾過（図1, 2）により, 老廃物・過剰な体液の除去と電解質濃度・酸塩基平衡異常の是正をする.
- バスキュラーアクセス（内シャント, 表在化動脈, 中心静脈に留置したHD用ダブルルーメンカテーテルなど）を用いて血液を体外に導き, 人工透析膜を介して透析液と接し, 血中から溶質（尿毒素, ナトリウム, カリウム, リンなど）や過剰な水分を除去し, 再びバスキュラーアクセスにより血液を体内に戻す.

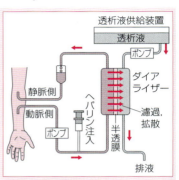

■図1　血液透析のしくみ

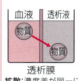
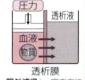

拡散：濃度差が同一になるように物質が移動

限外濾過：一定方向に圧力をかけることにより物質が移動

■図2　血液透析の原理

- 体外循環に伴い, 抗凝固薬（ヘパリンなど）を用いる.

適応
- 末期腎不全の臨床症状, 尿毒症, 日常生活能を総合的に判断して導入を決める.

方法
- 通常1回4時間, 週3回, 通院で行う.
- バスキュラーアクセス作成手術が必要である. バスキュラーアクセスとして, 緊急導入や急性腎不全ではダブルルーメンカテーテルを, 維持透析では内シャント（図3）や表在化動脈（心機能低下例）を用いる.

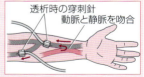

■図3　内シャントのしくみ

- 間欠的治療のため, 腹膜透析（CAPD）・CHDF（後述）に

方法 比べ血圧・体液量の変動が大きい.

1. 血液濾過透析（HDF）

原理
- HDと血液濾過（HF）[*1]を組み合わせた治療法. HDFはHDに比べて血圧変動・心負荷が少なく, 中分子物質（アミロイド蛋白など）, 炎症性サイトカインなどの除去に優れる.
- 透析液以外に, 血中に補充する清浄な置換液（6～10L/回）が必要. 近年は,「オンラインHDF」（清浄化した透析液をそのまま置換液として用いる）が保険適応となり, 普及している. オンラインHDでは, 透析液（置換液）の清浄化を行い, 透析液中の細菌数やエンドトキシン濃度を一定の基準以下に保つことが求められる.

適応
- 血行動態不良例, 透析アミロイドーシス, 透析不均衡症候群, 糖尿病, 緑内障, 透析瘙痒症, 透析によるイライラ例, 多臓器不全など.

2. 持続的血液濾過透析（CHDF）

原理
- 血行動態が著しく不安定で, 間欠的透析が不能な場合, 持続的に非常にゆっくり（24時間など）HDFを行う治療法.
- 緩徐に行うため, 心負担・血圧の変動が少ないが, 時間あたりの透析効率は低い.

適応
- 多臓器不全, 低心機能（ショックなど）, 敗血症など重篤な病態を合併した腎不全.

3. 持続的低効率血液（濾過）透析（SLED）

原理
- HDとCHDFの中間的透析法である. 通常のHDより, 血流・透析液量とも低く設定され, 長時間・頻回に透析を行う. 通常の間欠的透析に比べて長時間行うため, 時間あたりの除水量は少なく, 血行動態への影響は少ない. 一方, 時間あたりの透析効率はCHDFよりも効率がよい.

適応
- 術後・敗血症・多発外傷・熱傷などによる血行動態不安定な急性腎障害, 慢性腎不全など.

ココがポイント！ シャント事前作成・計画的導入に比べ, カテーテルによる緊急導入の死亡リスクは2.4倍！

[*1] 限外濾過により血中から大量に除去され不足する水分と溶質を, 置換液（水と電解質を含む）で補充し, 恒常性を保ちつつ血液浄化する.

4. 体外限外濾過（ECUM）

原理	● 透析液を用いず，限外濾過のみで水分・溶質を除去する．溶質濃度をほとんど変えずに水分を除去でき，急激な血圧低下を生じにくい．

適応	● 水分貯留の多い腎不全，保存的治療（塩分制限，利尿薬）に無効の全身浮腫（肝硬変，心不全，ネフローゼ症候群など）．

● HD の看護のポイント

治療前	● 患者の自己管理について繰り返し指導・説明する． ● 透析導入は心身ともに大きな変化，衝撃である．患者の疑問にこたえ，身体，精神，生活の変化を理解し不安を和らげる． ● 穿刺前にシャント肢を石けんにて十分洗浄する． ● シャント音を聴診器で聴診する．シャント内が狭窄し血流量が減るとシャント音は弱く，高くなる． ● シャント異常は穿刺前に医師に報告する．

治療中	● 観血的体外循環では感染リスクが高いため感染予防対策を徹底する．

1. 体重測定
- 体重は除水量算定に用いるため大事な指標になる．
- 体重増加の目安はドライウェイト[*2]から中1日3％以内，中2日5％以内である．
- 体重の増減が著しい場合は医師に報告し除水量を決定する．また，患者とともに増減の理由を振り返る．

2. バイタルサイン
- 体温測定は透析開始前に行う．
- 血圧・体温は当日や過去からの変化に注意する．
- バイタルサインの測定はベッドに臥床し，安静状態が保ててから行う．

3. シャント状態
- 透析患者は貧血や尿毒素蓄積などで免疫力が低下しているので，シャント感染，瘤，血流障害などに注意する．
- シャントを良好な状態で長く保つには患者の自己管理が重要であるため指導する．

4. 穿刺
- 穿刺部位を決定した後，駆血帯をして血管の走行，深さ，弾

[*2] 患者ごとに設定される透析終了後の心肥大，浮腫のない体重．

- 力を確認する．
- 穿刺部位が不適切だと静脈圧上昇や血流不良の原因になる．
- 穿刺部位から目を離さず皮膚を伸展させて慎重に穿刺する．
- 血液の逆流を確認してから外筒を進める．
- シャントを長もちさせるため穿刺部位は毎回同一部位にせず少しずつずらす．

5. 透析中

- 定期的に観察，記録し異常の早期発見に努める．
- 回路閉塞，血管内留置針の穿刺が浅い，針先が血管壁にあたっているなどは静脈圧上昇，血流不良の原因になる．
- 透析開始時より血液流量，静脈圧が低下，上昇している場合は穿刺部や各項目を再チェックし対処する．
- 対処後再開しても不良時は医師に報告する．
- 完全凝血している場合は回路，ダイアライザーを交換する．

《不均衡症候群》

- 全身脱力感，頭痛，血圧上昇・低下，嘔吐，いらいら感，徐脈，見当識障害，振戦，痙攣など．
- 主に中枢神経系の急激な細胞外液の成分が変動し，細胞内液との不均衡が生じるため，透析導入時に起こりやすい．
- 症状は透析後半から終了後の数時間に出現する．
- 症状が重篤であれば医師に報告し透析を中止する．
- 導入期は短時間で頻回に透析を行い，膜面積の小さいダイアライザーを使用する．

《血圧低下》

- 生あくびで始まる，動悸，体熱感，悪心，手足の冷感，頻脈，便意，意識障害．
- 循環血液量の急激な低下，末梢血管抵抗の反応不良などで生じる．
- 早期に発見して対処すると早く改善するため，あらかじめ医師から血圧低下時の指示を受けておく．
- 下肢を挙上する．除水量を下げるまたは除水を中止する．生理食塩水を補液する．

《高血圧》

- 頭痛，肩こり，悪心，嘔吐，顔面紅潮．
- 体重増加，レニン依存性高血圧，服薬忘れに注意する．
- 頭部挙上，十分な除水，ドライウェイト見直し，降圧薬投与．

治療中

《呼吸困難》
- 肺うっ血，肺水腫，肺炎，尿毒症性肺，薬剤アレルギーなどが考えられる．
- モニター装着，バイタルサインのチェック，酸素吸入．

《筋痙攣》
- 下肢に起こりやすい．
- 除水過剰，浸透圧の急激な低下，透析液濃度異常，低カルシウム血症などが考えられる．
- 生理食塩水の補液，グルコン酸カルシウム，塩化ナトリウム静注，痙攣部加温，マッサージなど．

《胸痛，胸苦，胸部重圧感，背部痛》
- 狭心症，心筋梗塞，血圧低下，頻脈性不整脈，消化器疾患などが考えられる．
- モニター装着，バイタルサインのチェックを行い，医師に報告する．

6. 透析終了時
- 予定通りに終了しているか除水量を確認する．

《止血》
- 圧迫はシャント，スリルを触知する程度にする．
- 止血の目安は，内シャント約5〜10分，人工血管10〜20分，表在化動脈20分以上である．

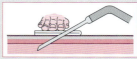

■図4　透析終了時の止血

- 血腫をつくらないよう，穿刺孔の先端にある血管の刺入部も一緒に圧迫する（図4）．止血トラブルは血液の損失となり，また感染やシャント閉塞などの原因にもなるので注意する．

《体重測定》
- ドライウェイトより水分が残っていないか，過除水になっていないか，を確認する．
- 患者に終了時の体重を伝え，次回までの自己管理の指標としてもらう．

治療後
- 帰宅後，再出血する可能性があるため，タオルなどで止血するまで圧迫するなどの対処方法を指導する．場合によっては来院して処置を必要とすることがある．

腹膜透析（CAPD）

- 腹膜透析には間欠的腹膜透析（IPD）と持続性携行式腹膜透析（CAPD）がある．現在はCAPDが大部分である．

原理
- CAPDは半透膜である腹膜を透析膜として用いる透析療法である（透析患者の約3％が実施）．
- 腹膜は臓側腹膜（腹部臓器表面を覆う）と壁側腹膜（腹壁内面，横隔膜下面，骨盤底を覆う）により腹腔を形成する．
- 成人の腹膜は面積約$2.0m^2$で，1層の中皮細胞と結合組織層からなり結合組織層の多数の毛細血管が物質移動にかかわる．

適応
- CAPDは血液透析（HD）と比べて一長一短があり（**表1**），透析療法の選択では両者を十分検討し，患者・家族とよく話し合い，医学的・社会的適応を決定する．

■表1　CAPDとHDの比較

	CAPD	HD
実施者	本人，家族	医療スタッフ
透析場所	自宅・職場など清潔な場所	主に医療施設
必要な手術	腹腔内カテーテル埋め込み	シャント作成，動脈表在化
通院	月1〜2回	週3回（在宅治療困難）
血管穿刺	ない	毎回（しだいに痛み減少）
尿量	比較的保たれる	約2年以内に減る
体液の恒常性	保たれる	保たれにくい
循環動態への影響	小さい	大きい
不均衡症候群	起こりにくい	起こりやすい
透析効率	●中分子物質の除去効率良好 ●調節は困難	●小分子物質の除去効率良好 ●調節可能
抗凝固薬	不要	必要
食事制限	緩やか（蛋白質喪失多い）	あり（蛋白質，カリウム）
行動の自由度	高い	透析日は低い
社会復帰	容易	夜間透析を行えば可能
予後	●約8年で腹膜機能劣化 ●HDへの移行，腎移植が必要	●年間粗死亡率約10％ ●最長45年
注意点	腹部手術例（虫垂炎など）では実施不能なことがある	

適応

《積極的適応》
- CAPDが可能で，良好な透析効率が得られる．
- 十分な自己管理能力，患者の強い意志・家族の協力がある．
- 積極的に社会復帰をめざしている．社会的環境の受け入れ．日常生活でCAPDの利点を十分生かせる．
- 腎不全合併症の程度が少ない．
- 年齢（60歳以下が望ましい）．
- 自己管理のできる高齢者の在宅医療，小児医療．

《消極的適応》
- ブラッドアクセス不良．
- 心血管障害が強く体外循環が好ましくない．

[合併症] 腹膜炎，被嚢性腹膜硬化症（EPS），カテーテル感染症，腹膜機能低下，ヘルニアなど．EPSはCAPDの重篤な合併症（死亡率約40％，日本発症頻度0.8〜2.8％）で，腹膜炎や腹膜劣化により腹膜が肥厚し腸管の被嚢化，腸管閉塞，悪心・嘔吐・腹痛，食欲・体重低下を生じ，重症例では腸管がひと塊となり経口摂取不能・高カロリー輸血（TPN）で延命となる．治療は保存的治療（腸管安静，TPNなど），副腎皮質ステロイド・腸管癒着剥離術などで予後は大幅に改善中である．

[注意] 残腎機能がなくなり無尿になるとCAPDのみでの体液管理は困難で，HDへの移行や腎移植を要する．

方法

- 手術でカテーテル留置をする．カテーテル挿入部位は左側腹部が第1選択で，先端はダグラス窩に挿入する（図1）．
- 導入数か月前に腹腔内カテーテル事前埋め込み術（SMAP法）を行い，導入時に皮膚切開し，カテーテルを出す．導入後の透析液リークや腹膜炎が有意に少なく，予後もよい．
- 腹腔内留置カテーテルにより，体外から透析液（ブドウ糖，イコデキストリンなどで浸透圧を調整）を腹腔内に注液し一定時間貯留する．注液後はバッグをはずす．
- 貯留中，腹膜内の毛細血管の血液と透析液間に生じる溶質濃度勾配と浸透圧較差で，貯留液に溶質や水が移される（図2）．
- 一定時間後，腹腔内の透析液を体外に排液すると，老廃物，余分な水分，電解質を体外に除去できる．透析液の注液・貯

ココがポイント！ 腎機能廃絶によるCAPDからHDへの移行のタイミングを見逃さない！

方法

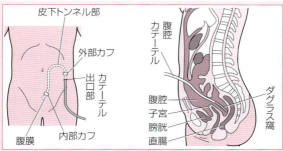

■図1 CAPD用カテーテル留置部位

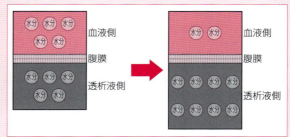

■図2 CAPDの原理（拡散と浸透）

留・排液を1日数回繰り返す．夜間，機械で自動的に透析液バッグを交換する方法（APD）もある．
- カテーテル，持続システム（接続チューブなど），透析液バッグ（注液・排液バッグ）からなるクローズドシステムである．
- バイタルサイン・水分出納（除水量，尿量，飲水量など）・体重のチェック，CAPD記録（注排液量，注排液時間，排液混濁・フィブリン析出の有無），出口部・カテーテルのケア，栄養療法などを患者自身や家族が行う必要がある（CAPDは看護師による患者・家族への教育・指導が非常に大切）．

● CAPDの看護のポイント

導入前
- CAPDの生活がイメージできることを目的とし，慢性腎不全の病態とCAPD療法を理解したうえで，CAPDの原理やバッグ交換の方法など，患者・家族に基本的知識と自己管理の技術を習得してもらう必要があることを説明する．

導入中

1. **カテーテル挿入術**：術後の管理をする．
- **合併症の予防**：出血，注入液の漏出，注液・排液不良，腹部膨満感の増強，排液の混濁の有無の観察を行う．
- **創部の観察**：創部離開，出口部・トンネル部や縫合部の腫脹の有無を確認する．
- **疼痛の有無の観察**：創部痛，腹痛の有無を確認する．

2. **導入安定期**：症状が安定した後，段階的指導を開始する．
- 手洗いの必要性と方法，清潔・不潔の概念，清潔環境と準備，バッグ交換の手技習得，トラブル時の診断と対処方法．
- 出口部ケアの方法，観察ポイント．
- 入浴方法．
- 自己管理指導（バイタルサインのチェック，水分出納のチェック，体重測定，浮腫の有無，毎日のCAPD記録）．
- 食事指導（栄養士による指導）．
- ボディイメージ変容の受容援助を行う．

導入後

- 社会復帰に向けた日常生活指導や社会生活の情報を提供する．
- バッグ交換スケジュールや交換時の環境を確認する．
- 透析液の配送準備や排液後バッグの処理方法について確認する（処理方法は市町村で異なる）．
- 服装は清潔で腹部を締め付けないものにするよう指導する．
- 腹圧が強くかかったり，カテーテル・トンネル部をこすったりするような運動は避ける．
- 昼間のバッグ交換場所を確認し，職場や学校の理解を得る．
- 旅行時には担当医に日程や行き先に応じた必要な透析液・器材について相談するように説明する．

【合併症】

- **腹膜炎**：症状・徴候（排液混濁，腹痛，発熱，悪心・嘔吐，下痢）の有無を観察する．手技方法を確認し，必要時は手技方法と感染予防に対する再指導を行う．
- **出口部・皮下トンネル感染**：出口部の発赤，皮下硬結，腫脹，圧痛，排膿の有無を観察する．原因を究明し，必要があればケア方法や清潔保持に対する再指導を行う．

《社会保障》

- 各種社会保障制度を利用し，経済面や日常生活上の援助を受けられる．必要に応じ，医療ソーシャルワーカーに相談する．

MEMO
PMXについて

吸着療法(PMX)は最近,特に注目され実施件数が増えている.ポリミキシンBを線維状樹脂に固着させたET吸着カラム(トレミキシン®)に血液を通し,グラム陰性桿菌由来のETを除去し,発熱・血圧低下・28日後生存率の改善などの効果を発揮する.グラム陽性球菌重症感染症においても,各種炎症メディエータ(IL-6,TNFαなど)を除去し有効である.血液濾過透析(HDF)や血漿交換法(PE)もPMX様の効果を期待して併用される.PMXは敗血症,多発外傷,多臓器不全症候群(MODS)など重篤な病態による全身性炎症反応症候群(SIRS)をリセットするが,予後改善には並行して原疾患の根本治療(例:敗血症には抗菌薬,消化管穿孔には手術)が必須である.PMXの課題は,ET吸着カラムは非常に高価(1本37.5万円)で,現行保険下では1症例2本しか使えない,実施時期の判断が難しい,などである.

MEMO
腎移植

- 生命予後改善のため,CKDステージ4・5で医学的に腎移植手術が可能と考えられる患者に,腎移植のオプション提示をする.
- 以前は,透析導入後でなければ移植できなかったが,現在はCKDステージG5(推定糸球体濾過値〔eGFR〕が成人15mL/分/1.73㎡未満,小児20mL/分/1.73㎡未満)であれば,透析導入前でも腎移植可能である(先行的腎移植〔PEKT〕).PEKTは,透析導入後の腎移植に比べて患者生存率・移植腎生着率に優れる.

- **受腎者(レシピエント)**:合併症(腎性貧血,低栄養,感染症,悪性腫瘍,心血管病,CKD-MBD,メタボリックシンドローム,出血傾向など)が手術に支障なく,免疫抑制薬投与で悪化しないこと,体重10kg以上(小児),手術に耐える体力がある(高齢者)など.
- **腎提供者(ドナー)**:20歳以上(年齢の上限はないが,およそ70歳未満)で,自らの意志で腎臓提供を希望し,腎機能を含めて健康である.

適応
- ドナー,レシピエントとも,合併症・基礎疾患がある(術前検査で見つかった)場合は,それらの治療を優先する.禁煙やワクチン接種も推奨される.

方法
- ドナーにより,献腎(死体腎)移植と生体腎(家族など,健康な生体からの腎)移植がある.
- 献腎移植希望者は各地の臓器移植ネットワークに登録し,定期検査を受け,ドナーの出現を待つ.日本では献腎ドナーが少ないため,献腎移植希望者が移植するまでの待機期間は非常に長い(平均14年).
- ドナーを増やすため2010年に臓器の移植に関する法律(臓器移植法)が改正され,①親族の優先提供,②脳死者本人の臓器提供意思が不明の場合の家族による書面承諾,③15歳未満の脳死臓器提供,などが可能となった.
- 術前検査は(ドナー,レシピエントとも),一般血液・尿検査,X線・超音波検査,感染症や悪性腫瘍・心血管病の有無検索,組織適合検査(血液型,HLA〔白血球の型,数十種あり〕,抗原抗体検査〔リンパ球交差試験〕)を行う.組織適合度が高いほど生着率*も高い.
- 全身麻酔下でドナー腎をレシピエントに移植する.ドナーへの侵襲の少ない体腔鏡下腎摘出が普及している(全体の約90%).
- 右または左腸骨窩を切開,腎動脈は内腸骨動脈へ,腎静脈は外腸骨静脈または総腸骨静脈に吻合し,尿管を膀胱につなぐ(**図1**,患者腎は摘出しない).

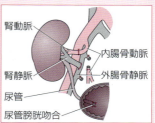

■**図1 腎移植術**

- 術後,レシピエントは継続的に免疫抑制薬を投与し拒絶反応を抑え,定期的に通院する.ドナーも定期的に受診し,腎機能低下・高血圧・アルブミン尿・血尿などをチェックする.
- 腎移植の費用はレシピエント,ドナー合わせて約500万円(更正医療が適応され,自己負担は約4万円).腎移

植後,移植患者は身体障害者1級に認定され,更正医療が適応される(自己負担約2万円/月).

《副作用・合併症》

- 拒絶反応,外科的合併症,感染症,消化管出血,肝機能障害,悪性腫瘍,大腿骨頭壊死,クッシング症候群,原疾患(巣状糸球体硬化症など)の再発など.

《疫学・成績》

- 日本では年間約1,400例実施され,献腎移植は約20%(約200例/年).
- 生着率はドナーにより異なる(兄弟姉妹>親子>献腎)が,5年で91%(生体腎移植),79%(献腎移植)と良好である(2000年以降のデータ).免疫抑制薬や感染対策の進歩で,夫婦間(生体腎移植の約36%)や血液型不適合(生体腎移植の約26%)も移植可能である.
- 移植後,レシピエントは,CKDステージ3〜5の腎障害を呈することが多く,長期的CKDケアを要する.
- ドナーの移植腎摘出術による死亡リスクはほぼ0%,数%に感染・ヘルニアを生じる.腎摘出後に腎機能は提供前の60〜75%となり,以後ほとんど変化しない.もとの腎機能が低いと,以後の腎機能低下リスクは高まる.
- 移植腎の主な廃絶原因は慢性拒絶反応(約70%)である.
- 移植腎患者の主な死因は,心疾患(18%),感染症(17%,サイトメガロウイルス感染症など),癌(14%),脳血管障害(13%)である.

《腎移植(特にPEKT)説明時の注意点》

- 移植医の紹介前に,下記の点を医療者・患者・ドナー候補者などでよく話し合っておくことが重要である.
  - 善意のドナーがいて成立する治療である.ドナー候補者との十分な相談と理解が大切.
  - バックアップとして血液透析が必要で,「透析は絶対したくない.移植だけしたい」ということはできない.
  - 術前検査や準備に時間と労力がかかる(約3〜6か月).準備中に腎機能が悪化し,透析導入を要することもある.また,術前検査でドナー候補者やレシピエントに体の不具合が見つかり,できなくなることもある.

---

* 移植後,一定期間機能している移植腎の割合.

その他の血液浄化療法（アフェレシス）

- 血液を体外に導いて，ある成分を除去した後，残りの成分を身体に戻す手技をアフェレシス療法（Apheresis）とよぶ（**表1**）．
- さまざまな疾患に対して，血液透析の技術を応用して病態改善目的で血液浄化する治療法．腎不全を伴う場合は血液透析（HD）との併用も多い．
- 重症患者には持続的血液濾過透析（CHDF）などの持続緩徐式血液浄化療法（CRRT）も行われる（特にICUで多い）．
- バスキュラーアクセス（中心静脈に留置したダブルルーメンカテーテルなど）により血液を体外に導き，特定の病因物質吸着カラムに通したり，血漿を分離排泄・置換液で置換したりすることによって，血漿中にあるさまざまな成因物質の除去，血漿中の欠乏物質補充，細胞性免疫を含む免疫系の調整を行い，再び体内に戻し血液を浄化する．
- 血漿中の欠乏物質補充には新鮮凍結血漿（FFP）を用いた単純血漿交換法（PE）が適応となり，血漿中の病因物質の除去・免疫系の調節には二重膜濾過血漿交換法（DFPP）や血漿吸着法（PA），血液吸着法（HA），白血球系細胞除去（CAP）が適応となる．

■表1　アフェレシス療法の適応

保険適用疾患名 / 治療法および商品名	PE	DFPP	PA	HA	CAP	CRRT
多発性骨髄腫	●	●				
マクログロブリン血症	●	●				
劇症肝炎	●		●			●
薬物中毒	●			●		
重症筋無力症	●	●		●		
悪性関節リウマチ	●	●	●			
全身性エリテマトーデス	●	●	●			
血栓性血小板減少性紫斑病	●					
重度血液型不適合妊娠	●	●				
術後肝不全	●	●				●

ココがポイント！　血液浄化療法は適応と実施時期を見極める！
重症例は複数の血液浄化療法を組み合わせる！

■表1 アフェレシス療法の適応（つづき）

保険適用疾患名＼治療法および商品名	PE	DFPP	PA		HA	CAP	CRRT
急性肝不全	●	●					●
多発性硬化症	●	●	●	●			
慢性炎症性脱髄性多発根神経炎	●	●	●	●			
ギラン・バレー症候群	●	●	●	●			
天疱瘡	●	●					
類天疱瘡	●	●					
単状糸球体硬化症	●	●					
溶血性尿毒症症候群	●	●					
家族性高コレステロール血症	●	●					
閉塞性動脈硬化症	●	●					
中毒性表皮壊死症	●	●					
スティーブンス・ジョンソン症候群	●	●					
血友病	●						
同種腎移植		●					
慢性C型ウイルス肝炎	●	●					
肝性昏睡					●		
潰瘍性大腸炎						●	
関節リウマチ						●	
腎不全							●
重症急性膵炎							●
難治性胸水, 腹水症							

（日本透析医学会．アフェレシス．専門医試験問題解説集 改訂第7版．日本透析医学会専門医制度委員会；2012．p.123より）

その他の血液浄化療法

1. 血漿交換法（PE）

原理
- 血漿中に存在する病因物質を体外循環により除去する（図1）.
  - **単純血漿交換療法**：取り出した血液を，血漿分離膜で血球と血漿に分離．血漿は全て廃棄，代わりに新鮮

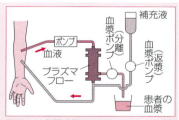

■図1 血漿交換のしくみ

原理
血漿やアルブミン溶液を補充.
- **DFPP療法**：血漿分離膜で血球と血漿に分離後,分離血漿の病因物質を除去し,アルブミンなどの有用な蛋白は患者に戻す.

適応
- ①肝疾患（劇症肝炎,術後肝不全,慢性C型ウイルス肝炎）,②M蛋白血症（多発性骨髄腫,マクログロブリン血症）,③自己免疫疾患（悪性関節リウマチ,全身性エリテマトーデス〔SLE〕など）,④薬物中毒,⑤腎疾患（巣状糸球体硬化症〔FSGS〕など）,⑥代謝性疾患（家族性高コレステロール血症〔FH〕,閉塞性動脈硬化症〔ASO〕）,⑦免疫性神経疾患（重症筋無力症〔MG〕,ギラン・バレー症候群,多発性硬化症,慢性炎症性脱髄性多発神経炎〔CIDP〕）,⑧皮膚疾患（天疱瘡・類天疱瘡,重症薬疹）,⑨血栓性血小板減少性紫斑病（TTP）・溶血性尿毒素症候群（HUS）,⑩エンドトキシン血症,⑪周産期疾患（HELLP症候群,血液型不適合妊娠,リン脂質抗体症候群に伴う習慣性流産など）,⑫潰瘍性大腸炎,⑬重症急性膵炎.
- **低カルシウム血症**：置換液の抗凝固薬クエン酸による.口唇周囲のしびれ,悪寒,嘔吐,テタニー症状など.対策はグルクロン酸カルシウム投与.
- **高ナトリウム血症**：置換液FFPのナトリウム濃度が高いため.

副作用 置換液のFFPは,さまざまな抗原・抗体を含むため,アレルギー反応,発熱,アナフィラキシーに注意する.

2. 顆粒球除去療法（GCAP）,白血球除去療法（LCAP）

原理・適応
- GCAPは潰瘍性大腸炎（UC）に対し,特殊カラム（アダカラム®）により,活性化した顆粒球・単球を除去して病態を改善する.
- LCAPはUCや関節リウマチ（RA）に対し,白血球除去フィルター（セルソーバ®E）で活性化白血球・血小板を除去して病態を改善する.LCAPによるUC症状（血便,腹痛）の改善率は約70%.

副作用 一過性の悪心,発熱,腹部圧迫感,頭痛など.

3. エンドトキシン（ET）吸着療法（PMX）

原理
- 全身性炎症反応症候群（SIRS）に対し,ET吸着カラムに血液を通してETや炎症性早期メディエータ（ANA,2-AG）

| 原理 | を吸着・除去する. |

| 適応 | ● SIRS:重症感染症,急性膵炎,熱傷・多発外傷,多臓器不全症候群(MODS)などが原因で,ショックなどを伴う致命的な病態. |

4.低比重コレステロール(LDL)吸着

| 原理 | ● 血液をLDL吸着カラム(リポソーバー®)に通し,LDLを吸着・除去して病態を改善する. |

| 適応 | ● 閉塞性動脈硬化症(ASO),巣状糸球体硬化症(FSGS),家族性高コレステロール血症.
● FSGSでは,糸球体に流入するLDL量減少,高LDL血症による炎症反応改善,凝固亢進状態・腎血行動態の改善,免疫抑制薬の効果発現増強などが効果の機序である. |

5.免疫吸着

| 原理 | ● 血中の抗DNA抗体,免疫複合体,抗カルジオリピン抗体を,デキストラン硫酸を担体としたカラム(セレソーブ®)やフェニルアラニンをリガンドとしたカラム(イムソーバ®)を用いて除去する. |

| 適応 | ● SLE,悪性RA,重症筋無力症,ギラン・バレー症候群など. |

6.ビリルビン吸着

| 原理 | ● 血液を活性炭吸着材・プラソーバ®BR(陰イオン吸着器,選択的ビリルビン吸着)に通し,ビリルビンを除去する.
● 活性炭吸着材は分子量2,000以下の多くの有害物質(ビリルビン,胆汁酸,芳香族アミノ酸,ET,薬物など)を除去できる. |

| 適応 | ● 劇症肝炎,急性肝不全など. |

●その他の血液浄化療法(アフェレシス)の看護のポイント

1.血漿交換療法(PE)

《単純血漿交換》

| 治療中・後 | ● 血漿置換により,アレルギー症状(瘙痒感,悪心,呼吸困難,ショック)が起こった場合は医師に報告する.
● FFP内のクエン酸ナトリウムによる低カルシウム血症による |

治療中・後

テタニー症状[*1]にはグルコン酸カルシウムを投与する
- 血漿置換によるウイルス感染の可能性があるため,肝機能低下に注意する.

《DFPP》
- 血圧低下は,膠質浸透圧低下による血管内脱水が考えられる.補液,昇圧薬を投与する.

2. 血液吸着
《エンドトキシン吸着(トレミキシン®)》
- トレミキシン®[*2]の洗浄不十分によるアナフィラキシー反応,溶血,凝血に注意する.
- 循環動態の変化による血圧低下は補液・昇圧薬を投与する.

《β₂ミクログロブリン吸着(リクセル®)》
- テタニー症状は,リクセル®の洗浄不十分による低カルシウム血症などが考えられる.その場合,グルコン酸カルシウムを投与する.
- 体外循環による血圧低下は,補液,昇圧薬を投与する.

《顆粒球除去療法(GCAP),白血球除去療法(LCAP)》
- 体外循環による頭痛,悪心,めまい,血圧低下は補液,昇圧薬を投与する.

3. 血漿吸着
《LDL吸着(リポソーバー®)》
- ACE阻害薬の服用,中止期間不足によるショック症状(開始当初),および膠質浸透圧低下の血管内脱水による血圧低下(経時的)は,治療中止,補液,薬剤投与などを行う.

《免疫吸着(イムソーバー®)》
- 出血傾向がある場合,カラムによるフィブリノーゲン吸着が考えられる.抗凝固薬量を考慮する.
- 膠質浸透圧低下による血管内脱水,補体活性・ブラジキニン産生による血圧低下は補液,昇圧薬を投与する.

《ビリルビン吸着》
- 体外循環による頭痛,悪心,めまい,血圧低下は補液,昇圧薬を投与する.

[*1] FFP内の抗凝固薬のクエン酸ナトリウムと血中のカルシウムが結合し,低カルシウム血症により四肢筋に起こる強い痙攣,筋肉痛などの症状.
[*2] ポリミキシンBを付着させたET吸着カラム.

慢性腎臓病（CKD）の終末期

- 本章では，腎代替療法として末期腎不全患者の約97％を占める血液透析（HD）につき述べる．

病態

- **HD終末期（表1）**：①血行動態不良などで透析を安全に行うことが困難で，患者の生命を著しく損なう危険性が高い場合，②全身状態が極めて不良（がん終末期，多臓器不全，重症感染症，重篤な認知症など）で，かつ「維持血液透析の見合わせ」に関して患者の意思が明示されている場合，本人および家族が透析の継続を希望しない場合．
- **保存期CKD終末期**：CKDステージG5（推定糸球体濾過値〔eGFR〕<15mL/分/1.73㎡）で，①何らかの理由で本人および家族が透析療法を希望しない場合，②重篤な合併症により，透析を導入してもQOLや予後の改善が望めない場合．

■表1　「維持血液透析の見合わせ」について検討する状態

1)維持血液透析を安全に施行することが困難であり，患者の生命を著しく損なう危険性が高い場合．
①生命維持が極めて困難な循環・呼吸状態などの多臓器不全や持続低血圧など，維持血液透析実施がかえって生命に危険な病態が存在．
②維持性透析実施のたびに，器具による抑制および薬物による鎮静をしなければ，バスキュラーアクセスと透析回路を維持して安全に体外循環を実施できない．
2)患者の全身状態が極めて不良であり，かつ「維持血液透析の見合わせ」に関して患者自身の意思が明示されている場合，または，家族が患者の意思を推定できる場合．
①脳血管障害や頭部外傷の後遺症など，重篤な脳機能障害のために維持血液透析や療養生活に必要な理解が困難な状態．
②悪性腫瘍などの完治不要な悪性疾患を合併しており，死が確実にせまっている状態．
③経口摂取が不能で，人工的水分栄養補給によって生命を維持する状態を脱することが長期的に難しい状態．

（日本透析医学会血液透析療法ガイドライン作成ワーキンググループ，透析非導入と継続中止を検討するサブグループ．維持血液透析の開始と継続に関する意思決定プロセスについての提言．透析会誌　2014；47（5）：279より）

検査と診断

- **透析期終末期**：血行動態の保持（昇圧薬，持続的血液濾過透析〔CHDF〕，持続低効率血液透析〔SLED〕など），重篤な合併症をコントロールし，本当に透析継続が困難か精査する．
- **保存期終末期**：透析の忌避理由をよく聞き，医療費控除制度の説明，透析室見学・面談・「お試し透析」の提案などを行う．合併症をコントロールし，本当に透析導入困難か精査する．

治療

- 患者・家族と医療チームで十分に話し合い，合意形成，文書化・署名受領を得たうえで終末期ケアを行う（**図1**）．状況により，院内倫理委員会などにも検討を依頼する．医療者の独断で透析の見合わせ・継続を行うと，刑事訴追もありうる．
- 透析しない場合でも，QOLと生命予後を保つため最大限の保存的治療を行う（maximum conservative management）．急変時の気管挿管や心臓マッサージの可否についても，本人・家族と相談しておく．
- 同意書取得後も複数回，本人・家族に意思確認し，途中で希望があれば透析を行う．本人・家族に一人でも透析の開始・継続の希望があれば，リスク説明後，透析を考慮する．
- 重篤な合併症例でも，本人・家族が希望すれば可能な範囲で透析を行う．維持透析では漸減も考慮する（週3→週2→週1回，4時間→2時間/回など）．
- 現状では，がん終末期の透析患者でも，ホスピス入所後は透析を行えない．ホスピス希望者には，説明する必要がある．
- 透析しない場合は，主に体液管理（溢水・肺水腫を防ぐためドライサイドに管理し，補液は最小限に絞る）と電解質管理（特に高カリウム血症に注意）を行う．
- 尿毒症症状には，対症（薬物）療法を行う（**表2**）．
- 慢性腎不全の合併症（高血圧，腎性貧血，高カリウム血症，尿毒性物質蓄積，感染症，痛み，呼吸困難など）は治療を続ける（降圧薬，エリスロポエチン製剤，カリウム吸着イオン交換樹脂，球形吸着炭〔保存期〕，抗菌薬，鎮痛薬，酸素吸入など）．投薬自体が苦痛な場合は薬剤の整理・減量を行う．
- 食欲不振時は，食事制限（減塩，カリウムなど）を解除し，持ち込みも許可する．「お楽しみ」レベルの少量摂食は，通常食でも浮腫・高血圧・高カリウム血症をきたしにくい．誤嚥に注意し，末期でも口腔ケアや摂食・嚥下リハを行う．
- 溢水・肺水腫を防ぐため，飲水量は不感蒸泄を補う程度（尿

治療

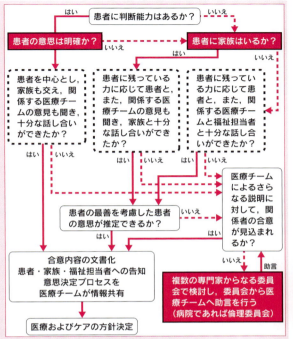

■図1　維持血液透析見合わせ時の意思決定プロセス
(日本透析医学会血液透析療法ガイドライン作成ワーキンググループ，透析非導入と継続中止を検討するサブグループ．維持血液透析の開始と継続に関する意思決定プロセスについての提言．透析会誌 2014；47（5）：280より)

量＋700〜900mL/日）とする．口渇には対症療法（氷片の投与，口唇・口腔の湿潤，緑茶スプレーなど）が有効である．
- 経口摂取困難例では，安易に経鼻胃管投与や静脈栄養は行わず，患者・家族と医療チームで相談して可否を決定する．末梢ルート確保困難例では，皮下注射も考慮する．

合併症
- **尿毒症症状**：①中枢・末梢神経症状（全身倦怠感，意識障害，痙攣，精神症状，知覚障害），②呼吸器・循環器症状（心不全，高血圧，肺水腫，胸水貯留，心外膜炎），③消化器症状（食欲不振，悪心・嘔吐），④血液系異常（腎性貧血，出血傾向），⑤皮膚・眼症状（掻痒症，眼底出血），⑥水・電解質・酸塩基平衡異常（浮腫，高カリウム血症，代謝性アシドーシス）．

合併症
- **感染症**：肺炎，敗血症，腸腰筋膿瘍，腎盂腎炎，急性前立腺炎など．
- **脳心血管障害**：心筋梗塞，狭心症，脳梗塞，脳出血，末梢動脈疾患・足壊疽，急性大動脈瘤解離など．
- **骨・関節系・皮膚障害**：大腿骨・上腕骨骨折（転倒による），腰痛・全身関節痛，褥瘡など．

薬剤（表2）
- それまで使用していた腎不全治療薬剤などは，可能な限り続ける．輸液は，カリウムフリーの製剤を選択し（低カリウム血症でない場合），不感蒸泄を補う程度）に留める．

■表2　末期腎不全の症状緩和に用いる薬剤例（内服薬，貼付薬）

症状	薬剤（一般名）	主な商品名	用量（一回量）*	コメント*1
疼痛				
ステップ1	アセトアミノフェン NSAIDs	カロナール	200mg〜	少量短期間のみ
ステップ2	コデインリン酸塩	リン酸コデイン	20mg〜	呼吸抑制に注意
ステップ3	モルヒネ塩酸塩 フェンタニル	塩酸モルヒネ デュロテップMTパッチ*2	5〜10mg〜 2.1mg〜	頓用のみ
神経痛				
	クロナゼパム ガバペンチン	リボトリール ガバペン	0.5mg〜 100mg〜	2mg/日　上限 300mg/2日　上限
嘔気・嘔吐				
	ドンペリドン	ナウゼリン	10mg〜	消化管蠕動促進薬
	ハロペリドール	セレネース	0.75mg〜	CTZ介する
	リスペリドン オランザピン	リスパダール ジプレキサ	0.5〜1mg 2.5〜5mg	左記で開始 左記で開始
	ベタメタゾン	リンデロン	0.5mg〜	定期的投与にて調整
呼吸苦				
	コデインリン酸塩	リン酸コデイン	20mg	呼吸抑制に注意
	モルヒネ塩酸塩	塩酸モルヒネ	5〜10mg	頓用のみ
	エチゾラム ジアゼパム	デパス セルシン	0.5mg〜 2mg〜	
	ベタメタゾン	リンデロン	0.5mg〜	定期的投与にて調整

＊1　筆者の経験則含む
＊2　使用に際しヤンセンファーマ（株）のe-learning受講必要．重症腎不全患者に対し使用は避ける（特に上記疼痛薬）と記載のある書籍が多いが，患者を十分に観察しつつ使用すれば可能と考えられる
（浅井真爾，中井滋．末期腎不全の緩和ケア．平山佐斗司，編．在宅医療の技とこころ　チャレンジ！非がん疾患の緩和ケア．南山堂；2011．p.176-185より）

5 疾患

- 急性腎障害(AKI)
- 慢性腎臓病(CKD, 慢性腎不全)
- 急性糸球体腎炎(AGN)
- 急速進行性腎炎(RPGN)
- 糸球体疾患(総論)
- ネフローゼ症候群
- 二次性糸球体疾患
- 血液疾患関連腎症
- 免疫グロブリンG4(IgG4)関連腎臓病
- 間質性腎炎
- 薬剤性腎障害
- 多発性嚢胞腎(PKD)
- 高血圧
- 腫瘍
- 尿路結石症
- 感染症
- 前立腺肥大症
- 排尿障害(腹圧性尿失禁〔SUI〕)
- 神経因性膀胱
- 過活動膀胱
- 外傷
- 電解質異常
- 酸塩基平衡異常

急性腎障害（AKI）

病態

- 何らかの原因で急激に（数時間〜数日で）腎機能低下をきたし，高窒素血症，高カリウム血症，代謝性アシドーシス，乏尿・無尿，肺水腫，高血圧などの腎不全症状を生じる症候群である．
- かつては急性腎不全といわれていたが，早期発見・早期治療によって予後を改善するために，「血清クレアチニン（Cr）値上昇」または「尿量減少」で定義された．いくつか基準はあるが，KDIGOの基準（表1）と，重症度分類（表2）を示す．
- 成因から腎前性，腎（実質）性，腎後性に分かれる．

■表1 急性腎障害の定義

血清Cr値
48時間以内に0.3mg/dL以上上昇orそれ以前の7日以内または予想基準値より1.5倍以上上昇

尿流量
6時間にわたり0.5mL/kg/時以下に減少

（日本腎臓学会，KDIGOガイドライン全訳版作成ワーキングチーム，監訳．急性腎障害のためのKDIGO診療ガイドライン．東京医学社；2014.p.xiiiから表を作成）

■表2 AKI病期

病期	血清クレアチニン	尿量
1	基礎値の1.5-1.9倍 または ≧0.3mg/dLの増加	6-12時間で＜0.5mL/kg/時
2	基礎値の2.0-2.9倍	12時間以上で＜0.5mL/kg/時
3	基礎値の3倍 または ≧4.0mg/dLの増加 または 腎代替療法の開始 または，18歳未満の患者ではeGFR＜35mL/分/1.73m²の低下	24時間以上で＜0.3mL/kg/時 または 12時間以上の無尿

（日本腎臓学会，KDIGOガイドライン全訳版作成ワーキングチーム，監訳．急性腎障害のためのKDIGO診療ガイドライン．東京医学社；2014.p.10より）

病態

- **腎前性**：腎血流量が著減し尿生成困難（脱水，出血，心原性ショック，熱傷など体液大量喪失，特定の薬剤など）．AKIの約70％を占める．
- **腎性**：糸球体・尿細管間質病変（急性尿細管壊死〔ATN，腎性の80％を占める〕，急速進行性腎炎〔RPGN〕，急性間質性腎炎〔AIN〕，溶血性尿毒症症候群〔HUS〕，ネフローゼ症候群，腎毒性・アレルギー物質〔抗菌薬，造影剤，消炎鎮痛薬，農薬など〕）．
- **腎後性**：腎以下の尿路閉塞や排尿障害（前立腺肥大，神経因性膀胱，尿路結石，腫瘍，白血病治療時の尿酸結晶沈着）．原因を除去すると，比較的，速やかに腎不全が改善する．

注意 最初は腎前・腎後性でも放置すると腎性に移行．一般的に発症期→乏尿期→利尿期→回復期と経過する．部分的回復に留まる例，維持透析となる例もある．適切な処置で腎機能回復は期待できるが，いまだに死亡率50％と手ごわい（**図1**）．乏尿（尿量400mL/日以下）や無尿（尿量100mL/分未満），多臓器不全症候群（MODS）例は予後不良である．

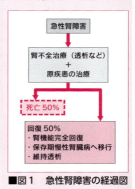

■図1　急性腎障害の経過図

検査と診断

- 問診・診察・検査から腎前性・腎性・腎後性を診断する（**図2**）．
- 急激な血清Cr値上昇・尿量低下を検知したら，まず腹部エコーで腎後性（水腎症，尿管拡張）を鑑別する．腎萎縮（腎長径＜9cm）は，慢性腎臓病（CKD）の合併が示唆される．
- 腎前性と腎性の鑑別には，FENa（ナトリウム排泄率）とUosm（尿浸透圧）をチェックする．
  - FENa：糸球体で濾過されたナトリウムのうち，実際に尿中に排泄されるナトリウムの率．尿細管の再吸収能を表す（正常値1％未満，利尿薬非投与時）．
    FENa＝[(Naクリアランス)÷(Crクリアランス)]×100
    ＝（尿中Na÷血清Na）÷（尿中Cr÷血清Cr）
- 腎前性ではナトリウム再吸収能や尿濃縮能は保たれ，FENa1％以下，Uosm≧500mOsmである．

検査と診断

- 腎性(ATN)では,FENa1〜2%以上(ナトリウム再吸収率↓),Uosm 300mOsm/L前後(尿濃縮能↓)となる.ただし,肝腎症候群,造影剤,熱傷,敗血症,ミオグロビン尿によるATNでは,FENa≦1%の場合もある.
- 急性腎(糸球体)疾患では腎前性と同じ尿生化学的所見を示す.
- 腎前性の除外には血圧・体液量評価,輸液による治療的診断なども行う.腎性の診断には腎生検も考慮する(RPGN,AIN疑いなど).

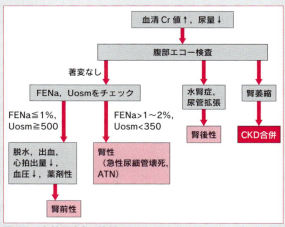

■図2 急性腎障害の診断

急性腎(糸球体)疾患時は,腎前性と同じ尿生化学的所見を示す.
(日本透析医学会.急性腎不全・急性腎障害(AKI).専門医試験問題解説集 改訂第7版.日本透析医学会専門医制度委員会;2012. p.127-173, 守矢英知.急性腎障害の病態.小林修三,編.あらゆる診療科で役立つ!腎障害・透析患者を受けもったときに困らないためのQ&A.羊土社;2014.p102-105を参考にして作成)

治療

- **原因の除去・治療**:腎後性因子の改善(膀胱留置カテーテル,尿管ステントなど),腎毒性物質の中止,原疾患(敗血症,RPGNなど)の治療,体液量と灌流圧の維持(補液,昇圧薬など),血行動態・血清Cr値・尿量のモニタリング,血糖管理(目標血糖値110〜149mg/dL),など.
- **腎不全の管理(尿毒症,高カリウム血症,アシドーシス)**:栄養療法(p.82参照).薬物療法(利尿薬,昇圧薬,原因治

治療

療薬など〔p.78参照〕).

《血液浄化療法》
- 血液透析 (HD), 血液濾過透析 (HDF), 持続血液濾過透析 (CHDF), エンドトキシン吸着 (PMX-DHP), 血漿交換 (PE).

【緊急導入基準】
- 重篤な尿毒症症状(悪心・嘔吐など消化器症状,心膜炎による心摩擦音,尿毒症性振戦,尿毒症性脳症など).
- 高カリウム血症(血清カリウム≧6mEq/L).
- 代謝性アシドーシス(HCO_3^- <15mEq/L).
- 内科的治療に反応しないうっ血性心不全,乏尿3日以上など.

【予防的導入基準】
- 血液尿素窒素(BUN)≧80〜100mg/dL.
- MODSの一部としてAKIが生じた場合,血清Cr値2〜6mg/dLでも透析開始することがある.

【緊急HD法】
- 中心静脈(右内頸または両大腿静脈)に,緊急透析用ダブルルーメンカテーテル(内腔が脱血用・返血用に分かれている)を挿入・留置し,透析回路を接続して行う.

【透析用カテーテル管理】
- 非透析時はヘパリン原液でロックする.カテーテル感染・刺入部出血・血栓による閉塞などに注意する.

 合併症
- 尿毒症(消化器・神経精神・循環器・血液症状など).
- 電解質・酸塩基平衡異常,体液異常.

 薬剤
- 体液管理(ループ利尿薬,心房性ナトリウム利尿ペプチド〔ANP〕,ドーパミンなど)があり,心不全・血圧管理目的で用いる.ただし,これらの薬剤にAKIの予防や改善効果はない.
- 高カリウム血症管理(イオン交換樹脂〔カリメート®〕など).
- 代謝性アシドーシス補正(重曹〔経口〕,メイロン®〔静注〕).

●急性腎障害（AKI）

●看護のポイント

観察事項	観察のポイント
《腎前〜腎後性共通》	
●バイタルサイン	●血圧の変動，心拍数，体温，呼吸数，意識状態を確認する ●腎実質性：高血圧，頭重感，頭痛，肩こり，悪心・嘔吐
●尿量	●尿量（乏尿，多尿），尿比重
●浮腫	●顔面，四肢，体幹，陰部
●血液検査	●電解質異常，高窒素血症に注意する（高カリウム，高リン，低カルシウム，低ナトリウム，Cr・BUN高値） ●貧血・血液ガス
●胸部X線	●胸水の有無 ●心胸比
●自覚症状	●尿毒症症状：食欲不振，悪心・嘔吐，全身倦怠感，易疲労感，頭痛，不眠，筋肉の引きつり，起坐呼吸など
《腎後性》	
●尿量確保・管理のための尿管ステント，尿道カテーテル	●尿量 ●感染徴候

| 注意 | 急性腎障害は数日から数週間で急激な腎機能低下が起こるので各症状を周知し観察することが重要である. |

考えられること	対応
● 腎前性：循環血液量が減少している場合，血圧低下などショック状態になる ● 水，ナトリウムの排泄障害，昇圧物質（レニン），降圧物質（カリクレイン，プロスタグランジン）などの調整機能障害 ● 腎血流量の低下により乏尿（1日の尿量が400mL以下） ● 水，ナトリウムの排泄障害 ● 毛細血管透過性の亢進による皮下組織への間質液貯留 ● 糸球体濾過効率の低下 ● 出血傾向，血液の希釈，エリスロポエチン産生低下 ● 代謝性アシドーシス，腎性貧血 ● 水分過剰により肺水腫，うっ血性心不全が起こり呼吸困難，起坐呼吸が現れる ● 腎臓の排泄，調整機能の著明な低下	● 輸液，輸血，薬剤（昇圧薬，利尿薬など）を投与するため，水分出納管理を行う ● 血圧低下時は下肢を挙上し低酸素血症予防に医師の指示で酸素を投与することがある ● 安静の保持 ● 2〜24時間ごとの尿量測定 ● 毎日の体重測定 ● 指で軽く押し圧迫痕をみる ● 皮膚が脆弱な状態にあるため圧迫，摩擦など外的刺激を避け，傷つけないようにする ● 尿毒症症状に対しては制吐薬，透析などを医師と検討する ● 呼吸困難が強い場合は起坐位を保持し医師に報告する ● 透析療法を行わない場合は厳重な栄養療法，体液管理を行う（低蛋白，水分，塩分，カリウム制限）
● 尿路閉塞が解除されると多尿となり，脱水に陥る ● 感染経路リスクがある	● 尿量が安定するまで水分出納管理を行う ● 経皮的カテーテル刺入部の消毒，保清を行う ● 上行感染予防のため十分な尿量を確保する

急性腎障害

慢性腎臓病（CKD, 慢性腎不全）

病態

- **CKDの定義：**
  ① 尿異常，画像診断，血液，病理で腎障害の存在が明らか，特に0.15g/gCr以上の蛋白尿（30mg/gCr以上のアルブミン尿）の存在が重要．
  ② 糸球体濾過値（GFR）＜60mL/分/1.73㎡．
  - ①，②のいずれか，または両方が3か月以上持続する．
- **CKDの特徴：**
  - 放置すれば腎機能が徐々に低下・廃絶し，末期腎不全（透析）となる．
  - 腎機能低下自体が心血管イベント（脳卒中，心臓発作など）や死亡の独立した危険因子である．
  - エビデンス（医学的根拠）のある治療法が確立してきた．患者数が膨大（日本で1,330万人）．
- **CKDで透析となる主因：**糖尿病性腎症（約40％），慢性糸球体腎炎（約30％），高血圧・腎硬化症（約10％）である．

検査と診断

- 診断には尿検査と血清Cr値が重要である．日本人のGFR推算式はp.46を参照．
- 重症度は原因（Cause：C），腎機能（GFR：G），蛋白尿（アルブミン尿：A）によるCGA分類で評価する．
- 原因と，腎機能障害の区分（G1～5），蛋白尿（アルブミン尿：A）を組み合わせたステージに応じ，適切な治療を行う．
- **腎専門医への紹介基準：**以下のいずれかがある場合．
  ① 蛋白尿の存在（0.5g/gCrまたは検尿試験紙で2＋以上）．
  ② 蛋白尿と血尿がともに陽性（検尿1＋以上）．
  ③ 40歳未満：GFR60mL/分/1.73㎡未満．
  　40歳以上70歳未満：GFR50mL/分/1.73㎡未満．
  　70歳以上：GFR40mL/分/1.73㎡未満．
  - ①～③を放置すると腎障害が進みやすい．
- 腎エコー検査（形態）や血圧，血糖・血清電解質・脂質，腎生検なども原因診断や重症度判定に有用である（**表1**）．

検査と診断

■表1　CKDの重症度分類

原疾患	蛋白尿区分		A1	A2	A3
糖尿病	尿アルブミン定量 (mg/日)		正常	微量アルブミン尿	顕性アルブミン尿
	尿アルブミン/Cr比 (mg/gCr)		30未満	30〜299	300以上
高血圧 腎炎 多発性嚢胞腎 移植腎 不明 その他	尿蛋白定量 (g/日) 尿蛋白/Cr比 (g/gCr)		正常	軽度蛋白尿	高度蛋白尿
			0.15未満	0.15〜0.49	0.50以上
GFR区分 (mL/分/1.73m²)	G1	正常または高値	≥90		
	G2	正常または軽度低下	60〜89		
	G3a	軽度〜中等度低下	45〜59		
	G3b	中等度〜高度低下	30〜44		
	G4	高度低下	15〜29		
	G5	末期腎不全 (ESKD)	<15		

重症度は原疾患・GFR区分・蛋白尿区分を合わせたステージにより評価する．CKDの重症度は死亡，末期腎不全，心血管死亡発症のリスクを緑■のステージを基準に，黄■，オレンジ■，赤■の順にステージが上昇するほどリスクは上昇する．
(日本腎臓学会，編．CKD診療ガイド2012．東京医学社；2012．p.3より)

慢性腎臓病

治療

- 生活改善，薬物療法，栄養療法が治療の3本柱である．
  ① 生活習慣の改善：禁煙，減塩，肥満の改善などを行う．脱水などによる腎機能低下に注意する．
  ② 血圧管理：目標は診察室血圧130/80mmHg以下とする．65歳以上の患者は140/90mmHgを目標に，腎機能悪化や臓器の虚血症状がみられないことを確認し，130/80mmHg以下に慎重に降圧する．また収縮期血圧110mmHg未満の降圧は避ける（p.95参照）．
  ③ 血糖管理：糖尿病では血糖をHbA$_{1c}$6.9％（国際基準値〔NGSP〕）未満に管理する（p.99参照）．
  ④ 脂質管理：心血管疾患（CVD）の予防を含めてLDLコレステロールは120mg/dL未満にコントロールする．

治療

⑤貧血の管理：CKD患者の貧血では，消化管出血などを除外し，フェリチン100ng/mL以上または総鉄結合能（TSAT）20％以上で鉄不足がないことを確認する．腎性貧血に対する赤血球造血刺激因子製剤（ESA）使用の治療目標値はHb10〜12g/dLである．

⑥骨・ミネラル代謝異常（CKD-MBD）対策：CKDステージG3aより，血清リン，カルシウム，副甲状腺ホルモン（PTH），アルカリホスファターゼ（ALP）のモニターを行い，基準値内に維持するよう，適切な治療を行う（p.14参照）．

⑦高カリウム血症・代謝性アシドーシス対策：CKDステージG3aより，高カリウム血症，代謝性アシドーシスに対する定期的な検査を行う．

⑧薬剤の注意：腎障害性の薬剤（NSAID，造影剤など）は避け，腎排泄性の薬剤では腎機能に応じ減量や投与間隔の延長を行う．

⑨栄養療法（適切な蛋白質・塩分制限など〔p.82参照〕）．

合併症

- 尿濃縮力低下，夜間尿，腎性貧血・骨症，消化器症状（食欲不振・悪心など），神経症状（集中力低下，うつ，振戦など），電解質・酸塩基平衡異常（高カリウム血症，代謝性アシドーシスなど），体液量異常（高血圧，うっ血性心不全，全身浮腫，肺水腫），心血管病（虚血性心疾患，脳血管障害，閉塞性動脈硬化症）などがある．

薬剤

- 原疾患（糖尿病，慢性糸球体腎炎，高血圧など）と合併症（腎性貧血，高カリウム血症など）を並行して治療を行う（詳細はp.78などを参照）．

ココがポイント！ **CKD治療は患者・家族も含めたチーム医療による薬物・栄養・生活改善療法が効果的！**

MEMO
CKD治療に大切なこと

　CKDは末期まで無症状のため，患者・家族に検査や治療を理解し，診療を継続するよう，モチベーションを維持してもらうことが重要である．

　CKD治療に大切な「3つの力」は，①知るは力なり（正しい知識を得る），②継続は力なり（正しい治療を息長く続ける），③仲間は力なり（家族，友人，医師，コメディカルスタッフがチームで支援），である．CKDは患者自身が治療に参加できる余地が大きい．

　CKD治療は究極のチーム医療であり，当院では医師（かかりつけ医，腎専門医，他科専門医），看護師，管理栄養士，薬剤師，検査技師，臨床工学士，医療ソーシャルワーカーなどが連携し"腎臓サポートチーム"（KST）として活動している．看護師はKSTの中心メンバーとして活躍が期待される．

●慢性腎臓病（CKD，慢性腎不全）

●看護のポイント

観察事項	観察のポイント
●腎臓の排泄機能	●血清Cr，BUN，Ccr，尿中蛋白など
●水分，塩分調節機能	●尿量，尿比重，心胸比，浮腫の程度，胸水の有無，肺雑音の有無，経皮的酸素飽和度，体重増加の有無
●電解質バランス，酸塩基平衡	●ナトリウム，カリウム，カルシウム，無機リンの異常，代謝性アシドーシスなど
●腎性貧血	●ヘモグロビン値，出血傾向，易疲労感，息切れ，動悸
●腎性高血圧	●収縮期，拡張期血圧値
●尿毒症症状	●急性腎障害に準ずる（p.150参照）

注意	腎機能のデータ，増悪因子，尿毒症徴候を周知し適切な患者指導を行う．

考えられること	対応
● 徐々に原疾患が進行し腎の諸機能が低下している ● 蛋白質摂取量が多くなると腎血流量を増加させネフロンへの負担が大きくなる	● 栄養療法：低蛋白，減塩，適切なエネルギー摂取，カリウム制限の指導を行う
● 肺水腫，心不全 ● 利尿薬に対する反応性が低下している	● 胸部X線，心電図，血液ガスデータなどの確認 ● 塩分制限の確認と指導を行う
● ナトリウムの再吸収低下，カリウム排泄機能低下 ● 細胞外への移動，ビタミンD活性化能の低下による腸管からのカルシウム吸収低下 ● 骨髄における赤血球への分化促進作用をもつエリスロポエチンの低下による	● 薬物療法 ● 軽度のアシドーシスは無症状のことが多いため自覚症状について問診する（尿毒症症状に準ずる：p.150参照） ● 検査時の採血量を必要最低限にする
● 動脈硬化による脳血管障害や心筋梗塞，腎硬化症，眼底出血など二次的疾患を引き起こす	● 薬物療法：降圧薬内服後の血圧変化を観察する ● 測定時間，条件を一定にしてリラックスして測定する ● 患者の生活習慣から危険因子を引き出し，個々に合わせた生活指導を行う ● 疾患と治療内容が理解でき自己管理ができるよう指導する ● 血液透析療法の準備としてブラッドアクセス（内シャント）造設，腹膜透析（CAPD）の基準では腹腔内カテーテル埋め込み（SMAP法）を検討する

慢性腎臓病

急性糸球体腎炎（AGN）

病態

- 扁桃炎など上気道感染10〜14日後に血尿，浮腫，高血圧などを伴って急激に発症する．病原菌の80%はA群β溶血性連鎖球菌（以下溶連菌）である．各種の細菌，ウイルス，真菌，原虫なども原因となる．脳室腹腔シャント（VPシャント）感染，敗血症，深部膿瘍，感染性心内膜炎などにも起因する．
- 日本の発生頻度は衛生環境の改善や抗菌療法の進歩により減少したが，ブドウ球菌やグラム陰性桿菌などの非溶連菌感染の割合は増えている．一般にAGNとは溶連菌感染後の急性糸球体腎炎をさすことが多く，ここでは同症について説明する．
- 溶連菌から遊離された菌体抗原と抗体が結合してできた免疫複合体が，糸球体の係蹄壁に沈着することで発症する．小児（特に2〜6歳），青年男性に多い．
- 症状は全身倦怠感，頭痛，乏尿，浮腫，高血圧など．浮腫は全例にみられ，顔面，特に眼瞼に多く，高度例では胸水や腹水も貯留する．高血圧は半数でみられるが利尿とともに改善する．腎機能はほとんど異常がないものから乏尿を伴い急性腎不全症状を呈するものまである．体液貯留や高血圧による呼吸困難など心不全症状がみられることもある（表1）．

■表1　急性糸球体腎炎の症状

- 血尿
- 浮腫
- 高血圧
- 乏尿腎機能低下
- 心不全
- 全身倦怠感
- 頭痛

- **経過**：腎炎症状は一過性に経過し，発症から1〜2週後には利尿期となる．同時に症状は速やかに消失する．顕微鏡的血尿・蛋白尿は数か月間持続するが1年以内に消失する．
- **予後**：本症は自然治癒しやすく，小児ではほぼ全例治癒する．成人では完全治癒率53〜76%とされ，残りは何らかの尿所見異常，高血圧，腎機能障害などが遷延性にみられる．最終的に末期腎不全になるのは約1%である．
- 予後不良の徴候は，持続する高度の蛋白尿，高血圧や乏尿・

ココがポイント！　発症までの潜伏期が数日の場合は急性糸球体腎炎ではなくIgA腎症を疑う！

病態

無尿の持続，腎機能低下，半月体形成，尿細管・間質障害などがある．

検査と診断

- **血液・培養検査**：ASO（抗ストレプトリジン），ASK（抗ストレプトキナーゼ）高値，血清補体（C3，CH50）低値．咽頭培養で溶連菌を同定（検出率40％）．
- **腎生検**：典型例では積極的な腎生検の適応は乏しい．好中球の浸潤と内皮細胞，メサンギウム細胞の増殖がみられ，いわゆるびまん性管内増殖性糸球体腎炎像を呈する（図1）．
- **尿検査**：顕微鏡的血尿は必発で，肉眼的血尿は1/3にみられるが数日～2週間で消失する．沈渣では変形赤血球や顆粒円柱など腎炎の所見がみられる．尿蛋白は0.5～1.0g/日と中等度のことが多い．

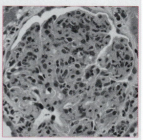

■図1　AGN光顕像（HE染色400倍）
好中球浸潤，内皮細胞，メサンギウム細胞の増殖．

治療

- **保存的治療**：安静，保温に努める．利尿期に入り自覚症状改善後は安静度をゆるめる．組織学的な治癒は臨床的治癒よりも遅れるので，最低1年は過激な運動や妊娠は避ける．
- **栄養療法**：エネルギー35kcal/kg/日，蛋白質0.5～1.0g/kg/日，塩分6g/日未満，乏尿期は水分制限（個々の症例によって，栄養内容は適宜調整する）．
- **薬物療法**：浮腫，心不全，高血圧には利尿薬，降圧薬など投与する．ステロイドや免疫抑制薬の使用にエビデンスはない．半月体形成性腎炎などの特殊例には考慮する．溶連菌に対する抗菌薬はすでに進行中の腎障害には無効である．
- **血液透析**：高度腎機能低下例では，必要に応じて行う．

合併症

- 高血圧性脳症では頭痛，嘔吐，視力障害，傾眠，痙攣などがみられる．小児に多いが，早期の降圧治療により最近ではまれである．

薬剤

- **利尿薬**：ループ利尿薬を使用する．
- **降圧薬**：カルシウム拮抗薬（アテレック®など），α遮断薬（カルデナリン®など）を使用する．

●急性糸球体腎炎（AGN）

●看護のポイント

観察事項	観察のポイント
● 三主徴 　● 血尿，高血圧，浮腫 ● バイタルサイン ● 全身倦怠感，悪心，腹痛，微熱，悪心・嘔吐 ● 高血圧性脳症 　● 頭痛，嘔吐，痙攣，意識混濁 ● 治療への適応とストレス ● 内服状況 ● 安静・活動の状況	● 症状の出現時間・変化 ● 血液，尿検査データ ● バイタルサインの変化 ● 症状の増悪 ● 食事制限のストレス ● 食事摂取量 ● 治療の受け入れ状況

注意	● 血尿，浮腫，高血圧の三大主症状やほかの異常所見の早期発見と腎炎の程度や経過を見極め，増悪時の早期対応に努めることが大切である． ● 安静や栄養療法が主な治療になるため，症状の観察や治療が長期化する場合は特に治療に対する理解と継続できるような支援が必要である．

考えられること	対応
● 症状改善の徴候は，尿量増加，体重減少，浮腫の軽減 ● 利尿により血圧は安定する場合がある	● 症状悪化時は早急に医師に報告する ● 体調に合わせた休息と活動の方法を指導する
● 毛細血管の透過性亢進による脳浮腫と血管の痙攣による脳虚血で発症する ● 食事制限，運動制限による不安やストレスが生じる ● 安静により腎血流量が維持され腎臓の負担が軽減する	● 高血圧脳症が起きた場合はただちに医師に報告する ● 急変時の準備，対処 ● 入院や治療への適応過程を観察し，病態を理解して援助を行う ● 治療上の制限を自分の生活にどのように取り入れ，工夫するか，ともに考える ● 保温を行い，腎血流量を保つ

急性糸球体腎炎

急速進行性腎炎（RPGN）

病態

- 「急性あるいは潜在性に発症する，肉眼的血尿，蛋白尿，貧血，急速に進行する腎不全症候群」（世界保健機構〔WHO〕）と定義される．
- ①数週〜数か月の経過で急速に不全が進行する．②血尿（多くは顕微鏡的血尿，肉眼的血尿もみられる），蛋白尿，赤血球円柱，顆粒円柱などの腎炎性尿所見を認める（診断の必須項目，日本腎臓内科学会）．
- 平均発症年齢は65歳（中年〜高齢者に多い）．2年生存率78％，透析導入率23％と予後不良な疾患である．死亡例の50％は感染症による．
- 食欲不振，発熱，倦怠感，血痰，体重減少，関節痛などの症状で発症し，かぜと思われ，腎専門医への紹介が遅れやすい．

検査と診断（表1, 2）

- **尿検査**：蛋白尿や血尿，顆粒円柱，円柱尿を認める．
- **血液検査**：進行性の腎機能障害（血清クレアチニン〔Cr〕値上昇など），正球性正色素性貧血，C反応性蛋白（CRP）高値・赤沈促進を認める．原因により，抗好中球細胞質抗体（ANCA），抗GBM（基底膜）抗体，クリオグロブリン，免疫複合体（IC），抗DNA抗体などが陽性となる．
- **腹部エコー**：腎臓サイズは正常または腫大を示す．

■表1 急速進行性腎炎症候群早期発見のための診断指針

1）尿所見異常（主として血尿や蛋白尿，円柱尿）注1
2）eGFR<60mL/min/1.73m² 注2
3）CRP高値や赤沈促進

上記の1〜3）を認める場合，「RPGNの疑い」として，腎専門病への受診を勧める．ただし，腎臓超音波検査を実施可能な施設では，腎皮質の萎縮がないことを確認する．なお，急性感染症の合併，慢性腎炎に伴う緩徐な腎機能障害が疑われる場合には，1〜2週間以内に血清クレアチニンを再検し，eGFRを再計算する．

注1 近年，健診などによる無症候性検尿異常を契機に発見される症例が増加している．最近出現した検尿異常については，腎機能が正常であってもRPGNの可能性を念頭に置く必要がある．

注2 eGFRの計算は，わが国のeGFR式である下式を用いる．
eGFR (mL/min/1.73m²) $= 194 \times Cr^{-1.094} \times Age^{-0.287}$（女性はこれに×0.739）．
ただし，血清クレアチニンの測定は酵素法で行うこと．

（厚生労働省特定疾患進行性腎障害に関する調査研究班報告 急速進行性腎炎症候群の診療指針 第2版．日腎会誌 2011；53（4）：523より）

■表2　急速進行性腎炎症候群確定診断指針

1） 数週から数カ月の経過で急速の腎不全が進行する.
　（病歴の聴取，過去の検診，その他の腎機能データを確認する）.
2） 血尿（多くは顕微鏡的血尿，まれに肉眼的血尿），尿蛋白，円柱尿などの腎炎性尿所見を認める.
3） 過去の検査歴などがない場合や来院時無尿状態で尿所見が得られない場合は，臨床症候や腎臓超音波検査，CTなどにより，腎のサイズ，腎皮質の厚さ，皮髄境界，尿路閉塞などのチェックにより，慢性腎不全との鑑別を含めて，総合的に判断する.

(厚生労働省特定疾患進行性腎障害に関する調査研究班報告　急速進行性腎炎症候群の診療指針 第2版. 日腎会誌 2011；53（4）：524より)

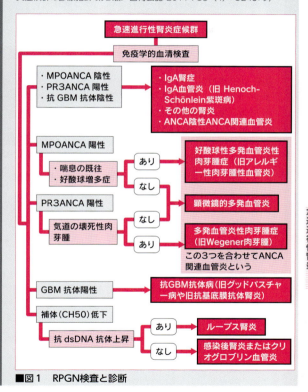

■図1　RPGN検査と診断

ANCA陽性例では薬剤が原因の場合があり服薬歴チェックが大切！

検査と診断

- **胸部X線**：肺出血や間質性肺炎による異常陰影を認めることがある．
- **診断プロセス**：図１．
- RPGNは抗GBM抗体やANCAが関与するものが多く，ループス腎炎やIgA腎症，IgA血管炎（旧 Henoch-Schönlein紫斑病）なども一部含まれる．好酸球性多発血管炎性肉芽腫症（旧アレルギー性肉芽腫性血管炎），顕微鏡的多発血管炎，多発血管炎性肉芽腫症（旧 Wegener肉芽腫）は総じてANCA関連血管炎と呼称される（2012年CHCC分類）．
- 肺出血などの呼吸器症状を合併しやすく，胸部CT・気管支鏡などで確認する．
- 確定診断・予後判定のため原則，腎生検が必要である（図２）．高度な半月体形成を伴っていることが多く，半月体が全糸球体の50%未満の場合は巣状壊死性糸球体腎炎，50%以上ある場合は半月体形成性腎炎とよばれる．細胞性半月体が占める割合が多い場合は治療に反応しやすいが，線維性半月体が多い場合は腎機能改善の確率は低い．

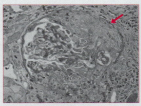

■図２　RPGN光顕像（PAS染色400倍）
半月体（線維細胞性）を認める．

治療

- **原因の除去**：血管炎の発症に関連する薬剤があれば中止する．
- **保存的治療法**：安静，栄養療法（蛋白質・塩分制限）．
- **薬物療法**：強力な免疫抑制治療が必要で副腎皮質ステロイド，免疫抑制薬が使用される．特に多発血管炎性肉芽腫症では免疫抑制療法としてステロイドと免疫抑制薬の併用が基本である．
- **血液浄化療法**：肺出血例では血漿交換が行われる．尿毒症例では血液透析を行う．腎不全が高度で治療が無効の場合，免疫抑制療法は撤退し維持透析を念頭に置いた治療を行う．
- 血清CRP値やMPO-ANCA値から疾患活動性をモニターし，治療効果を判定する．ただし20〜40%で症状と無関係にANCA力価が変動する．

合併症
- 血管炎による腎外症状が高頻度にみられる．①皮膚症状：紫斑，紅斑，②呼吸器症状：肺出血（血痰，喀血），間質性肺炎，③消化器症状：下血，④末梢神経障害：多発神経炎（しびれなど），⑤その他：鼻出血，上強膜炎など，⑥全身性エリテマトーデスでは蝶形紅斑，脱毛傾向，関節痛，レイノー現象など．

薬剤
- ANCA陽性RPGNでは年齢・血清Cr値・肺病変有無・血清CRP値による臨床重症度（Ⅰ～Ⅳ，表3）に年齢・透析有無を加味して，治療プロトコールを決める．副腎皮質ステロイド：0.6～1.0mg/kg/日で開始し，2～4週ごとに5～10mgずつ減量する．内服に先立ってステロイド大量点滴療法（パルス療法：メチルプレドニゾロン500～1,000mg/日×3日間）も行われる．
- **免疫抑制薬**：エンドキサン®25～50mg/日またはエンドキサンパルス療法も使用される．副作用である出血性膀胱炎予防のため水分摂取，メスナ使用が推奨される．若年者には不妊の合併症について十分説明しておく．
- **感染予防**：ニューモシスチス肺炎予防のためバクタ®，真菌感染予防のためファンギゾン®液内服も行われる．
- **骨粗鬆症予防**：ビスホスホネート製剤（ボノテオ®など），活性型ビタミンD製剤（ロカルトロール®など），ビタミンK₂製剤（グラケー®など）が用いられる．

■表3　臨床所見のスコア化による重症度分類

スコア	血清クレアチニン (mg/dL)*	年齢（歳）	肺病変の有無	血清CRP (mg/dL)*
0	[ ]<3	<60	無	<2.6
1	3≦[ ]<6	60～69		2.6～10
2	6≦[ ]	≧70	有	>10
3	透析療法			

*初期治療時の測定値

臨床重症度	総スコア
Grade Ⅰ	0～2
Grade Ⅱ	3～5
Grade Ⅲ	6～7
Grade Ⅳ	8～9

（厚生労働省特定疾患進行性腎障害に関する調査研究班報告 急速進行性腎炎症候群の診療指針 第2版．日腎会誌 2011；53（4）：527より）

急速進行性腎炎

●急速進行性腎炎（RPGN）

●看護のポイント

観察事項	観察のポイント
● バイタルサイン ● 肉眼的血尿，蛋白尿，浮腫，乏尿，高血圧 ● 全身倦怠感，発熱，貧血 ● 摂取エネルギー，インアウトバランス ● 24時間以内の乏尿，浮腫，不整脈	● 症状の出現時間，変化 ● 血液・尿検査データ ● 症状の程度 　● 浮腫出現部位，体重，尿量，飲水量，食事摂取量，食事内容，食欲不振，倦怠感 ● バイタルサインの変化 ● 症状の増悪
● 尿毒症症状 　● 易疲労感，傾眠，興奮，筋痙攣，錯乱，昏睡	● 尿毒症症状の変化
● 皮膚症状 ● 呼吸器症状	● 紫斑や紅斑 ● 呼吸状態の変化 ● 血痰，喀痰，咳嗽 ● 呼吸回数，呼吸音，酸素飽和度
● 消化器症状 ● 治療への適応とストレス ● 内服状況 ● 安静・活動の状況	● 下血，下痢，腹痛 ● 食事制限のストレス ● 食事摂取量 ● 治療の受け入れ状況

> **注意**
> - 腎不全症状やほかの腎外症状からの呼吸状態や意識状態の悪化がみられることに留意する．また，対応の準備をしておくことが大切である．
> - 免疫抑制薬の確実な服薬管理と副作用症状の観察，血液浄化療法に対する受容に対する精神面での支援が重要である．

考えられること	対応
- 症状改善の徴候は，尿量増加，体重減少，浮腫の軽減 - 利尿により血圧は安定する場合がある	- 蓄尿指導 - 衣類による圧迫を避ける - 体位変換指導 - 浮腫のある部位をファーラー位などで高くする - 症状悪化時は至急医師に報告
- 基底膜の著しい傷害 - 大量の蛋白が流出する - 糸球体の硬化 - 腎機能の著しい低下 - 浮腫：尿中の蛋白漏出に伴い低蛋白血症が進むと眼瞼・四肢に現れやすい．重症例は腹水，胸水となる	- 急変時の準備，対処 - 倦怠感などの自覚症状に合わせて休息をとる／活動するように指導する - 浮腫がある部位の皮膚トラブルに注意して，保湿および保護を行う - 周囲の安全・環境の整備 - 尿毒症状に対する対応 - 意識障害や呼吸状態の悪化に速やかに対応 - 血液浄化療法の開始および不適応症状の観察と対応
- 血管炎による腎外症状の出現 - 間質性肺炎，肺出血出現の可能性	- 肺出血の可能性がある場合は血漿交換が行われる - 呼吸状態の悪化を見逃さないように観察する - 呼吸状態に合わせて吸引や酸素療法を施行
- 消化管出血の可能性 - 食事制限，運動制限による不安やストレスが生じる - 安静により腎血流量が維持され腎臓の負担が軽減する	- 消化のよい食事を提供 - 入院や治療への適応過程を観察し，病態を理解して援助 - 保温を行い，腎血流量を保つ

糸球体疾患（総論）

病態

《糸球体疾患の分類》

- 腎のみに病変が限局する一次性（原発性）と基礎疾患から腎に病変が及ぶ二次性（続発性）に分かれる（表1）.
- **一次性糸球体疾患**：腎臓内科で扱う代表疾患である．両側の腎糸球体がびまん性に障害されて蛋白尿・血尿を認め，時には浮腫，腎機能低下，高窒素血症などを呈する．
- **二次性糸球体疾患**：糖尿病や高血圧，膠原病（SLEなど），血液疾患（骨髄腫など）などの全身疾患が原因となる．

《一次性糸球体疾患の発症機序》

- 免疫学的機序が関与するものと関与しないものがあるが，主に次の機序による．
  ①血液中の抗原・抗体複合物による腎炎（例：急性糸球体腎炎）．
  ②腎臓固有の抗原と抗体が反応して起こる腎炎（例：抗糸球体基底膜病）．
  ③抗好中球細胞質抗体（ANCA）が関連する腎炎（例：顕微鏡的多発血管炎）．
  ④細胞性免疫が関与する腎炎（例：微小変化群）．

■表1　糸球体疾患の分類

	ネフローゼ症候群	蛋白尿	血尿	腎機能
一次性糸球体疾患				
微小変化群	◎	多い（3.5g/日以上）	×	正常
膜性腎症	○	少〜多	○	正常
巣状糸球体硬化症	○	少〜多	○	正常〜低下
膜性増殖性腎炎	○	多い（1g/日以上）	○	正常〜低下
急速進行性腎炎	△	少ない（1g/日以下）	○	低下
IgA腎症	△	0〜3g/日程度	◎	正常〜低下
急性糸球体腎炎	△	少ない（1g/日以下）	◎	正常〜低下
二次性糸球体疾患				
ループス腎炎	○	多い（1g/日以上）	◎	正常〜低下
糖尿病性腎症	○	多い（1g/日以上）	△	正常〜低下
腎硬化症	△	少ない（1g/日以下）	△	正常〜低下

◎：必発，○：みられる，△：まれにみられる，×：みられない．

検査と診断

《糸球体疾患の診断》

- 一次性糸球体疾患の確定診断は原則的に腎生検で行う．基本的に蛋白尿0.5g/日以上持続で適応となるが，血尿のみの場合でも妊娠の可否や就労度を決定する目的で適応となる．
- 二次性糸球体疾患では，糖尿病や高血圧などの基礎疾患の存在が明らかで臨床的に診断可能であれば腎生検は不要である．ループス腎炎では組織分類，治療方針決定，予後判定のために尿所見に応じて，原則的に腎生検を行う．
- 一次性糸球体疾患のうち，蛋白尿・血尿が長期間（通常は1年以上）持続するものを慢性糸球体腎炎と総称する．
- 蛋白尿・血尿を認め，発見時すでに慢性腎不全が示唆される場合（腎萎縮で血清クレアチニン〔Cr〕値高値など），通常腎生検の適応とはならない．この場合，高血圧，糖尿病など明らかな基礎疾患がなければ慢性糸球体腎炎の可能性が高い．

《一次性糸球体疾患の鑑別》

- 年齢，発症様式，尿所見などで，ある程度原疾患は類推可能．
- **ネフローゼ症候群をきたしやすいもの**：微小変化群ネフローゼ症候群（約100％），膜性腎症（約80％），巣状糸球体硬化症（約60％），膜性増殖性腎炎（約50％）である．
- **血尿が必発のもの**：膜性増殖性腎炎，免疫グロビブリンA

検査所見	ステロイドへの反応性	予後
多量の蛋白尿．血尿は少ない	反応良好（寛解率90％）	腎予後良好
蛋白尿の程度はさまざま	ネフローゼ症候群では使用	10年で10％が末期腎不全
蛋白尿・血尿	2/3が完全寛解または部分寛解	10年で40％が末期腎不全
血清補体価（C3）低値	悪い	10年で50％が末期腎不全
ANCA陽性	組織所見・腎機能による	6か月で20％が末期腎不全
血尿は必発	群による	群による
補体低下．ASO-ASK上昇	基本的には使用しない	良好
補体価低値，自己抗体陽性	病型による	病型による
HbA$_{1C}$上昇．糖尿病性網膜症	使用しない	糖尿病発症約20年で末期腎不全
エコーで腎辺縁不整	使用しない	さまざま

検査と診断

(IgA) 腎症などである．血尿がみられない場合には，微小変化群などを疑う．

- **補体が低下するもの**：膜性増殖性腎炎，急性糸球体腎炎．
- 日本で最も頻度が高い慢性糸球体腎炎はIgA腎症（30～40%）である．
- 小児のネフローゼ症候群ではほとんどが微小変化群ネフローゼ症候群である．
- 高齢者では膜性腎症が多い
- **腎予後**：微小変化群と膜性腎症，急性糸球体腎炎は一般的に良好．

《二次性糸球体疾患の鑑別》

- 多くは基礎疾患などから臨床的に診断可能であるが，非典型例では腎生検を考慮する．
- **糖尿病性腎症**：典型例では糖尿病性網膜症が存在し，血尿は軽度（−～1＋），糖尿病罹患後5年以上である．
- 腎硬化症，糖尿病性腎症ともに眼底所見が重要である．
- 補体が低下する二次性糸球体疾患にはループス腎炎がある．

治療・薬剤

- 一次性糸球体疾患ではステロイドを使用する場合が多い．腎生検の組織所見・蛋白尿の程度により，抗血小板薬・ACEI・ARB投与を行う場合がある．二次性糸球体疾患では基礎疾患の治療を行う．

やってはダメ！ 無症状だからといって蛋白尿を放置しない！
慢性糸球体腎炎は腎不全に進行することあり！

MEMO

蛋白尿は心血管イベント・末期腎不全のリスク！

末期腎不全となる危険率は尿蛋白陰性者に比べて，尿蛋白陽性者は1.9倍（男性），2.4倍（女性），心血管死の相対危険度は1.4倍（男性），2.0倍（女性）という報告がある．また無症候性蛋白尿の10年以上の追跡調査では，予後悪化例（透析例，死亡例も含めて）が20%と報告されており，蛋白尿は末期腎不全の危険因子である．よって，蛋白尿を放置せず検査を受けさせ，長期にわたる経過観察，適切な治療，生活指導を行うことが重要である．血尿のみの場合は一般的に腎機能障害をきたすことはまれであるが，約10%が血尿＋蛋白尿陽性へ移行するといわれている．

ネフローゼ症候群

病態
- 糸球体基底膜の透過性が亢進し、多量の蛋白が尿に漏出する。その結果、低蛋白血症（低アルブミン血症）、浮腫、脂質異常症などの臨床症状がみられる病態である（図1）。

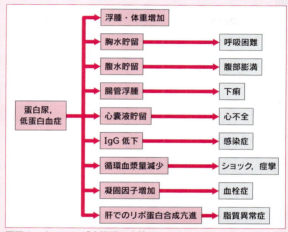

■図1　ネフローゼ症候群の症状

- **原因**：一次性（原発性糸球体腎炎が原因）と二次性（全身性疾患が原因）がある。成人では70～80%が一次性である（表1）。二次性にはループス腎炎、紫斑病性腎炎、悪性腫瘍、薬剤などがある。特殊だが遺伝性ネフローゼ症候群もある。

■表1　一次性ネフローゼ症候群の原因

微小変化群	39%
膜性腎症	38%
巣状糸球体硬化症	11%
膜性増殖性糸球体腎炎	7%
メサンギウム増殖性糸球体腎炎	3%
半月体形成性糸球体腎炎	1%

- **浮腫**：下肢、眼瞼、陰嚢などに多くみられる。腹水や胸水を伴う著明な全身性浮腫を呈する場合もある。

ココがポイント！　肺血栓塞栓症で急変することあり！　突然の呼吸困難、胸痛にはすぐドクターコール！

検査と診断

- 成人の診断基準を**表2**に示す（小児は別基準あり）．

■表2　成人の診断基準

Ⅰ	3.5g/日以上の蛋白尿の持続
Ⅱ	低アルブミン血症（血清アルブミン3.0g/dL以下，血清総蛋白6.0g/dL）
Ⅲ	浮腫
Ⅳ	脂質異常症（高LDLコレステロール血症）

Ⅰ，Ⅱは必須，Ⅲ，Ⅳは必須ではない．診断基準を満たせば，原因によらず本症と診断される．原則的に腎生検で原疾患を確定診断する．

治療

- **薬物療法**：原疾患に応じて副腎皮質ステロイド，免疫抑制薬など，組織型に適した治療を行う（**表3，4**）．

■表3　ネフローゼ症候群の治療効果判定基準

基準	治療効果
完全寛解	尿蛋白＜0.3g/日
不完全寛解Ⅰ型	0.3g/日≦尿蛋白＜1.0g/日
不完全寛解Ⅱ型	1.0g/日≦尿蛋白＜3.5g/日
無効	尿蛋白≧3.5g/日

■表4　ネフローゼ症候群の治療反応による分類

ステロイド抵抗性	治療1か月後に蛋白尿1g/日未満にいたらない
難治性	種々の治療を6か月行っても蛋白尿1g/日未満にいたらない
ステロイド依存性	ステロイド減量または中止後再発を2回以上繰り返すためステロイドを中止できない
頻回再発型	6か月間に2回以上再発する
長期治療依存型	2年間以上継続して治療されている

- **栄養療法（詳細はp.82参照）**：減塩（3g/日以上，6g/日未満）と比較的低蛋白食（微小変化型以外0.8～1.0g/日，微小変化型1.0～1.1g/日）．塩分の過剰摂取は浮腫を増悪させる．過剰な塩分制限（3g/日未満）は起立性低血圧，低ナトリウム血症（特に利尿薬投与時）をきたすため推奨されない．
- **生活上の注意**：運動制限の有効性を支持するエビデンスはなく，ベッド上での絶対安静は避ける．病状悪化がない範囲での適度な運動を推奨する．
- **浮腫の治療**：ループ利尿薬，弾性ストッキング使用など．胸腹水が高度で呼吸器症状や消化器症状が強いときは症状軽

治療

減目的でアルブミン製剤が使用される．高度の全身浮腫・急性腎不全を呈する場合，一時的に体外限外濾過法（ECUM），血液透析を行うことがある（p.124参照）．

- 退院後の生活指導を**表5**に示す．

■表5　退院後の生活指導

- 規則正しい生活
- 手洗い，うがい
- 感染症患者への接触は避ける
- 骨に負担のあるスポーツは避ける
- 薬は指示通り内服する

合併症

- **急性腎障害**：循環血漿量の減少による腎血液量低下・腎尿細管間質の浮腫によるボウマン嚢の静水圧上昇などによる．多くはネフローゼの改善とともに腎機能は改善するが，一時的に透析療法が必要なこともある．
- **血栓塞栓症**：凝固因子の増加，線溶因子の尿中への喪失低下などによる凝固異常から，血栓塞栓症を呈することがある（好発部位は肺動脈，下腿深部静脈，腎静脈）．治療に用いるステロイドも血栓形成を促すので注意する．
- **易感染性**：尿中へのIgG喪失，細胞性免疫の低下，治療に伴う免疫抑制などによる．肺炎，腹膜炎，蜂巣織炎，尿路感染，各種のウイルス，ニューモシスチス，真菌，結核菌などの感染に注意する．
- **脂質異常症**：肝での脂質の合成促進が起こることなどによる．

薬剤

- **ステロイド**：プレドニゾロン（プレドニン®）30〜60mg/日から開始し，その後5mgずつ2〜4週ごとに漸減する．初期にステロイドパルス療法（3日間の点滴）を行うこともある．感染症，消化管潰瘍，糖尿病，精神障害，骨粗鬆症，白内障や緑内障などの副作用がみられることがある．
- **免疫抑制薬**：ステロイド依存性，ステロイド抵抗性，頻回再発例などではシクロスポリンA（ネオーラル®），ミゾリビン（ブレディニン®），シクロフォスファミド（エンドキサン®）などが投与される．
- **利尿薬**：ループ利尿薬（ラシックス®など）を20〜40mgの経口投与または静注で使用する．低アルブミン血症が高度な場合は経口投与では効果がみられない場合も多い．適宜80〜240mgまで増量する．効果不十分な例では，スピノロラクトン（アルダクトン®など）やサイアザイド系利尿薬（フルイトラン®など）を併用することもある．

薬剤	
	● **RAS（レニンアルドステロン系）阻害薬**：慢性期のネフローゼ症候群患者には，抗蛋白尿・腎保護硬化を期待して使われる．高カリウム血症や腎機能低下に注意する．ACEI（タナトリル®）やARB（ニューロタン®）など．
	● **血栓予防**：血清アルブミン値2.5g/dL以下の難治性ネフローゼ症候群では予防的治療を考慮し，ヘパリン持続点滴，ワーファリン®などが使用される．ただし，腎生検前には中止が必要である．
	● **感染予防**：ニューモシスチス肺炎予防のため，時にバクタ®

● 糸球体疾患（全般）／ネフローゼ症候群

● 看護のポイント

観察事項	観察のポイント
● バイタルサイン，血圧 ● 全身症状の観察 　● 浮腫，インアウトバランス 　● 摂取エネルギー	● 症状の出現時間・変化 ● 血液・尿検査データ
● 急性腎炎症候群 　● 血尿，高血圧，浮腫，腎不全 ● ネフローゼ症候群 　● 浮腫，高脂血症，蛋白尿（p.171参照）	● 症状の程度 ● 浮腫出現部位，体重 ● 尿量，飲水量，食事摂取量，内容 ● 食欲不振，倦怠感 ● バイタルサインの変化 ● 症状の増悪
● 治療への適応とストレス ● 内服状況 ● 安静・活動の状況	● 食事制限のストレス ● 食事摂取量 ● 治療の受け入れ状況

薬剤
投与も行う．肺炎球菌ワクチン接種が推奨される．
- **骨粗鬆症予防**：ステロイド投与は長期にわたるため，ビスホスホネート製剤（ボノテオ®など）が投与される．
- **脂質異常症**：HMG-CoA還元酵素阻害薬（スタチン［リピトール®など］）などが用いられる．シクロスポリンはスタチンの血中濃度上昇・横紋筋融解症などの副作用を生じる危険があり，一部のスタチン（クレストール®など）は，シクロスポリン投与中の併用は禁忌である．

注意
- 血尿，浮腫，高血圧の三大主症状やほかの異常所見の早期発見と程度や経過を見極め，対応することが大切である．
- 診断に腎生検が用いられるため，検査にかかわる説明や観察，管理を適切に行う．

考えられること	対応
● 症状改善の徴候は，尿量増加，体重減少，浮腫の軽減 ● 利尿により血圧は安定する場合がある	● 蓄尿指導 ● 衣類による圧迫を避ける ● 体位変換指導 　● 浮腫のある部位をファーラー位などで高くする ● 症状悪化時は早急に医師に報告する
● 基底膜の著しい傷害 ● 大量の蛋白が流出する ● 糸球体の硬化 ● 腎機能の著しい低下 ● 浮腫：尿中の蛋白漏出に伴い低蛋白血症が進むと眼瞼・四肢に現れやすい．重症例は胸水，腹水となる	● 急変時の準備，対処 ● 浮腫がある部位のスキントラブル予防 ● 感染予防行動の指導 ● 治療上の制限や確実な服薬管理を生活に組み込むことをともに考える
● 食事・運動制限による不安やストレスが生じる ● 安静により腎血流量が維持され，腎臓の負担が軽減する	● 入院や治療への適応過程を観察し，病態を理解して援助を行う ● 保温を行い，腎血流量を保つ

ネフローゼ症候群

ネフローゼ症候群
免疫グロブリンA（IgA）腎症

病態

- 日本人の原発性糸球体腎炎で最多である．慢性糸球体腎炎の30〜40％を占め，若年者（20〜30代）や男性に多い．
- 細菌，ウイルスなどの抗原に対し過剰な免疫反応が生じ，IgA型免疫複合体が形成され，糸球体に沈着し発症すると考えられている．
- 学校検尿や健康診断の検尿で蛋白尿や血尿を指摘され，偶然発見されることが最も多い（チャンス蛋白尿，チャンス血尿という）．肉眼的血尿での発見は約10％で，上気道感染直後に認められることが多い．ネフローゼ症候群はまれである．
- IgA腎症の増悪因子を表1に示す．
- 血尿の程度は予後に関連はない．早期に治療できれば，長期的に腎機能を保持できる可能性がある．
- 長期的予後は必ずしも良好ではなく，診断後約20年で40％が末期腎不全（透析など）となる．

■表1　IgA腎症の増悪因子

- 高度の蛋白尿（初診時および経過観察中1g/日以上）
- 高血圧
- 初診時の腎機能低下例
- 組織障害が強い（高度の糸球体硬化と尿細管間質障害）

検査と診断

- 持続的顕微鏡的血尿は必発で，蛋白尿を伴いやすい．
- 血清IgA高値（315mg/dL以上）が約半数にみられる．
- 確定診断は腎生検で行う．メサンギウム増殖を認め，蛍光抗体法ではメサンギウムに免疫グロブリンA（IgA），補体（C3）が沈着する（図1）．

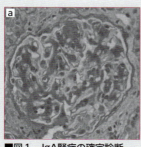 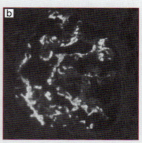

■図1　IgA腎症の確定診断
a：IgA腎症光顕像（PAS染色400倍）：メサンギウム細胞の増殖と基質の増生，b：蛍光抗体法：メサンギウム領域へのIgA沈着．

治療

- 腎生検，臨床所見から透析リスク別に4群に分類する．各群における治療指針（表2）を示す．全ての群に共通して，禁煙・適正飲酒量の指導・体重管理を行う．
- 病巣感染巣除去のため，扁桃摘出で改善例もみられる．
- 腎炎の進展防止のため，高血圧合併例では降圧を行う．

■表2　IgA腎症の各群における治療指針

	生活指導	食事療法	薬物療法	透析にいたる可能性
低リスク群	特にない	塩分過剰摂取を避ける	①抗血小板薬 ②降圧薬（RA系阻害薬） ③副腎皮質ステロイド（糸球体に急性活動性病変を認めれば考慮）	1.4%
中等リスク群	血圧・尿蛋白・腎機能に応じて運動量を調節	蛋白質制限（0.8〜1.0g/kg標準体重/日）や減塩（6g/日未満） ※蛋白制限は症例により適宜調整	①抗血小板薬 ②降圧薬（RA系阻害薬） ③副腎皮質ステロイド（特に糸球体に急性活動性病変を認め，尿蛋白0.5g/日以上，eGFR60mL/分/1.73㎡以上で積極的に考慮）	11.3%
高リスク群	●血圧・尿蛋白・腎機能に応じて運動量を調節 ●妊娠・出産は注意	蛋白質制限（0.6〜0.8g/kg標準体重/日）や減塩（6g/日未満） ※蛋白制限は症例により適宜調整	①抗血小板薬 ②降圧薬（RA系阻害薬） ③副腎皮質ステロイド（特に糸球体に急性活動性病変を認めeGFR60mL/分/1.73㎡以上で考慮）	24.5%
超高リスク群	●血圧・尿蛋白・腎機能に応じて運動量を調節 ●妊娠・出産には厳重な注意	●蛋白質制限（0.6〜0.8g/kg標準体重/日）や減塩（6g/日未満） ●適切なカリウム制限	高リスク群に準ずるが，病態によっては慢性腎不全の治療を行う	64.7%

ココがポイント！ 定期的なフォローアップが重要！

合併症
- 30%の症例で高血圧を認める．

薬剤
- **表2**参照．
- **経口副腎皮質ステロイド薬**：プレドニゾロン30～40mg/日から開始する2年間の持続漸減療法．
- **ステロイドパルス療法**：メチルプレドニゾロン1gの3日間投与を1クールとして隔月で計2回施行する点滴静注療法．
- **扁摘＋ステロイドパルス療法**：扁摘後にステロイドパルス療法を1か月以内に3クール施行する方法と，隔月で3クール施行する方法．まだ明確なエビデンスはない．
- **降圧薬**：ACEIとARBが第一選択薬．血圧130/80mmHg未満（ただし尿蛋白が1g/日以上の場合は125/75mmHg未満）を降圧目標とする．
- **免疫抑制薬**：進行性IgA腎症に対してシクロホスファミド，アザチオプリンをステロイドと併用することがある．
- **抗血小板薬**：ペルサンチン®やコメリアン®は蛋白尿減少効果を有する．
- **抗凝固薬**：腎生検で癒着が目立つ場合はワルファリン，ヘパリンが使用されることがある．

ネフローゼ症候群
膜性腎症

病態

- 成人のネフローゼ症候群の20〜40％を占める．中高年（30〜60代）の発症が多い．
- 80〜90％がネフローゼ症候群を呈するが，検診などで無症候性蛋白尿として発見される例も増えている．
- 一次性（原発性）と二次性（薬物，悪性腫瘍，感染症，膠原病などによる）がある．二次性の原因は多岐にわたる（**表1**）．

■表1　膜性腎症の原因分類

一次性膜性腎症（80％程度）	
二次性膜性腎症（20％程度）	
自己免疫疾患	全身性エリテマトーデス，関節リウマチ，橋本病，原発性胆汁性肝硬変，混合性結合組織病，シェーグレン症候群など
悪性腫瘍	肺癌，胃癌，食道癌，大腸癌，乳癌，腎細胞癌，神経芽腫，メラノーマ，非ホジキンリンパ腫，慢性リンパ性白血病など
感染症	B型肝炎，梅毒，マラリア，フィラリア，日本住血吸虫症，ハンセン病など
薬剤	金製剤，水銀，D-ペニシラミン，カプトプリル，ブシラミン，リチウムなど
その他	糖尿病，サルコイドーシス，鎌状赤血球症，腎移植後など

- 何らかの免疫学的機序により免疫複合体が糸球体上皮下へ沈着することで発症する．一次性膜性腎症の抗原はまだ不明である．
- 予後は比較的良好で，10年後の腎不全率は約10％である（参考：**表2**）．30％は自然治癒する．

■表2　予後不良因子

- ネフローゼ症候群を呈する例
- 発見時腎機能低下を認める例
- 腎生検で尿細管間質病変を認める例
- 高血圧を認める例
- 高齢者
- 男性

検査と診断

- 確定診断は腎生検による．糸球体基底膜への免疫複合体沈着，基底膜の肥厚がみられる（**図1**）．
- 血尿もまれではなく，顕微鏡的血尿は20〜50％にみられる．
- 二次性膜性腎症を除外するため，病歴聴取や全身検索が重要

ココがポイント！ 膜性腎症には悪性腫瘍が隠れていることがある！

である．中でも悪性腫瘍のスクリーニングは必ず行う．

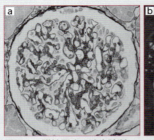
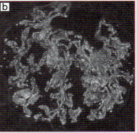

■図1 膜性腎症の確定診断
a：膜性腎症光顕像（PAM染色400倍）：基底膜の肥厚・二重化を認める．
b：蛍光抗体法：IgGが基底膜に沿って陽性．

● 一次性膜性腎症：図2参照．

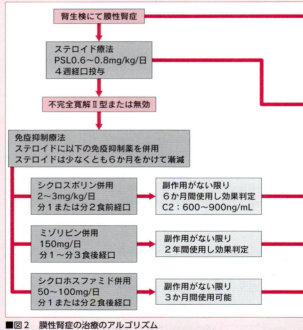

■図2 膜性腎症の治療のアルゴリズム
（厚生労働省難治性疾患克服研究事業進行性腎障害に関する調査研究班治性ネフローゼ症候群分科会．ネフローゼ症候群診療指針．日腎会誌 2011;53(2):109より）

治療
- **薬剤による膜性腎症**：薬剤の投与中止で速やかに改善する．
- **悪性腫瘍に伴う膜性腎症（欧米より頻度は少ない）**：腫瘍摘出．
- **自己免疫疾患・感染症に伴う膜性腎症**：基礎疾患に対する治療．
- **栄養療法**：減塩（6g/日未満），軽度の蛋白質制限（0.8〜1.0g/kg/日）

合併症
- 高血圧（30％）・腎静脈血栓症・ネフローゼ例はp.173参照．

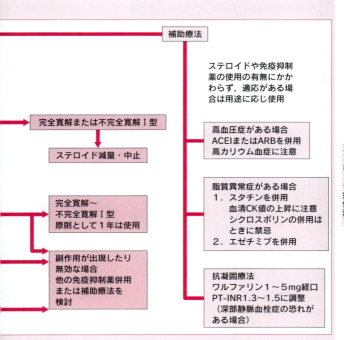

■ネフローゼ症候群

微小変化型ネフローゼ症候群

病態
- 一次性ネフローゼ症候群の原因疾患で最多,成人で約39%,小児では90%を占める.
- アトピー性皮膚炎や小児喘息などアレルギー性素因をもつ例が多く,何らかの免疫学的異常が発症機序に関与している可能性が指摘されている.
- 浮腫をもって急性発症し20～30%は上気道感染に続き発症する.ほかに乏尿,全身倦怠感,腹痛,下痢などもみられる.
- 浮腫が高度で循環血漿量が低下している場合,腎血流量低下に伴う糸球体濾過値(GFR)低下がみられる.

検査と診断
- 多量の蛋白尿がみられ,10～20g/日になることもある.血清総蛋白は3～4g/dLに,アルブミン値も1.5～2.0g/dLに低下する.総コレステロールは500～600mg/dLに上昇することも多い.
- 血尿は20～30%にみられ,高血圧はみられない.
- 多くは一次性だが,ウイルス感染や非ステロイド系消炎鎮痛薬などの薬剤,リンパ腫などの悪性腫瘍やアレルギーなどに合併することがある.
- 腎生検で確定診断する(図1).光顕上は変化がみられない(微小変化群とよばれる理由).鑑別診断では巣状糸球体硬化症が重要である(ステロイド反応性と予後が大きく異なるため).腎生検でも巣状糸球体硬化症初期像は微小変化群と鑑別困難である.

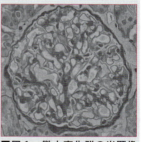

■図1 微小変化群の光顕像
(PAS染色400倍)
メサンギウム増殖や膜の変化はみられない.

治療
- 薬物療法:主体はステロイド療法で,頻回再発型,ステロイド依存性,ステロイド抵抗性には免疫抑制薬が併用される.

ココがポイント! 急性発症のネフローゼ症候群ではまず疑う疾患!

治療（図2）

- **栄養療法，生活改善**：p.172参照．
- 大部分はステロイド療法によく反応し，治療開始後約2週間以内に蛋白尿が消失する．尿蛋白が陰性化し4週ほどで，血清総蛋白は遅れて正常化する．さらに4週ほどで高脂血症が改善する．
- 頻回再発を繰り返しても寛解すれば腎機能は正常化し，予後は極めて良好である．再発は30～70％，頻回再発は20～30％にみられる．再発原因に上気道感染症の罹患などがある．

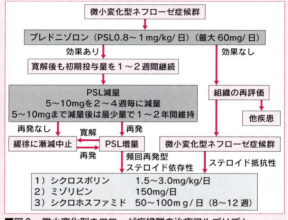

■図2　微小変化型ネフローゼ症候群の治療アルゴリズム
ミゾリビンは頻回再発型ネフローゼ症候群の保険適用はない．
(厚生労働省難治性疾患克服研究事業進行性腎障害に関する調査研究班難治性ネフローゼ症候群分科会．ネフローゼ症候群診療指針．日腎会誌 2011；53（2）：102より)

合併症

- p.173参照．

薬剤

- **ステロイド**：初期投与量はプレドニゾロン（プレドニン®）0.8～1.0mg/kg/日（最大60mg）から開始し，寛解後1～2週間維持する．2～4週ごとに5mg/日漸減し，1～2年投与する．初期にステロイドパルス療法（メチルプレドニゾロン500～1,000mgを3日間）を併用することも多い．
- **免疫抑制薬**：ネオーラル®，ブレディニン®，エンドキサン®が使用される．
- **その他の薬剤**：p.173参照．

■ネフローゼ症候群
膜性増殖性糸球体腎炎

病態

- 20歳以下の発症が多い．特発性と二次性がある（表1）．

■表1　二次性膜性増殖性糸球体腎炎の原因

全身性疾患	全身性エリテマトーデス（SLE），クリオグロブリン血症，関節リウマチ
感染症	細菌感染症：細菌性心内膜炎，シャント腎炎 寄生虫感染：マラリア，フィラリアなど ウイルス感染：B型肝炎，C型肝炎，後天性免疫不全症候群
悪性新生物	白血病，リンパ腫，上皮細胞性癌，骨髄腫
その他	

- 無症候性蛋白尿・血尿（約30％），ネフローゼ症候群（約50％），急性腎炎（約20％）などで発症する．
- 予後不良で10年腎生存率は50％とされている．

検査と診断

- **腎生検（図1）**：ほとんどの糸球体にメサンギウム増殖と糸球体の分葉化を認める．基底膜と内皮細胞の間にメサンギウム細胞が入り込み，基底膜は二重化を示す．
- 血尿はほぼ全例，低補体血症は50〜70％で認められる．

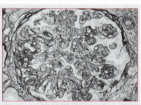

■図1　膜性増殖性腎炎の光顕像（PAM染色400倍）

治療

- 二次性では基礎疾患の治療を優先する．特に肝炎ウイルス感染が原因の場合，インターフェロンなどの抗ウイルス療法が有効である．特発性では副腎皮質ステロイド，免疫抑制薬，抗凝固療法，抗血小板薬投与などが行われる．

合併症・薬剤

- 30〜50％が軽症の高血圧を呈する．
- **副腎皮質ステロイド**：プレドニン®．
- **免疫抑制薬**：ネオーラル®，エンドキサン®など．
- **抗凝固薬**：ワーファリン®．
- **抗血小板薬**：ペルサンチン®，コメリアン®など．

ココがポイント！　低補体血症がみられる腎疾患は，膜性増殖性腎炎，SLE，急性糸球体腎炎（AGN）がある！

ネフローゼ症候群
巣状分節性糸球体硬化症(FSGS)

病態
- 難治性ネフローゼ症候群の代表的疾患である．男性に多い．
- ネフローゼ症候群で発症する例が多い（約60%）．
- 長期のステロイド療法で1/3は完全寛解，1/3が部分寛解，1/3が治療抵抗性である．
- 予後は10年で約40%が末期腎不全（ネフローゼ症候群持続例）．

検査と診断
- 確定診断は腎生検による（図1）．糸球体に分節状の硬化所見を認めるが，一部の糸球体のみに存在することが特徴的である．
- 軽度の血尿を伴うことがある．

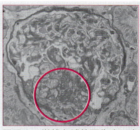

■図1 巣状糸球体硬化症の光顕像（PAS染色400倍）
分節性硬化病変を認める．

治療
- FSGSの初回の寛解導入には，副腎皮質ステロイド薬単独療法が推奨される．
- 副腎皮質ステロイド薬抵抗例には，シクロスポリンと少量副腎皮質ステロイド薬の併用療法が推奨される．
- LDLアフェレーシスは，高LDLコレステロール血症を伴うステロイド抵抗性のFSGSの尿蛋白減少に有効である可能性があるため，適応を考慮する．
- **栄養療法**：減塩（6g/日未満）と比較的低蛋白食（0.8〜1.0g/日）．

その他
- 合併症・薬剤についてのネフローゼ例はp.173参照．

ココがポイント！ 難治性ネフローゼ症候群は，長期入院や入退院を繰り返すことが多い！

●ネフローゼ症候群

●看護のポイント

観察事項	観察のポイント
●バイタルサイン	●循環動態の変化 ●呼吸状態 ●胸水による咳嗽,喀痰
●全身症状の観察	●症状の程度と経過の把握 　●浮腫の出現部位と程度 　●体重の増加 　●尿量,飲水量 　●食事摂取量・食事内容 ●腹水による腹痛,下痢など
●尿検査	●尿蛋白(3.5g/日以上)の持続 ●尿の性状
●血液検査	●血清総蛋白(6.0g/dL以下) ●血清アルブミン(3.0g/dL以下) ●血清総コレステロール(250mg/dL以上)
●感染徴候	●発熱,感冒症状
●意識状態・神経症状	●動脈血栓・静脈血栓による突然の状態変化,麻痺,意識障害,血流障害
●治療薬の副作用	●ステロイド:満月様顔貌,高血糖,情緒不安定,易感染状態,骨粗鬆症 ●免疫抑制薬:腎障害,血圧上昇,易感染状態,多毛

> | 注意 | ● 低蛋白血症，浮腫，高脂血症から引き起こされる随伴症状の早期発見と程度や経過を見極め，急性増悪への対応を準備しておくことが大切である．
> ● 再燃や増悪も多く，治療も長期化するため，患者の病態や治療に対する理解や自己管理，生活背景を理解したうえでの精神面での支援が重要である．

考えられること	対応
● 低蛋白血症による循環血液量減少 ● 胸水貯留による呼吸状態悪化	● 全身状態や自覚症状の変化に速やかに対応
● 低蛋白血症による浮腫 　● 眼瞼や四肢にみられやすい 　● 重症症例では胸・腹水もみられる ● 胸水においては呼吸状態の観察 ● 腹水においては腹部症状を観察する（腹痛・下痢など） ● 尿量：ステロイド薬によるナトリウム貯留作用，血液凝固亢進作用	● 今までの生活習慣における情報を聞き取り，退院後の生活制限や栄養療法などの治療の継続のための自己管理方法，生活指導を行う
● 低蛋白血症 ● 高脂血症：肝臓での蛋白質合成の際に脂肪に合成される	● 皮膚トラブル防止のためのスキンケアと損傷防止
● 低アルブミン血症による易感染状態	● 感染防止の行動の指導
● 低蛋白血症による血管内脱水，血液濃縮，凝固能亢進状態から血栓形成が起こる	● 全身・意識状態の観察，急変への準備や処置
● 副作用の出現による不安から内服の自己中止 ● 副作用によるボディイメージ変化に伴うストレス ● 薬剤による糖尿病症状の出現	● 薬物療法に対する理解を評価 ● 内服管理や副作用の観察など自己管理能力に合わせた指導を行う

ネフローゼ症候群

二次性糸球体疾患
糖尿病性腎症（DMN）

病態

- 神経障害，網膜症とともに糖尿病三大合併症のひとつで，末期腎不全（透析導入）の原因第1位である．日本では約110万人が糖尿病性腎症とされ，糖尿病で受診中の15％に本症がみられる．糖尿病発症後5〜10年で起こり，網膜症と並行して進みやすい．
- 高血糖による代謝異常→糸球体基底膜・メサンギウム細胞病変→糸球体硬化→腎機能廃絶と進む（図1）．
- 透析導入後も合併症で生命予後不良（1年生存率約70％，5年生存率50％以下）である．主な死因は心不全，感染症，脳血管障害，心筋梗塞．

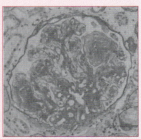

■図1　糖尿病性腎症の光顕像（PAS染色400倍）
メサンギウム領域の拡大，結節性病変を伴う．

検査と診断

- 新しい病期分類およびCKD重症度分類との関係を示す（**表1，2**）．

■表1　糖尿病腎症病期分類（改訂）注1

病期	尿アルブミン値（mg/gCr）あるいは尿蛋白値（g/gCr）	GFR（eGFR）（mL/分/1.73m²）
第1期（腎症前期）	正常アルブミン尿（30未満）	30以上 注2
第2期（早期腎症期）	微量アルブミン尿（30〜299）注3	30以上
第3期（顕性腎症期）	顕性アルブミン尿（300以上）あるいは持続性蛋白尿（0.5以上）	30以上 注4
第4期（腎不全期）	問わない 注5	30未満
第5期（透析療法期）	透析療法中	

注1：糖尿病性腎症は必ずしも第1期から順次第5期まで進行するものではない．本分類は，厚労省研究班の成績に基づき予後（腎，心血管，総死亡）を勘案した分類である（URL：http://mhlw-grants.niph.go.jp/, Wada T, Haneda M, Furuichi K, Babazono T, Yokoyama H, Iseki K, Araki SI, Ninomiya T, Hara S, Suzuki Y, Iwano M, Kusano E, Moriya T, Satoh H, Nakamura H, Shimizu M, Toyama T, Hara A, Makino H ; The Research Group of Diabetic Nephropathy, Ministry of Health, Labour, and Welfare of Japan : Clinical impact of albumin-

■表1　糖尿病腎症病期分類（改訂）注1（つづき）

uria and glomerular filtration rate on renal and cardiovascular events, and all-cause mortality in Japanese patients with type 2 diabetes. Clin Exp Nephrol, 2013 Oct 17. [Epub ahead of print]).

注2：GFR 60 mL/分/1.73㎡未満の症例はCKDに該当し，糖尿病腎症以外の原因が存在し得るため，他の腎臓病との鑑別診断が必要である．

注3：微量アルブミン尿を認めた症例では，糖尿病腎症早期診断基準に従って鑑別診断を行った上で，早期腎症と診断する．

注4：顕性アルブミン尿の症例では，GFR 60 mL/分/1.73㎡未満からGFRの低下に伴い腎イベント（eGFRの半減，透析導入）が増加するため，注意が必要である．

注5：GFR 30 mL/分/1.73㎡未満の症例は，尿アルブミン値あるいは尿蛋白値にかかわらず，腎不全期に分類される．しかし，特に正常アルブミン尿・微量アルブミン尿の場合は，糖尿病腎症以外の腎臓病との鑑別診断が必要である．

【重要な注意事項】本表は糖尿病腎症の病期分類であり，薬剤使用の目安を示した表ではない．糖尿病治療薬を含む薬剤，特に腎排泄性薬剤の使用にあたっては，GFR等を勘案し，各薬剤の添付文書に従った使用が必要である．

（糖尿病性腎症合同委員会．糖尿病性腎症病期分類2014の策定（糖尿病性腎症病期分類改訂）について．糖尿病 2014；57（7）：531．Tableより）

■表2　改訂病期分類とCKD重症度分類との関係

アルブミン尿区分			A1	A2	A3
尿アルブミン定量			正常アルブミン尿	微量アルブミン尿	顕性アルブミン尿
尿アルブミン/Cr比（mg/gCr）			30未満	30〜299	300以上
(尿蛋白/Cr比）（g/gCr）					(0.50以上)
GFR区分 (mL/分/1.73㎡)	G1	≧90	第1期 (腎症前期)	第2期 (早期腎症期)	第3期 (顕性腎症期)
	G2	60〜89			
	G3a	45〜59			
	G3b	30〜44			
	G4	15〜29	第4期 (腎不全期)		
	G5	<15			
	(透析療法中)		第5期（透析療法期）		

（糖尿病性腎症合同委員会．糖尿病性腎症病期分類2014の策定（糖尿病性腎症病期分類改訂）について．糖尿病 2014；57（7）：531．Appended Tableより）

- 5年以上の糖尿病歴や糖尿病性網膜症がある場合は，糖尿病性腎症の可能性が高く，通常腎生検は行わない．ただし，①糖尿病性網膜症なし，②血尿2＋以上，③糖尿病発症5年以内，の場合は慢性糸球体腎炎など，ほかの腎疾患の可能性があるため腎生検を考慮する．

治療

- 腎不全への移行を遅らせるため、早期腎症からの対策を行う.
- **厳格な血糖管理**：早期腎症ではHbA₁c7.0％未満（国際基準値〔NGSP値〕）を目標とする. 顕性腎症以降では腎症進展に対する厳格な血糖コントロールの効果は明らかではない. 腎不全が進むと血糖コントロールは改善するが、糖尿病自体の軽快ではなく、腎でのインスリン分解能力低下による. 腎不全の進行とともに経口血糖降下薬やインスリンの減量・中止を要することがある.
- **血圧管理**：目標血圧130/80mmHg. ACEI, ARBが第1選択薬で、蛋白尿減少、腎保護効果もある. 長時間作用型カルシウム拮抗薬（アテレック®など）も併用する.
- **栄養療法**：慢性腎臓病に準ずる. 蛋白質0.6～0.8g/kg/日、塩分6g/日以下が目安である.
- **生活指導（表3）**：食事療法、減量（肥満時）、適度な運動、アルコール制限、禁煙が重要である.
- **薬物療法**：糖尿病性腎症では、ネフローゼ症候群でもステロイド療法は無効であり行わない. 浮腫に対しては塩分制限するが、不十分ならループ利尿薬（ラシックス®など）を用いる.
- **透析療法**：血清クレアチニン（Cr）値が比較的低値（2～3mg/dL程度）でも、溢水症状が強く、保存的に体液管理が困難ならば行う（糖尿病性腎症では他疾患に比べて溢水で透析導入になりやすい）.

合併症

- 神経障害、網膜症、心血管病変（脳梗塞、心筋梗塞、閉塞性動脈硬化症、足壊疽など）、感染、心不全、高血圧.

薬剤

- ACEI, ARBを使用する. 早期腎症から顕性腎症への進展を抑制し、顕性腎症期においても血清Cr値の上昇を抑制する.

ココがポイント！ 腎不全が進行すると血糖降下薬（特にSU薬）で低血糖を起こすことがある！

二次性糸球体疾患
膠原病性腎障害

- 膠原病を基礎疾患とした腎障害をさす．

■ ループス腎炎

病態
- 全身性エリテマトーデス（SLE）による腎障害で，全SLE例の50％にみられる．
- 妊娠可能年齢の女性に好発する．
- 細胞核内のDNAに対して産生された抗体が腎臓に沈着して発症する．
- SLEの全身症状（発熱，関節痛，皮疹，口内炎など）も伴う．
- 腎の10年生存率は80～90％である．

検査と診断
- 尿所見は蛋白尿・血尿が主で，浮腫・ネフローゼ症状も呈する．血液検査では抗DNA抗体・免疫複合体高値，血清補体価（CH50など）低下，白血球・血小板減少，貧血などを認める．確定診断は腎生検で行う．6病型がある（表1）．

■表1 ループス腎炎の病型

病型	腎糸球体病理像	尿所見・臨床症状
Ⅰ型 微小メサンギウム型	ほぼ正常	正常尿，または尿沈渣で少量赤血球のみ．SLE活動性少なく皮疹のみ
Ⅱ型 メサンギウム増殖型	メサンギウムの細胞増加やメサンギウム基質拡大	尿蛋白1＋～2＋，沈渣RBC＜30/HPF，中等度のSLE症状，軽度の抗DNA抗体上昇・CH50減少
Ⅲ型 巣状型	分節性～全節性の細胞増殖病変を巣状に認めるが，全糸球体の50％以下のみに存在	尿蛋白2＋～3＋，沈渣RBC20～100/HPF，多彩なSLE症状，抗DNA抗体上昇・CH50減少著明
Ⅳ型 びまん性型	分節性～全節性の細胞増殖病変をびまん性に認め，全糸球体の50％以上に存在	尿蛋白≧3＋，沈渣RBC＞50/HPF，ネフローゼ症状，高血圧，多彩なSLE症状，抗DNA抗体上昇・CH50減少著明
Ⅴ型 膜性型	全節性～分節性の糸球体上皮下沈着物の存在	尿蛋白≧3＋，沈渣RBC10～20/HPF，ネフローゼ症状，抗DNA抗体正常，低補体血症なし
Ⅵ型 硬化型	全節性硬化病変が90％以上に存在	尿蛋白1＋～3＋，沈渣RBC＜20/HPF，血清Cr上昇，高血圧

治療	・主体はステロイド薬だが長期内服が必要のため，副作用防止のためシクロフォスファミドやシクロスポリンなどの免疫抑制薬を併用する． ・治療抵抗例にはMMF（セルセプト®），タクロリムス（プログラフ®），ミゾリビン（ブレディニン®）などを用いる． ・免疫抑制療法の副作用（日和見感染，骨粗鬆症，消化管潰瘍など）に注意する．
合併症	・高血圧を呈することがある．

■ 強皮症腎

- 2種の機序があり，ともに1年以内死亡率50%以上である．

	血管内皮細胞障害性 （狭義の強皮症腎クリーゼ）	MPO-ANCA性強皮症腎クリーゼ
病態	長年の強皮症の経過中に発症．血管内皮細胞の障害で血管内腔が狭窄し，①糸球体虚血→腎不全，②高レニン血症→悪性高血圧が起こる	抗好中球細胞質抗体（MPO-ANCA）が出現し，半月体形成性腎炎→腎不全
症状	全身の皮膚硬化．悪性高血圧（拡張期血圧＞130mmHg）．視力障害，頭痛，痙攣	肺出血合併もあり．高血圧はない
検査	溶血性貧血，破砕赤血球．急激なCr値上昇	尿蛋白・血尿．急激なCr値上昇．MPO-ANCA上昇
治療	ACEI	ステロイド，抗凝固療法

■ 関節リウマチ（RA）に伴う腎障害

- 以下の3つが多い．

		特徴など	症状・検査	治療
薬剤性		金製剤，ブシラミン（多くは投与1年以上で発症）	蛋白尿主体．50%がネフローゼ症候群，膜性腎症を呈する	原因薬剤中止で多くは6か月以内に治癒
		NSAID（投与1〜2か月で発症）	間質性腎炎．蛋白尿は軽度	
アミロイドーシス		関節リウマチ長期罹患患者に発症．アミロイドが腎臓に沈着	尿蛋白，腎機能低下	根本治療なし．数年で腎不全
IgA腎症		一般人よりIgA腎症発症頻度やや上昇	蛋白尿・血尿．腎機能障害少ない	IgA腎症の治療に準ずる．腎予後は良好

■ シェーグレン症候群に伴う腎障害

	検査	治療・予後
間質性腎炎（慢性型）	尿中 β_2 ミクログロブリンや α_1 ミクログロブリン高値	ステロイド．長期的には腎機能低下
腎結石	X線像で腎髄質部に小結石多発	水分摂取励行．カルシウム摂取制限．腎機能障害はまれ
尿細管性アシドーシス	血液pHは酸性，尿はアルカリ性	重曹．低カリウム血症に対しカリウム製剤補充

二次性系球体疾患

二次性糸球体疾患
腎硬化症

病態
- 軽度〜中等度の高血圧の持続，全身の動脈硬化により腎が障害される．腎硬化症は良性腎硬化症と悪性腎硬化症（悪性高血圧）に分類され，臨床の場では腎硬化症といえば前者を指すことが多いので，ここでは良性腎硬化症について述べる．
- 透析導入の原疾患第3位（約12%）で，年々増加傾向にある．

検査と診断
- 数年以上持続する高血圧の存在．
- 腹部エコーで両腎の腎サイズの減少，皮質の委縮，腎辺縁の不整およびエコー輝度の亢進を認める（図1）．
- 眼底で動脈硬化の所見を伴う．
- 蛋白尿，血尿，浮腫は多くなく，蛋白尿1+または1g/日程度であるが，ネフローゼ症候群を呈することもある．高尿酸血症も認める．

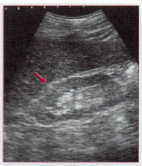

■図1　腎硬化症エコー像
表面凹凸を認める．

- 慢性糸球体腎炎との鑑別が問題となることが少なくない（**表1**）．長期の高血圧の経過後に出現した蛋白尿では腎硬化症を疑うが，高血圧や蛋白尿の経過が不明の場合は糸球体腎炎との鑑別が困難で，このような場合に腎生検が施行される．

■表1　腎硬化症の鑑別診断

	腎硬化症	慢性糸球体腎炎	糖尿病性腎症
年齢	50歳以上	若年者〜高齢者	中年以上
家族歴	高血圧	なし	糖尿病
尿異常と原疾患	高血圧が先行	血尿・蛋白尿が先行	糖尿病が先行
血尿	軽度	軽度〜高度	軽度
蛋白尿	1.0g/日以下が多い	軽度〜ネフローゼ	軽度〜ネフローゼ
浮腫	まれ	認めることあり	重症例多い
腎障害の進行速度	遅い	さまざま	遅いが進行性
眼底所見	細動脈硬化，狭小化，出血，軟性白斑	網膜浮腫，出血，軟性白斑	細動脈瘤，出血，増殖性網膜症
降圧治療	有効	やや有効	初期は有効

検査と診断

- **腎生検所見**：葉間動脈の内膜肥厚と，細動脈のガラス化が特徴である．尿細管の萎縮，間質の繊維化もみられる．

治療

- **血圧管理（表2）**：降圧目標達成には多くの場合，多剤の併用を要する．降圧の意義は慢性腎臓病進展（腎機能増悪）の抑制，心血管病発症の予防にある．降圧につれ糸球体濾過値（GFR）の低下速度が小さくなるといわれている．

■表2　降圧目標と第一選択薬

	蛋白尿なし	蛋白尿あり
降圧目標	140/90mmHg未満	130/80mmHg未満
第一選択薬	ACEI・ARB カルシウム拮抗薬 利尿薬	ACEI・ARB

- 急激な降圧は腎機能悪化の危険があるので，徐々に降圧する．降圧薬を開始・増量・追加する場合，1〜2週間ほど腎機能や血清カリウムの推移を観察し，急激な悪化がないことを確かめつつ降圧目標をめざす．脳血流低下（立ちくらみ），心血流低下（狭心症状）に注意する．特に65歳以上では診察室血圧にて収縮期血圧110mmHg未満への降圧は避ける．
- 降圧と同時に蛋白尿減少をめざす．蛋白尿減少は，腎保護のみならず心血管疾患の発症抑制にもつながる．
- **栄養療法**：慢性腎臓病（CKD）の栄養療法（p.84）参照．
- **生活習慣改善**：禁煙，肥満の改善，適度な運動など．
- 脂質管理．

合併症

- 虚血性心疾患，脳卒中，閉塞性動脈硬化症などの心血管病．

薬剤

- **降圧薬**：蛋白尿を認める場合（0.15g/gCr以上）はRA系阻害薬（ACEIまたはARB）を優先する．投与時は血清Cr上昇や高カリウム血症に注意する．降圧目標達成のためカルシウム拮抗薬や利尿薬，α遮断薬，β遮断薬なども併用される．
- **利尿薬**：推定GFR 30mL/分以上ならサイアザイド利尿薬（フルイトラン®）を，それ未満ならループ利尿薬（ラシックス®など）を用いる．

二次性糸球体疾患

 慢性糸球体腎炎との鑑別がポイント！

●二次性糸球体疾患

●看護のポイント

観察事項	観察のポイント
●バイタルサイン	●血圧変動 ●高血圧の持続がないか ●降圧目標値内に維持されているか
●呼吸状態	●呼吸困難感,喀痰,酸素飽和度,胸部X線写真
●全身状態の観察	●浮腫,全身倦怠感,悪心 ●精神不安定,瘙痒感 ●突然の激しい頭痛 ●動悸,息切れ,視力障害
●尿検査	●蛋白尿
●血液検査 ●治療への適応とストレス	●腎機能,血糖値 ●食事制限のストレス ●食事摂取量 ●治療の受け入れ状況 ●内服状況 ●安静,活動の状況
●治療の継続と自己管理	●血糖値コントロール ●薬物療法 ●食事制限 ●生活改善

> **注意**
> - 蛋白尿，血尿，浮腫のほか，全身疾患の存在と病状の変化から腎障害の程度と経過を見極め，症状に対する対応と全身疾患に対する内服管理や生活習慣の改善などを含めた支援が大切である．
> - ステロイド治療中の副作用の理解と観察への指導も重要である．

考えられること	対応
・降圧薬の調整不良 ・腎臓を流れる血液量が減少し老廃物の排泄に障害が出る	・目標値と異なる血圧が持続する場合は薬剤調整が必要であるため，医師へ報告する
・腎機能悪化による呼吸状態の悪化（溢水）	・呼吸状態に合わせた体位の工夫，生活上の支援 ・必要な場合，吸引や酸素療法
・腎機能低下による尿毒症症状の出現，症状の増悪により左心不全へ移行	・進行すると腎不全や透析になるため，患者が症状変化に関心をもち，症状悪化時は早急に対応できるように指導する
・長時間の高血糖による血管障害と膜の変化 ・濾過機構の破綻 ・高血圧による腎臓の細動脈硬化が進み，濾過機構が破綻	
・食事制限，運動制限による不安やストレスが生じる	・入院や治療への適応過程を観察し，病態を理解した援助 ・安静や保温で腎血流量が維持され腎臓の負担が軽減する旨を説明し，生活の変容を促す
・血圧や血糖など多くのことに関して自己管理を長期にわたり継続する必要がある ・管理能力の不足は，治療の中断や対応の遅れをまねく	・血糖コントロールの理解評価 ・薬物療法の理解評価 ・生活指導：適度な運動，ストレスをためない．禁酒，夜食を避ける ・栄養指導：減塩（10g以下），ナトリウムの排泄を促すカリウムを多く含む食品を摂る．蛋白質の制限，減塩，脂肪を控える

二次性糸球体疾患

血液疾患関連腎症
多発性骨髄腫（骨髄腫腎）

病態
- 多発性骨髄腫は免疫グロブリン（M蛋白）を産生する形質細胞の腫瘍化で生じる．骨髄腫腎は多発性骨髄腫の合併症である．
- 異常に産生されたM蛋白が尿細管を閉塞し，炎症細胞浸潤や腎間質の線維化をきたして腎障害が起こる．
- **症状**：全身倦怠感，貧血症状（ふらつきなど），骨融解による骨痛（特に腰痛が多い），高カルシウム血症，急性腎不全など（骨髄腫腎を伴う場合）．

検査と診断
- 骨髄穿刺で異型形質細胞の増殖を確認する．
- 血清・尿の免疫電気泳動でM蛋白を検出．血清総蛋白（TP）/アルブミン（Alb）比が上昇．
- 腎障害（血清クレアチニン〔Cr〕値上昇，蛋白尿定量で陽性，尿β_2ミクログロブリン上昇）．
- 高カルシウム血症(血清カルシウム値の確認)，貧血(ヘモグロビン値<10g/dLが多い)，骨病変(全身骨レ線像で骨融解像)．
- 過粘稠度症候群による血液の循環障害（赤血球の連銭形成）．
- 腎生検で尿細管腔内に好酸性の円柱充満，尿細管上皮の変性・剥離，異物型巨細胞の出現など．
- すでに多発性骨髄腫が診断されている場合は骨髄腫腎の診断は容易だが，急性腎不全で発症した場合には診断に苦慮することもある．そのときは腎生検を検討する．

治療
- 多発性骨髄腫に対する化学療法（VAD〔ビンクリスチン・アドリアマイシン・デキサメタゾン〕療法，高用量デキサメタゾン療法，ボルテミゾブなど）が基本となる．
- 非乏尿性腎不全の場合には補液，尿のアルカリ化を行う．
- 高カルシウム血症の管理．腎不全の進行時は透析療法を検討．

合併症
- 感染症（免疫能低下による），出血傾向，15%にAL（原発性）アミロイドーシス（後述）などを合併する．

> **ココがポイント！** 骨髄腫では尿蛋白中のAlbは少量でベンス・ジョーンズ蛋白*が主体のため，尿試験紙法で陰性でも尿定量法で強陽性となり，結果が解離する．

* ベンス・ジョーンズ蛋白（BJP）：尿中に排泄される，モノクローナルな抗体の軽鎖（L鎖）．κ（カッパ）型とλ（ラムダ）型がある．尿試験紙法では検出できない．

血液疾患関連腎症
アミロイドーシス（アミロイド腎症）

病態
- アミロイドーシスはβ構造を有する線維蛋白質（アミロイド）が，臓器に沈着して種々の障害を起こす疾患群である．
- アミロイド腎症はアミロイドの腎組織への沈着で生じる．アミロイドにはいくつかタイプがあり，AL（原発性）アミロイドーシス，AA（続発性）アミロイドーシスの頻度が高い．
- **症状**：蛋白尿が初発症状であり，血尿はないか軽度．経過とともにネフローゼ症候群を呈する．全身性では，アミロイドの沈着部位により，心症状，消化器症状，神経障害，起立性低血圧，出血症状などを呈する．

検査と診断
- 腎生検や直腸・十二指腸・皮膚の生検で，組織へのアミロイドの沈着を病理学的に証明する（コンゴーレッド染色）（図1）．

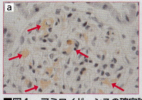 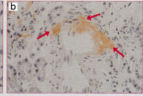

■図1　アミロイドーシスの確定診断（コンゴーレッド染色〔400倍〕）
a：腎の糸球体へのアミロイドの沈着を認める．b：腎の小葉間動脈壁へのアミロイドの沈着を認める．

- 腎機能検査（蛋白尿，血清クレアチニン値上昇など）．
- 心機能検査（心電図，心エコーなど）．
- ALアミロイドーシスでは，血清M蛋白，尿中ベンス・ジョーンズ蛋白，血清遊離軽鎖（FLC）などを測定する．

治療
- ALアミロイドーシスでは多発性骨髄腫に準じた治療（メルファラン，減量デキサメタゾンの併用療法など）が行われる．
- 自家末梢血幹細胞移植も検討される．
- AAアミロイドーシスでは，基礎疾患（関節リウマチなど）のコントロールが中心となる．
- 末期腎不全に至った場合は透析療法も実施されるが，低血圧や心不全の合併が多く，透析導入後の予後は不良である．

合併症
- 感染症（免疫能低下による）など．

血液疾患関連腎症
クリオグロブリン血症に伴う腎病変

病態
- クリオグロブリンは低温で沈殿し，37℃以上に加温すると再溶解する．血清中にクリオグロブリンを伴うことで，全身の小血管の血管炎を生じ，約50％の症例で腎炎を合併する．
- クリオグロブリンは組成によりⅠ，Ⅱ，Ⅲ型に分類される．Ⅰ型を単クローン型，Ⅱ・Ⅲ型を混合型クリオグロブリンといい，混合型クリオグロブリン血症患者の約90％はC型肝炎に感染している．
- 原因不明の本態性クリオグロブリン血症のほか，感染症，膠原病，悪性腫瘍などがクリオグロブリン血症の原因になる．
- **症状**：多関節痛，紫斑，レイノー現象，皮膚の潰瘍，寒冷蕁麻疹など．

検査と診断
- 血清のクリオグロブリンを検出する（冷えるとすぐに沈殿し測定できなくなるため，検出の際には採血スピッツを37℃に保つよう注意する）．
- 低補体血症を伴うことが多い．
- 蛋白尿，血尿，血清クレアチニン（Cr）値上昇など．
- **腎生検**：腎炎が疑われる場合は診断・治療方針決定のために行う．膜性増殖性糸球体腎炎をきたすことが多い．

治療
- C型肝炎合併例では，抗ウイルス療法（インターフェロン療法など），リツキシマブなどを検討する．
- 副腎皮質ステロイド治療．
- 重症例では，血漿交換や免疫抑制剤などを考慮する．

合併症
- C型肝炎の合併が多いため，慢性肝炎・肝硬変・肝細胞癌に注意する．

●血液疾患関連腎症の看護のポイント

看護
- 原疾患の治療・看護に準じる．腎不全になった場合は，慢性腎臓病（CKD）・透析の看護に準じる．

> **ココがポイント！** C型肝炎患者ではクリオグロブリン血症を伴うことがあり，定期的に蛋白尿・血尿の有無をチェックする．クリオグロブリン血症をみたら，C型肝炎をチェックする！

免疫グロブリンG4（IgG4）関連腎臓病

病態
- 自己免疫性膵炎など多臓器の病変とともに尿細管間質性腎炎を主体とする腎病変を呈する免疫疾患．近年，提唱された新しい疾患概念である．
- 中高年の男性に多く，喘息やアレルギー性鼻炎などのアレルギー疾患を伴うことが多い．

検査と診断
- 蛋白尿（1.0g/日未満），血尿（陰性または軽度）．
- 尿細管性蛋白尿：β_2・α_1ミクログロブリン，N-アセチル-β-D-グルコサミニダーゼ（NAG）上昇を認める．
- 血中クレアチニン（Cr）値上昇，IgG値上昇，IgG 4値上昇（135mg/dL以上），IgE値上昇，補体低下．
- 造影CT（**図1**）：腎実質の多発性造影不良域，びまん性腎腫大，単発性腎腫瘤，内腔不整を伴わない腎盂壁の肥厚性病変．
- 確定診断は腎生検で行う．著明なリンパ球・形質細胞浸潤と繊維化を伴う間質性腎炎を認める（**図2**）．免疫染色では形質細胞はIgG 4陽性である．

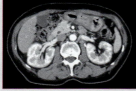 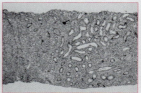

■図1 造影CT（腎実質の多発造影不良域，自験例）

■図2 腎生検
著明なリンパ球・形質細胞浸潤と繊維化を伴う間質性腎炎，自験例，PAM染色x 100．

治療
- 副腎皮質ステロイド薬が奏功する．
- 腎機能に応じた食事療法・透析療法を施行する．

合併症
- 胆管病変（硬化性胆管炎），肺病変（間質性肺炎，炎症性偽腫瘍），後腹膜病変（後腹膜線維症），大動脈（周囲）病変（炎症性大動脈瘤），リンパ節病変（肺門・縦隔リンパ節腫大），涙腺・唾液腺病変（慢性硬化性涙腺炎，慢性硬化性唾液腺炎），肝臓病変（炎症性偽腫瘍）．

間質性腎炎

病態

- 尿細管，間質に炎症性変化を認める疾患である．経過から急性間質性腎炎と慢性間質性腎炎がある．多くは急性間質性腎炎で，原因は薬剤アレルギーが多い（**表1**，p.204参照）．

■表1　急性間質性腎炎の原因

薬剤性	抗菌薬，非ステロイド系消炎鎮痛薬，利尿薬，アロプリノール（ザイロリック®），H₂ブロッカー（ガスター®など），造影剤
感染症	ジフテリア，溶連菌群など
免疫性	サルコイドーシス，抗尿細管基底膜（TBM）抗体病，シェーグレン症候群，川崎病
特発性	ぶどう膜炎を伴う尿細管間質性腎炎（TINU）症候群

- 急性間質性腎炎の多くは急性腎障害という形で発症する．ときに発熱，発疹，腰痛，関節痛などを認める．
- TINU症候群は思春期の女性に好発し，発熱，全身倦怠感，食欲不振，関節痛，発疹などで初発する．進行すると強い炎症所見（C反応性蛋白〔CRP〕上昇など）を認め，眼痛・結膜充血などのぶどう膜炎症状を認める．
- 慢性間質性腎炎は遺伝性疾患，代謝異常，薬物，感染，肉芽腫性疾患などにより，腎間質に慢性的に炎症を繰り返し，腎実質が瘢痕化していく．症状が乏しいため発見が遅れることが多い．夜間尿（尿濃縮力低下），高血圧，貧血など腎機能低下の症状で発見されることが多い．

検査と診断

- **血液検査**：クレアチニン（Cr）・血液尿素窒素（BUN）値上昇，腎性貧血を認める．尿細管機能障害による低ナトリウム血症，高カリウム血症，低カリウム血症などの電解質異常を認めることがある．
- **尿細管性蛋白尿**：近位尿細管の障害により糸球体より濾過された低分子蛋白が再吸収されず，尿中排泄が増加する．尿中のβ₂・α₁ミクログロブリン，NAG上昇などを認める．
- **その他の尿検査**：血尿，腎性糖尿，アミノ酸尿を認める．糸

ココがポイント！　間質障害は糸球体障害よりも腎機能の予後とよく関連するため，予後を把握するうえで有用！

検査と診断

- 球体障害でみられる蛋白尿・血尿は少なく，尿蛋白は1g/日以下のことが多い．尿沈渣で好酸球を認めることがあるが，頻度は低い．
- ガリウムシンチグラフィで腎への取り込み増加が認められる．
- 確定診断は腎生検で行う．間質の浮腫，細胞浸潤（リンパ球，単球，形質細胞，好酸球），尿細管の脱落・変性などを認める（**図1**）．

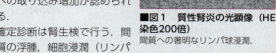

■図1　質性腎炎の光顕像（HE染色200倍）
間質への著明なリンパ球浸潤．

治療

- 薬剤が原因の場合は，原因薬剤の中止で多くは腎機能・症状は改善する（**表2**）．

■表2　間質性腎炎の管理方針

疾患	管理方針	チェック項目
急性間質性腎炎	● 原因疾患の治療または原因薬剤の中止 ● 再発の防止	● BUN, Cr値 ● 間質障害の程度（尿中β_2ミクログロブリンなど）
慢性間質性腎炎	● 原因疾患の治療または原因の除去 ● 腎機能低下の予防（血圧管理・ACE/ARB・食事療法）	● BUN, Cr値

- 急性尿細管間質性腎炎では副腎皮質ステロイドを投与することもある．慢性尿細管間質性腎炎ではステロイドの効果は期待できない．
- 腎機能障害の程度に応じて透析療法を施行する．

合併症

- **ぶどう膜炎**：ぶどう膜炎と尿細管間質性腎炎の合併はTINU症候群以外に，サルコイドーシス，シェーグレン症候群，ベーチェット病，結核，トキソプラズマ，ブルセラ症，伝染性単核球症などでも知られている．

薬剤

- **副腎皮質ステロイド**：プレドニゾロン1mg/kg程度が投与されることが多い．少量投与やステロイドパルス療法なども施行される．

薬剤性腎障害

病態
- ①薬剤自体が腎障害を引き起こす薬,②腎機能低下のため意図しない薬効の増強や副作用発現のリスクが高まる薬(腎排泄性),に注意する.薬剤性腎障害の危険因子は高齢,既存の腎機能低下(推定糸球体濾過値〔eGFR〕<30mL/分/1.73m²では,薬剤性腎障害が出現しやすい),脱水,糖尿病,多発性骨髄腫,大量投与である.

《腎障害を起こす薬(表1)》

■表1 薬剤性腎症の病型と原因薬物

障害部位	組織病変	臨床症状	主な原因薬物
細動脈	細動脈収縮	腎前性腎不全	NSAID,RA系阻害薬(ACEI,ARB),シクロスポリン,ヨード系造影剤
	内皮障害	溶血性尿毒症症候群	マイトマイシンC(抗腫瘍薬)
	細動脈血栓	急性腎障害	シクロスポリン
糸球体	膜性腎症	ネフローゼ症候群	金製剤,D-ペニシラミン,ブシラミン(RA治療薬),パミドロネート
	半月体形成	急速進行性腎炎	プロピルチオウラシル(抗甲状腺薬)
尿細管・間質	尿細管壊死	急性腎障害	シスプラチン,アミノグリコシド,イホスファミド,アムホテリシンB,ヨード系造影剤,メトトレキサート,ゾレドロネート,フィブラート(横紋筋融解症)
	尿細管機能異常	ファンコニー症候群	イフォスファミド,漢方薬(アリストロキア酸)
		尿細管性アシドーシス	アムホテリシンB
		水透過性障害(腎性尿崩症)	リチウム塩(躁うつ病治療薬)
		尿濃縮力障害,腎不全	活性型ビタミンD製剤(高カルシウム血症)
	急性間質性腎炎	急性腎障害	メチシリン,ミノサイクリン,NSAID,H₂受容体阻害薬
	慢性間質性腎炎	急性腎障害	シクロスポリン

■表1 薬剤性腎症の病型と原因薬物（つづき）

障害部位	組織病変	臨床症状	主な原因薬物
尿細管・間質	尿細管閉塞	急性腎障害	メトトレキセート

（磯﨑泰介・菱田明．腎不全治療マニュアル．日本透析医会，2000．p.63，日本腎臓学会，編．CKDにおける薬物治療の注意．CKD診療ガイド2012．東京医学社；2012．p.94-99をもとに作成）

- 急性腎不全型（急激発症），慢性腎不全型（症状乏しい），ネフローゼ症候群型，尿細管機能異常型がある．
- 障害機序は，免疫機序（免疫複合体の形成，アレルギー反応など）と，薬物自体の毒性（用量依存性に発現）によるものがある．
- 多い原因薬は抗菌薬，非ステロイド系抗炎症薬（NSAID），抗腫瘍薬，抗リウマチ薬，ヨード系造影剤，RA系阻害薬である．原因薬により腎障害部位・症状は異なる．同一薬剤が異なる腎障害機序をもつものもある．
- 糸球体障害では蛋白尿・ネフローゼ症候群，細動脈内皮障害では溶血性尿毒症症候群（HUS），急性間質性腎炎（AIN）や急性尿細管壊死（ATN）では急性腎障害となる．

《薬効増強や副作用を生じる（腎排泄性）薬（表2）》

■表2 腎障害時に薬効増強・副作用を生じる薬剤

薬剤	症状
H_2受容体拮抗薬（ラフチジン以外）	中枢神経障害（錯乱，痙攣）
抗ウイルス薬（アシクロビル，ガンシクロビルなど）	腎障害，中枢神経障害
アルミニウム含有胃腸薬	アルミニウム脳症・骨症
マグネシウム含有下剤	高マグネシウム血症，致死性不整脈
フィブラート系薬	横紋筋融解症
ガドリニウム造影剤	腎性全身性線維症（NSF）
インスリン・経口血糖降下薬 メトホルミン	低血糖 乳酸アシドーシス
ダビガトラン	出血傾向
アロプリノール	骨髄抑制，肝障害，重篤な皮膚症状

（日本腎臓学会，編．CKDにおける薬物治療の注意．CKD診療ガイド2012．東京医学社；2012．p.94-99をもとに作成）

病態

- H₂受容体拮抗薬（ラフチジン以外）は，腎障害時は蓄積して中枢神経障害（錯乱，痙攣など），血球減少をきたすことがある．
- 抗ウイルス薬（アシクロビル，ガンシクロビルなど）は，腎障害や中枢神経障害を生じやすい．
- アルミニウムやマグネシウムを含む胃腸薬・下剤は，アルミニウム脳症や高マグネシウム血症による致死性不整脈が生じる恐れがあり，腎障害時は控える．
- フィブラート系高脂質異常症治療薬（ベザフィブラートなど）は腎障害時，横紋筋融解症を起こしやすい．
- MRI検査用のガドリニウム（Gd）造影剤は，腎障害時に腎性全身性線維症（NSF，皮膚・結合組織にGd蓄積）を起こし，皮膚・関節拘縮を生じ死亡例もある．
- インスリン・経口血糖降下薬は腎障害時に血中濃度上昇，低血糖や乳酸アシドーシス（メトホルミン）をきたしやすい．
- 抗凝固薬のダビガトラン（トロンビン阻害薬）は腎障害時に血中濃度が上昇して出血傾向をきたす．
- 高尿酸血症治療薬のアロプリノールは，腎障害時，骨髄抑制・肝障害・重篤な皮膚症状（スティーブンス・ジョンソン症候群〔SJS〕，中毒性表皮壊死症〔TEN〕など）を生じやすい．

検査と診断

- 問診（薬剤の投与・アレルギー歴）で内服・投与全薬剤（他院・他科処方，健康食品）をチェックする．
- 薬剤性ATNは非乏尿性が多く，血清クレアチニン（Cr）上昇，浮腫，悪心・食欲不振（尿毒症状），呼吸困難・起坐呼吸（うっ血性心不全）でわかることがある．
- AINでは急性過敏性アレルギーにより発熱，皮疹，好酸球増加・好酸球尿症が出現しうる．また，AINでは尿中β2・α1-ミクログロブリン上昇，ガリウムシンチグラフィで腎へのガリウム取り込み像をみる．遷延する場合は腎生検も行う（図1）．

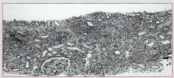

■図1　NSAIDによる急性間質性腎炎の光顕像
間質に広範な単球などの細胞浸潤（糸球体は無変化）がみられる．

治療・予防

- 原因薬剤の中止・減量，非腎排泄性薬への変更，脱水の補正．腎不全進行例では血液透析や薬物吸着療法（p.136参照）も考慮する．
- NSAID（COX-2選択性薬〔セレコックス®など〕も含め）は，プロスタグランジン（PG）合成阻害により，輸入細動脈収縮・腎血流低下により腎障害を起こす．腎障害例では可能な限り避け，アセトアミノフェン製剤（カロナール®など）を投与する．
- 活性型ビタミンD製剤やカルシウム製剤投与時は，血清カルシウム値をチェックし，上昇時は中止する．
- アミノグリコシド系抗菌薬，バンコマイシン，アムホテリシンB，抗ウイルス薬（アシクロビル，ガンシクロビル）などは，腎障害時は血中濃度をモニターし，減量や投与間隔をあけて用いる．抗ウイルス薬や抗インフルエンザ薬も腎機能に応じて減量する．Gd造影剤や骨粗鬆症薬ビスホスホネート製剤はGFR＜30mL/分/1.73m²では投与を控える．

合併症

- 腎不全型では尿毒症や水・電解質・酸塩基平衡異常，ネフローゼ症候群型では低蛋白血症・全身浮腫，尿細管機能異常型では尿細管性アシドーシス・腎性尿崩症などが生じる．アレルギー型では皮疹・発熱なども伴う．

薬剤

- 急性間質性腎炎では副腎皮質ステロイドが回復促進する場合がある．

薬剤性腎障害

ココがポイント！ NSAIDは可能な限り避け，アセトアミノフェンに変更！　高齢者，腎障害では薬剤の減量・中止を考慮！

多発性嚢胞腎（PKD）

病態

- 両腎に多数の嚢胞ができ，正常腎組織を圧排，障害し，腎機能が低下する（図1）．透析導入の原疾患の約3％を占める．

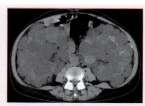

■図1　多発性嚢胞腎のCT画像
両腎は著しく腫大し，多発する嚢胞で腎実質は圧排されほとんどみえない．

- 常染色体優性遺伝型の疾患である．多発性嚢胞腎患者の子は50％の確率で病気の遺伝子を受け継ぐ．
- 約85％の家系はPKD1遺伝子に，約15％の家系はPKD2遺伝子に異常をもつ．PKD1家系はPKD2家系に比べて発症年齢が低く，腎不全になる確率が高い．
- 30歳ごろまでは無症状で経過し，30～50代に蛋白尿，血尿，高血圧，腹部腫瘤，側腹部痛，尿路感染症などで発見される．
- 加齢とともに嚢胞が増え，腎機能低下が進行し70歳ごろまでに約半数が末期腎不全に陥る．末期腎不全には両腎の重量は約3kgになる．

検査と診断

- 腹部エコー，CT検査で嚢胞を確認する．70％以上に家族歴があり，家族内発症が確認されている場合は嚢胞がそれぞれ3個以上確認されれば診断される．家族内発症が確認されない場合はほかの嚢胞性疾患の除外が必要である．
- 腎容積，およびその増大速度は多発性嚢胞腎の腎機能予後を反映する．CTやMRIで腎容積・嚢胞容量を経時的に評価する．

治療

- 現在は根本治療はなく，腎機能悪化を抑えるための一般的な慢性腎臓病（CKD）の管理を行う．
- 尿濃縮力低下により脱水になりやすいため，水分摂取に努め，尿量は1日1L以上を維持する．尿路感染，尿路結石の予防にもなる．

 ココがポイント！ 脳動脈瘤の合併を忘れずに！

治療

- 末期腎不全では血液透析，腹膜透析，腎移植とも可能である．
- 降圧療法が高血圧を伴う多発性嚢胞腎の腎機能障害を抑制する可能性がある．減塩食，降圧薬投与などで治療する．
- 嚢胞，尿路感染症の予防のため尿をためないこと，外陰部の清潔，性交後の排尿が勧められる．尿道カテーテル留置も避けることが望ましい．
- 嚢胞出血は安静により改善することが多いが，改善しなければ選択的腎動脈塞栓術も適応になる．
- 繰り返す嚢胞感染，止血困難な嚢胞出血，著しく巨大な嚢胞腎には，腎部分切除・腎摘出が必要となる場合がある．
- 脳動脈瘤では径6～10mm以上では予防的クリッピングも考慮する．

合併症

- 症状，合併症について表1にまとめた．

■表1　多発性嚢胞腎の症状，合併症

腎症状
● 腎機能低下
● 側腹部痛（嚢胞内・外出血，尿路結石，腎腫大による圧迫などによる）
● 血尿
● 尿路・嚢胞内感染
● 腎結石
● 腹部膨満感

腎外症状
● 高血圧（70～75%）
● 肝嚢胞（20～40%）
● 多臓器の嚢胞（膵臓，脾臓，肺，卵巣など）
● 心弁膜症（僧帽弁逸脱症〔25%〕，大動脈弁閉鎖不全症など）
● 脳動脈瘤（4～40%）
● 大腸憩室（50～80%）
● ヘルニア（20%，鼠径，臍など）

- 多発性嚢胞の腎外症状では高血圧が最も重要である．腎機能障害の出現前の50～70%に認められる．
- その他の主な合併症は脳動脈瘤で，罹病率が高く，破裂の危険性も高い．破裂するとクモ膜下出血，脳出血を起こす．脳動脈瘤患者が家系にいる場合はリスクが高いため，頭部MRA（磁気共鳴血管造影）などでのスクリーニングが推奨される．
- 多発性嚢胞腎の嚢胞感染治療には，ニューキノロン系抗菌薬が有効である可能性がある．嚢胞，尿路感染には抗菌薬を投与する．起因菌の80～90%が大腸菌である．

| 薬剤 | ・高血圧には腎保護作用を期待してRA系阻害薬（ACEIやARB）が用いられる．
・バソプレシンV$_2$受容体拮抗薬であるサムスカ®は腎囊胞の増 |

●間質性腎炎／薬剤性腎障害

●看護のポイント

観察事項	観察のポイント
・浮腫 ・悪心	・発熱 ・血尿 ・腰痛 ・発疹 ・関節痛
・食欲不振 ・呼吸状態	・悪心・嘔吐・下痢 ・呼吸困難 ・発熱，皮疹，好酸球増加，好酸球尿症 ・乏尿になりにくく，血清クレアチニン（Cr）値上昇

●多発性囊胞腎（PKD）

●看護のポイント

観察事項	観察のポイント
・痛み	・腹部膨満感や鈍痛の有無
・尿の性状	・疼痛を伴う血尿 ・蛋白尿や高血圧 ・多飲多尿，夜間多尿

薬剤	大抑制・腎機能低下抑制効果を有し，常染色体優性多発性嚢胞腎への適応拡大が2014年に認められた．口渇，多尿，頻尿，肝障害などの副作用に注意し，適切な管理のもとで使用する．

注意	薬剤の投与・アレルギー歴より内服・投与全薬剤（他院・他科処方，健康食品など）をチェックする．

考えられること	対応
● 症状が持続すると浮腫や尿量減少，体重増加が起こる ● 抗菌薬，抗結核薬，解熱鎮痛薬，抗てんかん薬，消化性潰瘍薬，痛風治療薬などの医薬品によるアレルギー反応が発症の原因となる ● 急性間質性腎症（急性過敏性アレルギー）→急性腎障害 ● 薬剤性の急性尿細管壊死→急性腎障害	● 発熱に対しては氷枕にてクーリングを行う ● 早期の場合は原因医薬品の服用中止で治ることが多い．中等度以上の重い場合はステロイド薬を短期間使用する ● 当該薬剤の中止・減量・変更，脱水の補正 ● 腎不全進行例では必要により血液透析を行う

注意	● 両側の腎の皮質や髄質に無数の嚢胞を形成する遺伝性疾患で，全身に及ぶ疾患である． ● 蛋白質制限をしても腎不全の進行を抑制できないため，塩分制限による高血圧治療が中心となる．

多発性嚢胞腎

考えられること	対応
● 腫大した腎の圧迫により起こる ● 嚢胞出血による疼痛や血尿 ● 腎機能低下に伴う蛋白尿や高血圧 ● 尿の濃縮力低下に伴う ● 他の原因による慢性腎不全と比べ，塩類の喪失，尿の酸性化障害，慢性貧血は生じにくい ● シュウ酸の排泄異常などから尿管結石の合併が多い	● 血圧の調節，高血圧の治療 ● 病因や病態，遺伝，合併症について正しい知識の提供 ● 遺伝性疾患であるから，病気に対する患者や家族の心情に気を配る ● 遺伝子診断や家族計画について相談にのる ● 将来必要となる可能性のある透析療法，腎移植などの治療法について説明する

高血圧
本態性高血圧

病態
- 本症は高血圧を呈する原因不明の多因子疾患である．日本の高血圧症患者は推定4,300万人（人口の4人に1人）と多く，その90％以上が本症である．
- 本症は心・腎・脳血管障害のリスクファクターであると同時に，腎障害進行により高血圧も進行することになり，悪循環となる．

検査と診断
- 診察時の血圧で140/90mmHg以上が高血圧の基準値と定義する．さらに120/80mmHg未満を至適血圧，130/85mmHg未満を正常血圧，高血圧との境界を正常高値血圧と定義する（表1）．家庭血圧では135/85mmHg以上が高血圧とされる．

■表1　成人における高血圧の診断基準（mmHg）

分類	収縮期血圧mmHg		拡張期血圧mmHg
正常域血圧			
至適血圧	<120	かつ	<80
正常血圧	<120〜129	かつ/または	<80〜84
正常高値血圧	130〜139	または	85〜89
高血圧			
Ⅰ度高血圧	140〜159	かつ/または	90〜99
Ⅱ度高血圧	160〜179	かつ/または	100〜109
Ⅲ度高血圧	≧180	かつ/または	≧110
収縮期高血圧	≧140	かつ	<90

（日本高血圧学会高血圧治療ガイドライン作成委員会，編．高血圧治療ガイドライン2014．日本高血圧学会；2014．p.19より）

- 可能な限り自宅でも血圧測定を行うことが望ましい．本症は自覚症状が乏しいため，通院を自己中止してしまうことも少なくない．モチベーション維持のため，自宅で血圧測定を行うと，治療継続につながり治療効果判定にも有用となる．
- 血圧測定器は指や手首の測定では不正確で，上腕式測定器が推奨される．

やってはダメ！ カルシウム拮抗薬内服中はグレープフルーツジュースを控える．薬の代謝が阻害され血中濃度が上昇する！

検査と診断

- 家庭での血圧測定は以下の条件で1日2回が望ましいが,必要に応じて昼食前,夕食前,深夜などにも行う.
  - **朝**:起床後1時間以内で,排尿後の朝食と服薬前,坐位.
  - **晩**:就寝前,坐位.

治療

- 降圧目標を**表2**にまとめる.

■表2 降圧目標

	診察室血圧	家庭血圧
75歳未満	140/90mmHg未満	135/85mmHg未満
後期高齢者患者	150/90mmHg未満	145/85mmHg未満
糖尿病患者	130/80mmHg未満	125/75mmHg未満
CKD患者(蛋白尿陽性)	130/80mmHg未満	125/75mmHg未満(目安)
脳血管障害者,冠動脈疾患者	140/90mmHg未満	135/85mmHg未満(目安)

(日本高血圧学会高血圧治療ガイドライン作成委員会,編.高血圧治療ガイドライン2014.日本高血圧学会;2014.p.35より)

- **生活習慣の改善**:
  - **禁煙**:喫煙は虚血性心疾患,脳卒中など心血管系疾患の重要な危険因子である.
  - **減量**:肥満症例での減量は血圧を低下させ,インスリン抵抗性・糖尿病・高脂血症などの危険因子も改善する.エネルギー制限と運動で標準体重をめざす(標準体重[kg]=身長[m]^2×22で算出).
  - **アルコールの制限**:男性でエタノール換算20~30mLが高血圧患者のアルコール摂取許容量(ビール大ビン1本,日本酒1合,ワイン1.5合,ウイスキーダブル1杯).女性や小柄な人はこの半量程度に抑える.
  - **塩分制限**:摂取塩分量6g/日未満に制限する.食品の表示は食塩(NaCl)ではなくナトリウム(Na)であることが多く注意する.塩分摂取量[mg]=Na[mg]×2.54.
  - **運動**:30~45分の早歩きや水泳などの軽い有酸素運動により血圧低下が期待される.
  - **食事改善**:コレステロールが少なくカルシウムが多い低脂肪乳製品やカリウム,マグネシウム,食物繊維が多い野菜・果物,不飽和脂肪酸の多い魚の摂取を勧める(腎機能低下例では高カリウム血症などに注意).
- **薬物療法**:カルシウム拮抗薬・ACEI・ARB・利尿薬・β遮断薬のいずれかが第1選択である.高血圧患者の10%以上

治療
は二次性高血圧であるといわれており，薬剤抵抗性の高血圧は二次性高血圧（原発性アルドステロン症，腎血管性高血圧など）を疑い検査する．

合併症
- 高血圧の合併症を**表3**に示す．

■表3 高血圧の合併症

脳	脳卒中（脳出血，脳梗塞），無症候性脳血管障害，一過性脳虚血発作，認知機能障害
腎臓	蛋白尿，腎硬化症
眼	高血圧性眼底
心臓	心肥大，うっ血性心不全，狭心症，心筋梗塞
血管	閉塞性動脈硬化症，大動脈瘤

- 血圧が高くなるほど合併症のリスクが増すため，合併症予防の血圧コントロールが重要である．

薬剤
- **カルシウム拮抗薬（アテレック®，ノルバスク®など）**：降圧効果にすぐれて副作用も少ないため広く使用される．腎障害例では輸出細動脈を開く薬を選択する．
- **ARB（オルメテック®，ミカルディス®など）**：レニン・アンジオテンシン系を抑制し，ACEIと似た作用をもつ．高カリウム血症やクレアチニン（Cr）値上昇に注意する．
- **ACEI（タナトリル®，コバシル®など）**：腎疾患患者には蛋白尿減少，腎保護作用がある．
- **利尿薬（ラシックス®，フルイトラン®，アルダクトン®など）**：アルダクトン®は高カリウム血症に注意する（特にACEI，ARB併用時）．
- **直接的レニン阻害薬（ラジレス®）**：RA系阻害薬を投与したいがACEIやARBが副作用などで使えない場合，特に適応がある．ほかのRA系阻害薬（ACEI，ARB）との併用時は特に高カリウム血症に注意する．
- **β遮断薬（アーチスト®，メインテート®など）**：心負荷軽減の目的で心疾患患者に広く使用される（腎障害例では高カリウム血症，腎機能悪化に注意）．徐脈に注意する．
- **α遮断薬（カルデナリン®など）**：起立性低血圧に注意する．
- 降圧薬の積極的適応疾患を**表4**に示す．

表4 降圧薬の積極的適応疾患

	カルシウム拮抗薬	ARB, ACEI	サイアザイド系利尿薬	β遮断薬
左室肥大	●	●		
心不全		●	●	●
頻脈	●			●
狭心症	●			●
心筋梗塞後		●		●
CKD（蛋白尿-）	●	●		
CKD（蛋白尿+）		●		
脳血管障害　慢性期	●	●	●	
糖尿病		●		
メタボリックシンドローム，骨粗鬆症			●	
誤嚥性肺炎		●（ACEI）		

MEMO

腎疾患患者の妊娠許可基準

- **IgA腎症**：クレアチニン（Cr）＜1.4mg/dLまたはクレアチニンクリアランス（Ccr）≧71mL/分の安定例は可．治療中ではプレドニゾロン10〜15mg/日以下が望ましい．
- **微小変化群・膜性腎症**：蛋白尿の程度，血圧が安定していれば可．
- **巣状糸球体硬化症・膜性増殖性糸球体腎炎**：妊娠中に高度の蛋白尿や腎機能低下をきたすことがあり，慎重に判断．
- **組織型不明の慢性腎炎症候群**：Cr≦1.4mg/dLまたはCcr≧71mL/分で高血圧がなく安定例は可．蛋白尿≧2g/日または高血圧例は腎機能正常（Ccr≧91mL/分）なら可．
- **ネフローゼ症候群**：寛解後半年以上過ぎた完全寛解例，Ccr≧71mL/分の不完全寛解I型例（蛋白尿＜1g/日）は可．
- **糖尿病性腎症**：顕性腎症前期（3A期）以降は勧められない．
- **維持透析患者**：勧められない．
- **腎移植患者**：腎移植後1年以上経過し，妊娠前の移植腎機能が良好なら可．

高血圧
腎血管性高血圧

病態

- 腎血管性高血圧は，一側または両側の腎動脈の狭窄あるいは閉塞により発症する．
- 病因（**表1**）で最も多いのは，粥状動脈硬化（**図1**，中高年に多い），次いで線維筋性異形成（若年者に多い），まれに大動脈炎症候群（高安病，若年女性に多い）がみられる．二次性高血圧では腎実質性高血圧の次に多く，全高血圧患者の約1％にみられる．35歳以下の若年者高血圧で多い．
- 狭窄は腎動脈の起始部に多く，大動脈の拡張，蛇行，壁不整などを伴い，両側にみられることもある．

■表1　腎血管性高血圧の原因

腎動脈自身の病変による
● 粥状硬化症（約40％）
● 線維筋性異形成（約40％）
● 動脈炎
● 大動脈炎症候群（約15％）
● 結節性動脈周囲炎
● 動脈瘤
● 動静脈瘻
● 動脈塞栓
● 腎嚢胞
● 神経線維腫症
● 先天性形成不全
● 放射線照射
● 外傷など

腎外病変による圧迫
● 褐色細胞腫
● 転移性腫瘍
● 腹膜後線維症
● 腎皮膜下，周囲血腫
● 腎下垂
● 尿管閉塞

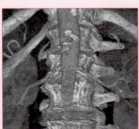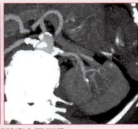

■図1　粥状硬化症による腎血管性高血圧CT像
両側腎動脈起始部の狭窄と石灰化．

- 線維筋性異形成では狭窄病変は腎動脈の末梢2/3に多い．中膜の線維増生による病変が最も多く，増生部位と中膜平滑筋の希薄化した部が交互に存在するため，数珠球状病変を呈す

ココがポイント！ ACEIやARBで腎機能が悪化する高血圧をみたら腎血管性高血圧を疑う！

病態

- る.
- 大動脈炎症候群では,大動脈とその主要分枝,肺動脈に非特異性炎症性病変を認める.腹部大動脈の病変により腎動脈の起始部が狭窄したり,病変が腎動脈に及ぶと腎血管性高血圧をきたしたりする.
- 腎動脈の狭窄により腎臓の灌流圧が低下し,腎臓の傍糸球体装置からレニン分泌が促進される.その結果,レニン・アンジオテンシン(RA)系が亢進する.アンジオテンシンⅡは全身の血管を収縮させ,同時に副腎でのアルドステロン産生を刺激しナトリウムの貯留が起こる.これらにより高血圧となる(**図2**).

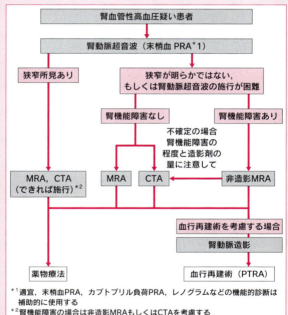

*1 適宜,末梢血PRA,カプトプリル負荷PRA,レノグラムなどの機能的診断は補助的に使用する
*2 腎機能障害の場合は非造影MRAもしくはCTAを考慮する

■**図2 腎血管性高血圧の確定診断のための検査**
(日本高血圧学会高血圧治療ガイドライン作成委員会,編.高血圧治療ガイドライン2014.日本高血圧学会;2014.p.119より)

検査と診断

- 病歴・身体診察・一般的検査は腎血管性高血圧の診断の手がかりになる(**表2**).腹部聴診(臍部の高さ左右)で,腎動

検査と診断

■表2 腎血管性高血圧の診断の手がかり

- 30歳以下発症の高血圧,または55歳以上発症の重症高血圧
- 増悪する高血圧,利尿薬を含む3剤以上を投与しても抵抗性の高血圧,悪性高血圧
- ACE阻害薬またはARB開始後の腎機能の増悪
- 説明のつかない腎委縮または腎サイズの左右差(1.5cm以上)
- 突然の説明のつかない肺水腫
- 腎代替療法患者を含む説明のつかない腎機能障害
- 腹部の血管雑音
- 末梢動脈疾患など他の血管疾患
- 低K血症

(日本高血圧学会高血圧治療ガイドライン作成委員会,編.高血圧治療ガイドライン2014.日本高血圧学会;2014. p.118／原著:Hirsch AT, et al. Circulation. 2006;113:e463-654. [GL] を一部改変)

脈狭窄により血管雑音を聴取することがある.確定診断には,形態的診断と,機能的診断を行う(図2).

- **形態学的診断法(腎動脈狭窄の確認)**:血管造影,超音波検査(腎サイズの左右差,ドップラーによる腎血流の評価),CTやMRのアンギオグラフィー(CTA, MRA)がある.狭窄側では腎萎縮がみられる.
- **機能的診断法(狭窄によるRA系の亢進の確認)**:血漿レニン活性(PRA)上昇,カプトプリル負荷試験(投薬後のレニン過剰反応,カプトプリル負荷腎シンチ狭窄側の異常が明瞭となる),左右腎静脈血中レニン活性測定(病側が対側の1.5倍以上高値).

治療

- **降圧薬療法**:多くの場合,治療は降圧薬で開始される.降圧薬単独でも,経皮的腎血管拡張術(PTRA)併用とほぼ同等の降圧効果・腎機能保護効果が認められる.片側性腎動脈狭窄では,RA系阻害薬を考慮する.少量から始め,急激な腎機能低下や高カリウム血症に注意して漸増する.両側性狭窄ではRA系阻害薬は禁忌で,ほかの降圧薬(カルシウム拮抗薬,利尿薬,β遮断薬など)を用いる.
- **血行再建術**:PTRAの適応は,以下である.
  - 血行動態的に有意な腎動脈狭窄症を有し,利尿薬を含む3種類以上の降圧薬を使用しても目標の降圧を得られない治療抵抗性高血圧,増悪する高血圧,悪性高血圧,原因不明の片側性萎縮腎を伴う高血圧,突然発症した原因不明の肺水腫,繰り返す心不全,不安定狭心症,線維筋性異形成(FMD)を有する患者.

治療
- 両側の腎動脈狭窄症.
- 機能している単腎の腎動脈狭窄症を伴う進行性腎疾患患者など.
- PTRAは,線維筋性異形成による場合は初期有効率・長期予後ともよく,血圧が正常化しやすい.粥状硬化症の場合,バルーン拡張のみのPTRAでは初期有効率はやや低く,再狭窄もしやすい.ステント留置により,治療成績向上(腎機能・血圧の改善)の報告がみられる.

合併症
- **粥状動脈硬化**:全身の動脈硬化が進行しており,末梢動脈疾患・冠動脈疾患・腹部大動脈瘤・頸動脈高度狭窄・腎機能低下・蛋白尿などを伴う.
- **線維筋性異形成**:内膜や中膜の肥厚などのサブタイプでは,ほかの血管狭窄を伴う場合もある.
- **大動脈炎症候群**:炎症所見,ほかの大血管の狭窄/拡張病変,血圧の左右差・上下差がよくみられる.
- **虚血性腎症**:腎動脈狭窄のために腎が虚血となり,進行性に末期腎不全にいたる.

MEMO
コレステロール塞栓症

粥状硬化が強い症例では注意すべき疾患にコレステロール塞栓症がある.動脈硬化巣の粥腫がはがれ,コレステロール結晶を含む破片が末梢の細い動脈に閉塞し,腎,皮膚,消化管などの虚血症状を呈する.大動脈の操作後の発症が多く,心臓カテーテル検査などの血管造影,血管形成術,血管外科的操作などが誘因となる.急性腎不全,ブルートゥー(足趾に突然に生じる境界明瞭なチアノーゼ),網状皮疹,消化管・膵などの虚血による腹痛などを呈し,好酸球増多,低補体血症を認める.確定診断は皮膚など有所見部位の生検による動脈内コレステロール結晶の証明である.根本的治療法はなく,降圧療法を含めた全身管理が行われる.スタチン(メバロチン®など)は粥腫の安定化のため使用される.ステロイドが投与されることもある.腎機能低下例では血液透析も考慮する.予後は不良で,1年生存率約30%である.今後日本でも増加が予想され,カテーテル操作後の急性腎不全では考慮する.

●本態性高血圧／腎血管性高血圧

●看護のポイント

観察事項	観察のポイント
● 血圧 ● 自覚症状（頭痛，頭重感，めまい，耳鳴り，のぼせ，肩こり，悪心，嘔吐，食欲不振，不眠，いらいら感など） ● 他覚症状（意識レベル，悪心・嘔吐，痙攣の有無など）	● 高血圧の持続は糸球体濾過値（GFR）が低下するため蛋白尿が出現する．また尿中ナトリウム値や比重，尿素窒素とクレアチニン（Cr）値の上昇につながる
● 生活背景	● 食事の摂取状況 ● 生活状況 ● 水分出納 ● 体重変化 ● 浮腫の部位とその程度
● 検査データ（血液生化学，尿検査，X線検査，心電図，腎機能検査，眼底検査など） ● 使用薬物の用量と副作用出現の有無	● カルシウム拮抗薬の主な副作用：①低血圧，反射性頻脈，血管拡張作用（顔面紅潮，頭痛，熱感），②徐脈，心不全，③下肢浮腫，歯肉腫脹，④便秘，発疹，消化器症状 ● 高圧利尿薬の主な副作用：①低カリウム血症，代謝性アルカローシス，聴力障害，②高尿酸血症，尿糖，③高カリウム血症 ● ACE阻害薬：①乾燥咳漱，②高カリウム血症，③低血圧 ● α遮断薬の主な副作用：心不全，徐脈，房室ブロック ● β遮断薬の主な副作用：徐脈，立ちくらみ

注意
- 安静の保持と静かな環境の確保により血圧の変動を抑える！
- 患者自身が疾患を受け入れ，治療に臨めるよう長期的なかかわりが必要！

考えられること	対応
● 血圧上昇に伴い頭痛，めまい，悪心・嘔吐，頭重感，意識障害などの症状が出現する可能性がある	● 頭痛があるときは安静とともに氷枕やアイスノン®などを使用する ● 十分な休息がとれるように環境に配慮する ● 急激な温度変化を避ける ● 悪心・嘔吐への対応 ● 血圧を基準値（130/85mmHg）に維持する
● 自己疾患に対する知識不足・治療制限食に対する理解不足，不適切な生活習慣	● 生活習慣の改善 ● 食塩制限 ● アルコール制限 ● 禁煙 ● 体重コントロール ● 運動療法
● どのタイプの高圧薬であるのかで副作用が異なる	● 薬物療法（降圧薬などの治療薬を正確に与薬する） ● 降圧薬の効果発現時間を考慮して，血圧をモニタリングする ● 血圧が下がりすぎたときや症状出現時は，自己判断によって服薬を中断せずに受診行動が取れるように指導する ● 自覚症状の出現に対するセルフケア方法について，ともに考える ● 他覚症状の出現について，家族に観察方法や対応方法を指導する ● 安静や静かな環境について，家族とともに考え協力を得る

高血圧

高血圧
妊娠高血圧症候群

病態

- **定義**：妊娠20週以降，分娩後12週まで高血圧（収縮期140mmHgもしくは拡張期90mmHg以上）がみられる場合，または高血圧に蛋白尿を伴う場合のいずれかで，かつ，これらの症状が単なる妊娠の偶発合併症によらないもの．
- **成因**：胎盤の形成異常→胎盤循環障害→血管内皮細胞障害→多臓器障害と進むとされるが，詳細は不明である．
- **頻度**：全妊娠の約6～8％，妊娠32週以降の発症が多い．
- **危険因子**：①初妊，②10歳代または40歳以上，③多胎妊娠，④糖尿病，⑤高血圧，⑥腎臓病の既往歴，⑦肥満．
- **予後**：出産後10日以内に血圧は正常化する．

検査と診断

- 4病型に分類される（**表1**）．また，降圧薬を用いるかどうかの判断基準で，軽症と重症に分類される（**表2**）．

■表1　妊娠に関する高血圧の分類

1．妊娠高血圧
妊娠20週以降にはじめて高血圧（収縮期140mmHgもしくは拡張期90mmHg以上）が発症し，分娩後12週までに正常に復する場合
2．妊娠高血圧腎症
妊娠20週以降にはじめて高血圧（収縮期140mmHgもしくは拡張期90mmHg以上）が発症し，かつ蛋白尿（基本的には300mg/日以上）を伴うもので分娩後12週までに正常に復する場合
3．子癇
妊娠20週以降にはじめてけいれん発作を起こし，てんかんや二次性けいれんが否定されるもの，けいれん発作の起こった時期により，妊娠子癇，分娩子癇，産褥子癇と称する
4．加重型妊娠高血圧腎症
a）高血圧が妊娠前あるいは妊娠20週までにすでに認められ，妊娠20週以降蛋白尿を伴う場合 b）高血圧と蛋白尿が妊娠前あるいは妊娠20週までに存在し，妊娠20週以降，いずれか，または両症状が増悪する場合 c）蛋白尿のみを呈する腎疾患が妊娠前あるいは妊娠20週までに存在し，妊娠20週以降に高血圧が発症する場合

（日本高血圧学会高血圧治療ガイドライン作成委員会，編．高血圧治療ガイドライン2014．日本高血圧学会；2014．p.99より）

検査と診断

■表2　妊娠高血圧症候群における重症，軽症の病型分類

軽症	
血圧	次のいずれかに該当する場合 ・収縮期血圧140mmHg以上，160mmHg未満の場合 ・拡張期血圧90mmHg以上，110mmHg未満の場合
蛋白尿	≧300mg/日，＜2g/日
重症	
血圧	次のいずれかに該当する場合 ・収縮期血圧160mmHg以上の場合 ・拡張期血圧110mmHg以上の場合
蛋白尿	蛋白尿が2g/日以上のときは蛋白尿重症とする．なお，随時尿を用いた試験紙法による尿中蛋白の半定量は24時間蓄尿検体を用いた定量法との相関性が悪いため，蛋白尿の重症度の判定は24時間尿を用いた定量によることを原則とする．随時尿を用いた試験紙法による成績しか得られない場合は，複数回の新鮮尿検体で，連続して3＋以上（300mg/dL以上）の陽性と判定されるときに蛋白尿重症とみなす

(日本高血圧学会高血圧治療ガイドライン作成委員会，編．高血圧治療ガイドライン2014．日本高血圧学会；2014．p.100より)

治療

- 妊娠高血圧症候群の二大原則は，①根本的治療は妊娠の中断，②降圧療法では母体保護を第一優先，である（JSH2014）．
- **安静**：母体循環・子宮胎盤血流を改善する．
- **栄養療法**：バランスのよい食事を心がける．
  - **塩分**：約7〜8g/日．急激な食塩制限は行わない．
  - **熱量**：非妊娠時BMI（kg/m²）24以下の妊婦の場合は
    30〔kcal〕×理想体重〔kg〕＋200（kcal/日），
    非妊娠時BMI 24を超える妊婦の場合は
    30〔kcal〕×理想体重〔kg〕（kcal/日），
  - **蛋白質**：約1.0〜1.2g/kg/日．
  - **カルシウム**：妊婦の所要量は900mg/日．
- **血圧管理**：降圧療法は通常160/110mmHg以上で開始する．降圧目標は血圧160/100mmHgである．
- **子癇予防**：硫酸マグネシウム（MgSO₄）を投与する．腎不全例には禁忌である（高マグネシウム血症の危険がある）．
- **予防**：低用量のアスピリンが発症予防に有効とされる．

ココがポイント！　妊娠が許可される腎機能の目安は正常の約70％以上！

合併症	● 重症例ではヘルプ症候群[*1]，急性妊娠脂肪肝[*2]，常位胎盤早期剥離，肺水腫，腎不全，播種性血管内凝固症候群（DIC）などの発生に注意する．
薬剤	● 妊娠中：メチルドパ（交感神経中枢抑制薬：アルドメット®），塩酸ヒドララジン（血管拡張薬：アプレゾリン®），ラベタロール（α/β遮断薬：トランデート®），妊娠20週以降では長期

● 妊娠高血圧症候群

● 看護のポイント

観察事項	観察のポイント
● 血圧 ● 随伴症状 ● 体重	● 血圧の変動 ● 随伴症状（悪心・嘔吐，頭痛，心窩部痛，上腹部痛など）の有無と出現時期・変化 ● 血液・尿検査データ（尿蛋白の有無） ● 体重の増減
● 胎児心拍数陣痛図（CTG）	● 胎児心拍数基線細変動の有無，頻脈・徐脈の有無 ● 胎動の有無
● 子癇の前駆症状	● 脳症状：頭痛，頭重感，めまいなど ● 消化器症状：悪心・嘔吐，胃痛など ● 眼症状：眼華閃発[*]，飛蚊症など
● 安静	● 安静がとられているか

* 眼華閃発（光視）：暗中においても花火のごとく光が飛ぶのを感じる現象．

| **薬剤** | 作用型のニフェジピン（アダラートL®など）が使用可．RA系阻害薬は催奇形性が報告されており禁忌．
●**授乳中**：日本高血圧学会（JSH）2009のガイドラインでは原則禁止だったが，現在では使用可能な薬剤が増えた． |

*1　溶血，肝酵素上昇，血小板減少を主徴とする妊娠高血圧腎症の重症型．
*2　妊娠後期（約37週）に発症し，放置すると肝不全で致命的となる．悪心・嘔吐，頭痛，全身倦怠，黄疸などで発症し，消化管出血，DICなども伴う．

| **注意** | ●妊娠高血圧症候群の治療の基本は，安静と栄養療法である．そのため，妊娠高血圧症候群に対する理解が得られるよう，妊婦に説明・指導する．
●妊娠高血圧症候群が重症化すると子宮内環境は悪化するため，厳重な胎児管理が必要である． |

考えられること	対応
●血圧の上昇は，脳血管の攣縮を起こす可能性がある． ●随伴症状が出現した場合や溶血，肝酵素の上昇，血小板の減少はHELLP症候群の可能性がある	●血圧上昇時や随伴症状の出現時には，速やかに医師に報告する ●血圧の急激な変動時には，分娩監視装置を装着する
●胎児心拍数基線細変動の減少・消失，徐脈は，胎児機能不全の可能性がある	●胎児心拍数基線細変動の減少・消失，徐脈の場合，速やかに医師に報告する ●急速遂娩に備える
●脳血管の攣縮により発症する	●急速遂娩に備える ●鎮痙薬などの救急薬品，救急物品を準備する
●安静により子宮循環血流量を増大させ，胎児発育を維持できる	●昼間１時間以上横になることを勧める

高血圧

腫瘍
腎腫瘍

■ 腎細胞癌

病態
- 腎実質の悪性上皮性腫瘍の85～90％を占め，罹患率は50歳代後半以降に増加し始め，男性に多い．長期透析患者の罹患率も高い．
- 発生の危険因子として喫煙と肥満，高血圧などが明らかになっている．
- 症状は，①血尿，腹部腫瘤，腰背部痛（古典的3主徴），②発熱，体重減少，食欲不振，③無症状（健診または他疾患の画像診断で偶然に発見されることが多い），である．ウィルムス腫瘍は原則的に小児に発生する．

検査と診断
- **臨床検査**：血尿，貧血，赤血球増多症，C反応性蛋白（CRP）高値，赤沈亢進，乳酸脱水素酵素（LDH）高値，高カルシウム血症など．
- **画像検査**：
  - **腹部超音波検査**：一般的に腎実質と同じか高エコーに描出されることが多い．血管に富む（hypervascular）ことが多いため，カラー（パワー）ドップラーが有用である．
  - **腹部CT**：診断に特に有用で，ダイナミックCTで早期濃染像を呈する．
  - **腹部MRI**：腫瘍血栓の評価に有用である．
  - **胸部CT，骨シンチグラフィ**：転移の有無を確認する．

治療
- 病期や全身状態に応じて治療法を選択する（表1～3）．
- **外科的治療（開腹または腹腔鏡）**：根治的腎摘除術（Ⅰ～Ⅳ期）または腎部分切除術（Ⅰ期）．
- **分子標的治療**：血管内皮細胞増殖因子受容体（VEGFR）および血小板由来増殖因子受容体（PDGFR）に対する阻害薬スニチニブ（スーテント®）や

■表1　腎細胞癌の病期

	N0かつM0	N1かつM0	N2またはM1
T1	Ⅰ	Ⅲ	Ⅳ
T2	Ⅱ	Ⅲ	Ⅳ
T3	Ⅲ	Ⅲ	Ⅳ
T4	Ⅳ	Ⅳ	Ⅳ

治療

■表2　腎細胞癌のTNM分類（2011年）

T1a	癌の最大径が4cm以下で腎臓に限局
T1b	癌の最大径が4cmを超えるが7cm以下で腎臓に限局
T2a	癌の最大径が7cmを超えるが10cm以下で腎臓に限局
T2b	癌の最大径が10cmを超えるが腎臓に限局
T3a	癌が腎静脈や腎周囲または腎洞脂肪組織に浸潤
T3b	癌が横隔膜下までの大静脈内に進展
T3c	癌が横隔膜上の大静脈に進展または大静脈壁に浸潤
T4	癌がゲロタ筋膜*を超えて浸潤（同側の副腎への連続的進展を含む）
N0	所属リンパ節への転移なし
N1	所属リンパ節に1か所転移
N2	所属リンパ節に2か所以上転移
M0	他臓器に転移なし
M1	他臓器に転移あり

＊　腎臓を覆う一番外側の膜．

■表3　腎細胞癌の組織型

	頻度	男女比	特徴
淡明細胞癌	80〜90%	5：1	最も多い組織型
嫌色素細胞癌	10%	1：1	比較的予後良好
乳頭状腎細胞癌	5%	5：1	比較的予後不良
嚢胞性腎細胞癌	まれ		最も予後良好
紡錘細胞癌	まれ		肉腫に近い
集合管（ベリニ管）癌	まれ		腎盂癌に近い性質．予後不良

腫瘍

raf-1およびVEGFRに対する阻害薬ソラフェニブ（ネクサバール®），ほ乳類ラパマイシン標的蛋白（mTOR）阻害薬のエベロリムス（アフィニトール®）やテムシロリムス（トーリセル®）に加え，VEGFRに対する新たな阻害薬アキシチニブ（インライタ®），VEGFR・PDGFR・幹細胞因子受容体（c-Kit）に対する阻害薬パゾパニブ（ヴォトリエント®）の6種類が使用でき（Ⅲ〜Ⅳ期），プレサージカル療法またはネオアジュバント療法として使用する場合もある．

● **サイトカイン療法**：免疫力を高めるインターフェロンαやイ

やってはダメ！　分子標的治療やサイトカイン療法における特徴的な有害事象を見逃してはダメ！

治療	ンターロイキン2を使用する（主にⅢ～Ⅳ期）.
● **動脈塞栓術**：術前処置（手術の1～2日前に行うことが多い），あるいは対症療法として行う．
● **放射線療法**：脳に転移した症例へのガンマナイフや定位放射線療法，骨に転移した症例への外照射が有効な場合がある．
合併症	● 肝機能障害（スタウファー症候群），高カルシウム血症，赤血球増多症，骨転移巣の病的骨折，肺・胸膜転移からの呼吸不全・胸水貯留，脳転移に伴う痙攣・麻痺など．
薬剤	● **スニチニブ**：50mgを1日1回経口投与，4週継続・2週休薬の6週を1サイクル.
● **ソラフェニブ**：400mgを1日2回経口投与，連日．
● **エベロリムス**：10mgを1日1回経口投与，連日．
● **テムシロリムス**：25mgを週1回点滴静注．
● **アキシチニブ**：5mgを1日2回経口投与，連日．
● **パゾパニブ**：800mgを1日1回経口投与，連日．
● **インターフェロンα**：300～600万U/bodyを連日または週3～5回皮下注．
● **インターロイキン2**：70～210万U/bodyを週5回点滴静注．

■ 腎盂尿管癌

病態	● 尿路上皮癌（移行上皮癌）がほとんどを占め，多発しやすい．
● 罹患率は50歳代後半以降に増加し始め，男性に多い．発生の危険因子として喫煙，フェナセチン含有鎮痛薬などが明らかになっている．
● 症状は，①肉眼的血尿，②側腹部痛（凝血塊による尿管閉塞などによる），③無症状（健診または他疾患の画像診断で偶然に発見されることもある），である．
検査と診断	● **臨床検査**：血尿，尿細胞診（腎盂尿管尿採取）など．
● **膀胱鏡検査**：膀胱癌の合併の有無と尿管口からの出血の有無を確認する．
● **画像検査**：
● **腹部超音波検査**：腎盂内の腫瘍の確認，水腎症の有無の確認をする．
● **排泄性腎盂造影（DIPまたはIVP）**：腫瘍部の陰影欠損が描出される．

検査と診断

- **逆行性腎盂造影（RP）**：DIPで不明瞭であった部位やその他の異常を明らかにし，腎盂尿管尿を採取する．
- **腹部CTおよびMRI**：腫瘍の大きさ，浸潤，転移の評価を行う．
- **胸部CT，骨シンチグラフィ**：転移の有無を確認する．
- **腎盂尿管鏡検査**：これまでの検査で診断がつかない場合に行い，直接腫瘍を観察したり，生検したりすることも可能．

治療

- 病期や全身状態に応じて治療法を選択する（表4）．

■表4　腎盂尿管癌の病期

癌の浸潤先＼転移	リンパ節や他臓器の転移なし	リンパ節または他臓器に転移
粘膜内に限局	0	Ⅳ
粘膜下に浸潤	Ⅰ	Ⅳ
筋層まで浸潤	Ⅱ	Ⅳ
周囲組織に浸潤	Ⅲ	Ⅳ
近隣臓器にまで浸潤	Ⅳ	Ⅳ

- **外科的治療（開腹または腹腔鏡）**：腎尿管全摘除術（0～Ⅲ期）または尿管部分切除術（0期）または内視鏡的レーザー切除術（0期）．
- **腎盂尿管内BCG注入療法**：上皮内癌の治療を行う．
- **全身化学療法**：Ⅲ期では多剤併用療法を進行度を下げる（down staging）目的で術前に施行（ネオアジュバント）する場合や術後に病理検査の結果により追加施行（アジュバント）する場合がある．すでに転移を有するⅣ期でも化学療法の効果をみて手術や放射線療法を追加することがある．
- **放射線療法**：手術不能な進行癌症例に対して施行されることがある．

合併症

- 両側の場合，腎機能低下など．

薬剤

- **M-VAC療法**：メトトレキサート（メソトレキセート®），ビンブラスチン（エクザール®），アドリアマイシン（アドリアシン®），シスプラチン（ランダ®，ブリプラチン®）．
- **GC療法**：ゲムシタビン（ジェムザール®），シスプラチン（ランダ®，ブリプラチン®），カルボプラチン（パラプラチン®）．
- **BCG療法**：イムノブラダー®，イムシスト®．

●腎腫瘍

●看護のポイント

観察事項	観察のポイント
● 3主徴	● 血尿 ● 腰背部疼痛 ● 側腹部に触知する腫瘤
● 全身性症状	● 微熱 ● 貧血 ● 体重減少
	● 肝機能の異常
● 胃腸症状	● 悪心・嘔吐,食欲不振
● 転移巣の症状	● 肺転移による血痰,喀血,肋膜炎 ● 肝転移による肝臓の腫大 ● 脳転移による脳神経症状 ● 骨転移による疼痛

- 腎盂腫瘍は,早期から血尿をきたしやすい腎盂内に突出した腫瘍により尿中に血液が混ざりやすい
- 尿管腫瘍は,腫瘍,凝血の尿管腔閉塞により,疝痛発作を生じたり,患側腎機能の低下をきたしたりする場合が多い

注意	・一般的に，喫煙・脂肪摂取量などが危険因子である．また，長期透析患者に多いことも注目されている．腎腫瘍は90％が悪性であり良性はまれである． ・発生部位により，腎実質腫瘍，腎盂腫瘍，腎皮膜腫瘍の3つに区分する．腎実質腫瘍が80％を占める． ・腎癌（グラウィッツ腫瘍）は，腎腺癌，腎細胞癌，副腎癌などとよばれる．

考えられること	対応

・初期にはほとんどが無症状
・晩期になると左記の3主徴が出現
 	
・腎外症状が発生する症例は予後が不良のことが多い
	・検査に伴う援助
	  ・肝機能値（グルタミン酸オキサロ酢酸トランスアミナーゼ〔GOT〕，グルタミン酸ピルビン酸トランスアミナーゼ〔GPT〕，アルカリホスファターゼ〔ALP〕など）が上昇するが，これは反応性上昇といわれ転移のあるときに多く認める．原発巣の除去で低下することがある
	・治療に伴う援助
	  ・原則的に根治的腎摘出術

・腫瘍が腸管を圧迫するために起こる症状である．腫瘍が腹腔内臓器に進展したことを示唆する ・原発症状の発現が遅いので，転移巣の症状で腎腫瘍を発見することがある ・一般に5年生存は1/3といわれる．発見が遅れがちなので予後も悪い傾向がある	・放射線療法と各種抗癌薬を組み合わせた化学療法，性ホルモン療法，インターフェロン療法を併用 ・高齢者に多く，3主徴が認められるときにはすでに進行している場合が多い．そのため，症状の緩和とともに病状が受け入れられるような精神的支援が重要である

腫瘍

腫瘍
膀胱癌

病態
- 尿路上皮癌（移行上皮癌）がほとんどを占め，多発しやすく再発しやすいという特徴がある．また尿路上皮癌の中では膀胱癌が最も多く，約半数を占める．
- 罹患率は60歳以上から増加し始め，男性に多い．発生の危険因子として喫煙，ニトロソアミンやベンチジンなどが明らかになっている．
- 症状は，肉眼的血尿，排尿障害および疼痛を伴う頻尿などである．

検査と診断
- **臨床検査**：血尿，尿細胞診，尿中マーカー（NMP-22やBTA）など．
- **膀胱鏡検査**：腫瘍の確認（大きさ，数，形状など）．
- **画像検査**：
  - **腹部超音波検査**：膀胱内の腫瘍の確認，水腎症の有無の確認をする．
  - **排泄性腎盂造影（DIPまたはIVP）**：上部尿路の陰影欠損の有無や水腎症の有無を確認する．
  - **腹部CTおよびMRI**：腫瘍の大きさ，数，浸潤，転移を評価する．
  - **胸部CT，骨シンチグラフィ**：転移の有無を確認する．

治療
- 病期や全身状態に応じて治療法を選択する（図1，表1）．
- **外科的治療（内視鏡または開腹）**：経尿道的膀胱腫瘍切除術（0〜Ⅰ期）または膀胱全摘除術（Ⅱ〜Ⅳ期）および尿路変向術．

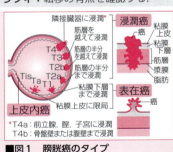

■図1　膀胱癌のタイプ

*T4a：前立腺，腟，子宮に浸潤
T4b：骨盤壁または腹壁まで浸潤

> **ココがポイント！** 一口に膀胱癌といっても非筋層浸潤症例と筋層浸潤症例では治療法が異なる！

治療

- **膀胱内注入療法：**
  - 再発予防あるいは残存腫瘍に対して抗癌薬またはBCGを注入する．
  - 上皮内癌に対してBCGを注入する．
- **全身化学療法：**Ⅲ期では多剤併用療法を進行度を下げる目的で術前に施行（ネオアジュバント）する場合や術後に病理検査の結果により追加して施行（アジュバント）する場合がある．すでに転移を有するⅣ期でも抗癌薬治療の効果をみて手術や放射線療法を追加することがある．
- **動注化学療法：**膀胱を温存しようとする浸潤性膀胱癌に対して施行されることがある．
- **放射線療法：**手術不能な進行癌症例に対して施行されることがある．

■表1　膀胱癌の病期

	リンパ節や他臓器の転移なし	リンパ節または他臓器に転移
Tis, Ta	0	Ⅳ
T1	Ⅰ	Ⅳ
T2	Ⅱ	Ⅳ
T3, T4a	Ⅲ	Ⅳ
T4b	Ⅳ	Ⅳ

合併症

- 尿閉，水腎症，リンパ浮腫など．

薬剤

- **M-VAC療法：**メトトレキサート（メソトレキセート®），ビンブラスチン（エクザール®），アドリアマイシン（アドリアシン®），シスプラチン（ランダ®，ブリプラチン®）．
- **GC療法：**ゲムシタビン（ジェムザール®），シスプラチン（ランダ®，ブリプラチン®），カルボプラチン（パラプラチン®）．
- **膀注療法：**
  - BCG（イムノブラダー®80mg，イムシスト®81mg）を週1回で計6〜8回注入．
  - マイトマイシンC 20〜40mg，ピラルビシン（ピノルビン®）20mgを週1回で計8〜10回注入．

●膀胱癌

●看護のポイント

観察事項	観察のポイント
● 尿の性状	● 色調： 　● 正常：淡黄色〜淡黄褐色 　● 異常：血尿，黄疸尿，薬剤などによる着色尿 ● 混濁の有無： 　● 正常：新鮮尿は透明である 　● 異常：血尿，膿尿，乳糜尿など
● 症状	● 無症候性血尿，排尿障害，頻尿 　● 凝血の混在 　● 膀胱タンポナーデ ● 感染症状，疼痛： 　● 排尿痛 　● 頻尿 　● 膀胱痛 　● 水腎症の徴候 ● 転移： 　● 肝臓，肺，骨に起きやすい

| 注意 | ●無症候性血尿，排尿障害，頻尿，疼痛などの症状は，前立腺肥大の症状と類似しているので，60〜70歳代男性の症例では特に注意が必要！ |

考えられること	対応
●尿量によりその色調は変化する ●膀胱癌の初期症状として血尿がある．時には，凝血を認めることもある ●新鮮尿は放置すると結晶が析出し混濁する場合がある ●肉眼的血尿の程度はさまざま（出血）である ●凝血塊の鮮紅色は新しい出血であり古い出血ではチョコレート色を呈する ●膿尿は尿中に白血球が多いために混濁する（炎症による） ●重症な血尿になると膀胱の中が凝血塊で詰まり排尿不能となることもある．これを膀胱タンポナーデという ●膀胱タンポナーデが進行すると感染を併発： ●排尿痛，頻尿は尿路感染の症状がみられる 　●腫瘍組織片が尿中に排泄される場合に膀胱痛が起こる 　●排泄された組織片で尿管口が閉塞されると水腎症に至る 　●水腎症の感染で腰痛，発熱を認める ●局所リンパ節転移，血行性には肺・骨に転移巣を形成する	●検査に伴う援助： 　●スクリーニング：尿沈渣，細胞診などの尿検査 　●膀胱鏡：腫瘍の部位，数，大きさ，形態，周囲の粘膜の状態がわかる 　●経尿道的切除（TUR）による組織切除：補助診断法，組織診で浸潤度が判明 　●各種X線検査，動脈造影，膀胱造影 　●超音波検査，CT検査 ●治療に伴う援助： 　●手術（経尿道的，開創的） 　●放射線療法（体外照射法など） 　●化学療法（全身的投与，動脈内注入など） ●血尿を認める患者の症状に注意して，尿量の減少を放置せず医師に報告する ●病状が進行し出血が多くなる場合には，貧血状態が起こっていることを念頭に置き日常生活動作の援助を行う

腫瘍

腫瘍
前立腺癌

病態
- 初期症状はほとんどなく，前立腺特異抗原（PSA）検診の異常値で受診することが多い．
- 局所進展型の前立腺癌の場合，血尿，尿閉やそれに伴う水腎症，腎不全をきたしうる．
- 排尿障害をあまり自覚しないうちに骨転移による腰痛，まれに下肢麻痺などをきたすことがある．

検査と診断
- 直腸指診，PSA高値で癌を疑い，前立腺生検で診断する．
- MRIで前立腺被膜外への浸潤の有無を確認する．
- CT，骨シンチグラフィで全身の転移の有無を確認する．
- 病期分類を**表1**に示す．

■表1　前立腺癌の病期分類（TNM分類）

T：原発巣
T1：直腸指診で触知不能な癌
T1a，T1b：前立腺肥大症の手術で発見された癌
T1c：PSAの上昇で発見された癌
T2：前立腺内に限局した癌
T2a：片葉の50%以下を占める癌
T2b：片葉の50%以上を占める癌
T2c：両葉に広がる癌
T3：局所浸潤癌
T3a：前立腺の被膜を越えた癌
T3b：精嚢に浸潤した癌
T4：膀胱，直腸または骨盤壁に浸潤した癌
N：リンパ節
N0：リンパ節転移なし
N1：リンパ節転移あり
M：遠隔転移
M0：遠隔転移なし
M1：遠隔転移あり

ココがポイント！ 限局性前立腺癌の予後は良好！ 患者の年齢や状態を考慮して治療法を選択！

治療

- Jewett Staging System(**表2**)と病期別治療指針を**表3**に示す.ただし,近年では一般的にTNM分類が用いられることが多い.

■表2　Jewett Staging System

病期A	臨床的に前立腺癌と診断されず,良性前立腺手術において,たまたま組織学的に診断された前立腺に限局する癌(incidental carcinoma;偶発癌)
A1	限局性の高分化型腺癌
A2	中,あるいは低分化型腺癌,あるいは複数の病巣を前立腺内に認める
病期B	前立腺に限局している腺癌
B0	触診では触れず,PSA高値にて精査され組織学的に診断
B1	片葉内の単発腫瘍
B2	片葉全体あるいは両葉に存在
病期C	前立腺周囲には留まっているが,前立腺被膜はこえているか,精囊に浸潤するもの
C1	臨床的に被膜外浸潤が診断されたもの
C2	膀胱頸部あるいは尿管の閉塞を来したもの
病期D	転移を有するもの
D0	臨床的には転移を認めないが,血清酸性ホスファターゼの持続的上昇を認める(転移の存在が強く疑われる)注)
D1	所属リンパ節転移
D2	所属リンパ節以外のリンパ節転移,骨そのほか臓器への転移
D3	D2に対する適切な内分泌療法後の再燃

注) D0は一般に必ずしも受け入れられるものとはいいがたく,前立腺癌登録ではD0を省くこととする.
(日本泌尿器科学会,日本病理学会,日本医学放射線学会,編.前立腺癌取扱い規約(第4版).金原出版;2010.p.43-44より)

- 原発巣のT分類と年齢によって治療方針が決定される(**図1**).リンパ節転移または遠隔転移がある場合は,T分類に関係なく進行癌とみなされる.
- **前立腺全摘除術**:75歳以下の限局性前立腺癌(T1,T2).
- **小線源療法**:限局性前立腺癌(T1,T2).
- **放射線外照射**:限局性前立腺癌

■表3　前立腺癌の病期別治療指針

病期	治療
A₁	無治療経過観察
A₂	放射線療法または前立腺全摘除術
T1c	
B₁	
B₂	内分泌療法＋放射線療法または前立腺全摘除術
C	
D	内分泌療法

治療

(T1, T2) または局所進行性前立腺癌 (T3).

- **ホルモン療法**：進行性前立腺癌 (T3, T4) または75歳以上の限局性前立腺癌 (T1, T2) →LHRHアゴニストまたはGn-RHアンタゴニストまたは両側精巣摘除術 (±抗アンドロゲン薬).
- 進行性前立腺癌ではホルモン療法により90％以上の症例でPSAが低下するが、数か月〜数年でPSAの再上昇や腫瘍の増大がみられる (再燃前立腺癌).
- 再燃前立腺癌に対しては、ドセタキセルなどの抗癌薬を使用した化学療法や副腎皮質ホルモンの投与が行われる.

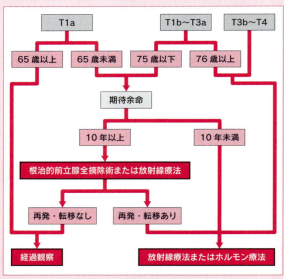

■図1 前立腺癌治療方針決定のためのフローチャート

合併症

- 転移する部位は、骨、リンパ節が多く、骨転移ではしばしば痛みが伴う.
- 骨盤内リンパ節転移により、水腎症をきたすことがある.

薬剤

《ホルモン療法》

- **LHRHアゴニスト，Gn-RHアンタゴニスト**：更年期症状や性欲低下がみられる. 骨粗鬆症に注意する.
- **抗アンドロゲン薬**：肝機能障害に注意する.

精巣腫瘍

腫瘍

病態
- 一般的には無症候性の陰嚢内容の腫大を主訴とする.
- 腫瘍内出血や炎症の合併により,精巣上体炎と紛らわしい症状をきたす場合もある.
- 病理学的に精上皮腫(セミノーマ)と非精上皮腫(非セミノーマ)に分類される.

検査と診断
- 陰嚢内容,腹部,頸部,鎖骨上リンパ節などの触診.
- 超音波検査(グレースケール+カラードプラ).
- MRI(必要に応じて行う).
- **血液検査**:αフェトプロテイン(AFP),ヒト絨毛性ゴナドトロピン(hCG),hCG-β,LDHなどの腫瘍マーカー測定.
- **全身検索**:単純胸部X線,CT(胸部〜腹部),骨シンチグラフィ(必要に応じて脳MRI,PET/CT).
- 精巣腫瘍の臨床病期を表1に示す.

■表1 精巣腫瘍の臨床病期

ステージⅠ	転移なし
ステージⅡA	後腹膜リンパ節転移(5cm未満)
ステージⅡB	後腹膜リンパ節転移(5cm以上)
ステージⅢ0	腫瘍マーカー陽性,転移部位不明
ステージⅢA	縦隔または鎖骨上リンパ節転移
ステージⅢB1	肺転移(4個以下かつ2cm未満)
ステージⅢB2	肺転移(5個以上または2cm以上)
ステージⅢC	肺以外の臓器に転移

治療
- 図1に精巣腫瘍の治療方針を示す.

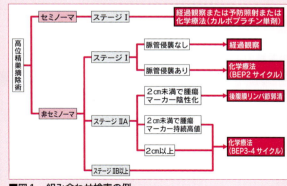

■図1 組み合わせ検索の例

治療	- 精巣腫瘍が疑われた場合，生検は禁忌である． - 高位精巣摘除術を施行して病理学的診断を行う． - 病期や組織型により放射線療法や化学療法，後腹膜リンパ節郭清術などを行う．
合併症	- 放射線療法や化学療法に特有の副作用がある． - 骨髄抑制，消化器症状，脱毛，全身倦怠感，腎毒性，肺毒性（肺線維症）． - 後腹膜リンパ節郭清術では術後の射精障害などがある．
薬剤	- 標準的な導入化学療法はBEP療法で，**表2**にレジメンを示す． - 予後良好群ではB（ブレオマイシン）を省くEP療法がある．

ココがポイント！ 可及的早期に高位精巣摘除術を施行して病理学的診断を行い，治療方針を決定！

● 前立腺癌

● 看護のポイント

観察事項	観察のポイント
● 疼痛	● 疼痛の部位，強さ

● 精巣腫瘍

● 看護のポイント

観察事項	観察のポイント
● 症状	● 精巣の大きさ，腫脹

薬剤

■表2　精巣腫瘍に対する標準的化学療法（BEP療法〔21日周期〕）

薬剤一般名 (商品名)	用量	投与日						
		1日	2日	3日	4日	5日	8日	15日
塩酸ブレオマイシン (ブレオ®)	20mg/m²/日		○				○	(○)
エトポシド (ラステット®)	100mg/m²/日	○	○	○	○	○		
シスプラチン (ランダ®)	20mg/m²/日	○	○	○	○	○		

- 救済化学療法にはVIP (VP-16, IFM, CDDP), TIP (PTL, IFM, VP-16) がある.
- 新規抗癌薬であるゲムシタビンやイリノテカンの有用性が報告されている.
- 難治性腫瘍に対して大量化学療法や末梢血幹細胞移植なども行われる.

注意
- 前立腺癌は前立腺肥大と違って，尿道圧迫のために起こる症状は生じにくい.

考えられること	対応
● 骨転移の頻度が高い	● 骨転移による骨折のリスク回避のために療養環境を整える

注意
- 精巣腫瘍はほとんど悪性で，20～35歳の性成熟期に好発する．停留精巣の場合，腫瘍発生率が高い.
- 大部分は生殖細胞由来のもので，セミノーマと胎生期癌，奇形腫，絨毛癌などの非精上皮性腫瘍に大別される.

考えられること	対応
● 精巣の無痛性腫大が主症状である．女性化乳房やリンパ節転移による鎖骨上窩腫瘤で発見される場合もある	● 精巣の腫脹が強度の場合は，氷嚢で冷湿布を行う．この場合，水の温度は15～16℃ ● できる限り床上安静とする ● 外科的治療（精巣摘除術と後腹膜リンパ節郭清）とともに放射線療法，化学療法を行う

腫瘍

■腫瘍
副腎腫瘍

■原発性アルドステロン症

病態
- 鉱質コルチコイドであるアルドステロンの自律的な過剰分泌.
- 男女比は1:2で中年女性に多い.
- 症状は高血圧,筋力低下,多尿などがある.

検査と診断
- **臨床検査**:血漿アルドステロン高値,血漿レニン活性低値,低カリウム血症,尿中17ヒドロキシコルチコステロイド〔17-OHCS〕正常,代謝性アルカローシス,フロセミド立位負荷試験での血漿レニン活性抑制など.
- **画像検査**:
  - **腹部CT,MRI**:腫瘍を確認.
  - **^{131}I-アドステロールシンチグラフィ**:患側に集積像(副腎腺腫),両側への淡い集積(両側過形成).
  - **選択的副腎静脈サンプリング**:アルドステロン,コルチゾールを測定し,局在を確認.

漿
- 手術(腹腔鏡または開腹).

薬剤
- スピロノラクトン(アルダクトンA®),エプレレノン(セララ®),カルシウム拮抗薬.

■クッシング症候群

病態
- 糖質コルチコイドであるコルチゾールの過剰分泌.
- 下垂体性70%,異所性15%,副腎腫瘍(腺腫,癌)15%で男女比は1:3で中年女性に多い.
- 症状は高血圧,満月様顔貌,中心性肥満,皮膚線条,多毛,耐糖能異常,骨粗鬆症,月経異常など.

検査と診断
- **臨床検査**:血中コルチゾール高値,日内変動の消失,尿中17-OHCS高値,血中副腎皮質刺激ホルモン〔ACTH〕低値(副腎腺腫),高値(下垂体性,異所性),血中硫酸デヒドロエピアンドロステロン〔DHEA-S〕高値(副腎癌)など.

ココがポイント! クッシング症候群における術後のステロイド補充は医師の指示どおり確実に投与すること!

検査と診断	● **画像検査**： ● **CT，MRI**：腫瘍の確認（副腎腺腫の場合，対側は萎縮）． ● **^{131}I-アドステロールシンチグラフィ**：患側に集積像（副腎腺腫），両側への集積亢進（両側過形成）． ● **デキサメサゾン抑制試験（8mg）**：抑制されれば下垂体性，抑制されなければ異所性または副腎腫瘍．
治療	● **手術**：腹腔鏡または開腹で，副腎腺腫は患側副腎摘除，ACTH非依存性大結節性副腎過形成（AIMAH）は両側副腎摘除（必ずしも同時でなくてよい）． ● **術後補充療法**：片側摘除の場合は糖質コルチコイドを漸減しながら補充，両側摘除の場合は生涯継続．
薬剤	● コートリル®，メチラポン，ミトタン（オペプリム®）．

■ 褐色細胞腫

病態	● カテコールアミンを生成貯蔵するクロム親和性細胞由来の腫瘍で，アドレナリンやノルアドレナリンなどを過剰分泌． ● 大部分は患側副腎髄質に原発し，両側性，異所性，悪性，小児発生，家族内発生が約10%のため別名10%病とよばれる． ● 症状は高血圧（持続性または発作性），頭痛，動悸，発汗，顔面蒼白，体重減少，代謝亢進，悪心・嘔吐，高血糖など．
検査と診断	● **臨床検査**：血中・尿中のアドレナリン，ノルアドレナリンおよび代謝産物であるノルメタネフリン，メタネフリン，バニリルマンデル酸（VMA）の増加． ● **画像検査**： ● **腹部エコー，CT，MRI**：腫瘍の確認（血管に富む比較的大きな腫瘍）． ● **^{123}I-MIBGシンチグラフィ**：原発巣や転移巣の局在確認．
治療	● 手術（腹腔鏡または開腹）． ● **保存的治療**：手術前または手術不能例では降圧薬（αブロッカー単独またはβブロッカー併用）内服．
合併症	● シップル症候群（甲状腺髄様癌の合併），MEN 2A（副甲状腺機能亢進症と甲状腺髄様癌の合併）．
薬剤	● αブロッカー（ミニプレス®，カルデナリン®など），βブロッカー．

●副腎腫瘍

●看護のポイント

観察事項	観察のポイント
《アルドステロンの過剰産生：原発性アルドステロン症》 ● 高血圧，頭痛，脱力感，全身倦怠感，四肢麻痺，夜間多尿，頻尿 《コルチゾールの過剰産生：クッシング症候群》 ● 満月様顔貌，中心性肥満，腹部肥満，筋肉の弱化，高血圧，骨粗鬆症，糖尿 《カテコールアミン過剰産生：褐色細胞腫》 ● 高血圧（発作性），動悸，発汗，消化器症状	

> **注意** ●副腎は皮質と髄質に分かれており,皮質の最外層の球状帯からアルドステロン,中間層の束状帯からコルチゾール,最内層の網状帯からアンドロゲンが分泌され,髄質からはカテコールアミン(アドレナリン,ノルアドレナリン)が分泌される.

考えられること	対応
●ほとんどが副腎皮質腺腫(良性)による ●尿中にカリウムが失われ,ナトリウムの再吸収が多くなる ●コルチゾールは筋からアミノ酸を遊離させ,肝で糖とグリコーゲン分解される過程を亢進させる ●ノルアドレナリンの血管収縮とアドレナリンの心拍数増加作用が影響する	●ホルモン異常がない腫瘍(ホルモン非活動型腫瘍)の場合には,症状がないので人間ドックなどの画像検査で偶発的に見つかることがある ●診断に長期間要するため検査の目的,方法,所要時間,検査後の注意事項などを説明し,協力を得る ●ホルモン活性型腫瘍の場合は,過剰なホルモン作用によりさまざまな症状が出現する ●排尿・尿の異常,失禁,痛み,発熱などの自覚症状に対して除痛を図り,その発生機序の教育と生活指導をする ●栄養状態の改善:貧血,低蛋白血症,低カリウム血症であるため ●感染予防:ステロイド大量投与により抵抗力が低下し易感染傾向にあるため ●安全の確保:筋力低下,発作性高血圧,うつ傾向などがあるため,転倒に注意.また,急激な動作をしないよう指導 ●不安の軽減:疾患の特徴から精神不安定,混乱状態に陥りやすいため,良好なコミュニケーションを図る

尿路結石症

病態
- 腎結石，尿管結石，膀胱結石，尿道結石があり，各部位により症状が異なる．
- 主に疼痛が訴えとなり，尿路の閉塞をきたした場合，上部であれば背部痛をきたし，下部であれば側腹部痛，下腹部痛をきたす．また，血尿，発熱などをきたす場合もある．

検査と診断
- 検尿にて膿尿・血尿の有無を確認し，X線，超音波断層法により結石陰影・水腎症の有無を確認する（図1, 2）．

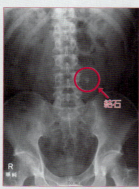

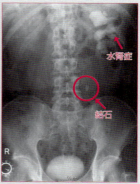

■図1　腎尿管膀胱部単純撮影（KUB）

■図2　点滴静注腎盂造影（DIP）
20分後．左尿管結石の陰影を認め，結石による左水腎症を認める．

治療
- 結石の大きさが5 mm以下であれば，自然排石する可能性があるため，鎮痛薬・鎮痙薬の投与，水分負荷などの内科的治療を行う．
- 内科的治療施行後も自然排石困難な場合や結石が10 mm以上の場合は，体外衝撃波結石破砕術（ESWL）や内視鏡手術（PNL，TUL）などが選択される．これらの治療は，1回で全て砕石することは少なく，数回施行するか，それぞれを併

> **ココがポイント！** 下腹部痛の主訴の場合は，消化管疾患，女性では婦人科疾患を除外する必要がある！

治療
- 用して行う．
- 発熱をきたした場合，抗菌薬治療となるが，難治性の場合は，尿管ステントを留置したり腎瘻を造設したりして，ドレナージする必要がある．

《結石成分，予防》
- 結石成分は主にシュウ酸カルシウム，リン酸カルシウム，尿酸，シスチンなどがあり，シュウ酸カルシウム結石が最も多く，予防として水分負荷が勧められる．
- シスチン結石は特に再発率が高く，結石予防薬を投与する必要があるため，排石した結石の成分分析を行う必要がある．
- 既往歴，投与中の薬剤により結石になりやすい要素がないかをチェックすることも必要である．

薬剤

《結石治療薬》
- **鎮痛薬**：ロキソニン®（内服薬）．
- **坐薬**：ボルタレン®．
- **注射薬**：カピステン®．
- **鎮痙薬**：ブスコパン®（内服薬，注射薬）．

《結石予防薬》
- **クエン酸製剤**：ウラリット®．結石は主に酸性尿によりきたしやすいため，尿をアルカリ化することが予防となる．
- **ザイロリック®**：高尿酸血症・高尿酸尿を伴う尿酸結石に対し投与する．
- **チオラ®**：シスチン尿症におけるシスチン結石に対し投与する．
- **利尿薬**：フルイトラン®，ダイクロトライド®．高カルシウム尿を伴うカルシウム含有結石に対し投与する．
- **マグネシウム製剤**：マグラックス®．酸化マグネシウム シュウ酸カルシウム結石に対し投与する．

●尿路結石症

●看護のポイント

観察事項	観察のポイント
● 痛み	● 痛みの性質と部位
● 排尿障害	● 膀胱刺激症状の有無 ● 尿量，排尿の状況
● 尿路感染症 ● 血尿 ● 消化器症状	● 発熱，炎症反応 ● 肉眼的血尿，顕微鏡的血尿 ● 悪心，便秘，腹部膨満感など

> **注意** ●尿路結石には,腎結石(腎盂,腎杯,腎実質),尿管結石(上部尿管,中部尿管,下部尿管),膀胱結石,尿道結石などがある.

考えられること	対応
●腎結石:水腎症や腎盂腎炎を伴う場合は,脊柱と第12肋骨が形成する肋骨脊柱角(CVA)の鈍痛を訴える ●尿管結石:側腹部に起こる疝痛発作が特徴的(結石のサイズと疼痛の程度は無関係)である.水腎症を伴う場合は腎部痛を訴える ●尿管下端の結石では,膀胱刺激症状(頻尿,排尿障害,残尿感)があり,膀胱結石ではときに尿閉となる ●悪心は,尿流の閉塞による腎盂内圧の上昇が原因である	●自然排石促進: 　●飲水:1日に1,000〜1,500 mLの水分摂取を促す 　●運動:疼痛や悪心がない限り,階段の昇降やなわとび,ジョギングなど,患者が疲労しない程度に促す 　●点滴静注およびブスコパン®の筋注:尿量の増加目的および尿管を開くため ●疼痛対策: 　●体位の工夫:シムス位または屈曲位が疼痛を緩和する 　●特に疝痛発作は医師の指示により速やかに鎮痛薬の投与をする 　●疝痛発作に伴い,悪心・嘔吐,顔面蒼白,冷汗などを呈する.しかし,鈍痛のこともあるので注意する 　●大きさが10mm以下の小結石の場合には,80%は尿中に自然排出される 　●疼痛に伴う場合は肉眼的血尿がみられるが,発作の伴わない場合の多くは顕微鏡的血尿が持続する

尿路結石症

■感染症
尿路性器感染症

	症状	発熱	検査,診断	起因菌	治療
膀胱炎	排尿時痛,頻尿,残尿感など	なし	検尿,尿培養	大腸菌など	抗菌薬使用
腎盂腎炎	膀胱炎症状が先行,腰背部痛	あり	検尿,尿培養,腰背部叩打痛の有無	大腸菌などグラム陰性桿菌が多い	抗菌薬使用
前立腺炎	排尿時痛,会陰部痛,排尿困難	あり	検尿,尿培養,直腸指診		抗菌薬使用
精巣上体炎	陰嚢内容の腫脹と痛み	あり	視触診,検尿,尿培養		抗菌薬使用
精巣炎	精巣の腫脹と痛み	あり	触診,流行性耳下腺炎の有無	ムンプスウイルス	対症療法
亀頭包皮炎	陰茎の発赤・腫脹	なし	視触診		抗菌薬使用
尿道炎	排尿時痛,尿道分泌液	なし	検尿,尿培養		抗菌薬使用

■急性膀胱炎

病態
- 細菌・ウイルス感染により引き起こされ,頻尿,排尿時痛,残尿感を主症状とする.
- ほとんどが細菌性であり,大腸菌などのグラム陰性桿菌が代表的である.
- 単純性膀胱炎はほとんどが女性で,性的活動期,高齢者に多い.
- 男性の単純性膀胱炎はまれで,基礎疾患の有無を調べる必要がある.
- 肉眼的血尿を伴う場合は,アデノウイルスによるウイルス性膀胱炎の可能性がある.

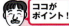 **水分摂取を促す! 再発を繰り返す場合,基礎疾患の存在を疑う!**

| 検査と診断 | - 症状の問診と,尿検査(膿尿,細菌尿)で診断される.
- 薬剤耐性菌が存在する可能性があるので,尿培養検査は必ず行うようにする. |

| 治療 | - **多量の飲水**:症状出現から早い時期では水分摂取のみで治癒することがある.
- **抗菌薬**:ニューキノロン系抗菌薬を3日間,もしくはセフェム系抗菌薬を5〜7日間投与する.
- **消炎鎮痛薬**:排尿時の痛みが強い場合,投与を検討する. |

■ 急性腎盂腎炎

| 病態 | - 膀胱炎に引き続いて発症することが多く,膀胱炎症状に加え,発熱,悪寒,腰背部痛を主症状とする.
- ほとんどが細菌性であり,大腸菌などのグラム陰性桿菌が代表的である.
- 単純性腎盂腎炎は大半が女性だが,50歳以上では男女差が小さくなる.
- 50歳以上の男性では前立腺肥大症などの基礎疾患の有無を調べる必要がある.
- 肉眼的血尿を伴う場合は,結石や腫瘍が存在する可能性がある. |

| 検査と診断 | - 症状の問診と尿検査(膿尿,細菌尿)で診断される.
- **血液・血清反応検査**:炎症反応白血球,C反応性蛋白(CRP)の上昇.
- 薬剤耐性菌が存在する可能性があり,尿培養検査は必ず行う. |

| 治療 | - **補液(点滴)**:水分の経口摂取が十分できない場合,入院加療となることが多い.
- **抗菌薬**:発熱がみられる間は点滴による投与,解熱後は経口抗菌薬を7〜10日間投与する.
- **消炎鎮痛薬**:排尿時の痛みが強い場合,投与を検討する. |

| 合併症 | - 尿管結石を伴った場合は重症化することが多く,菌血症(敗血症)を併発することがある.速やかに尿道カテーテル留置によるドレナージを行う.
- 膀胱尿管逆流(VUR)を伴う場合は,再発を繰り返すことが多い. |

●尿路性器感染症

●看護のポイント

観察事項	観察のポイント
● バイタルサイン（体温）	● 発熱の有無
● 症状（疼痛，排尿パターン，尿の性状）	● 腰背部痛
	● 頻尿
	● 排尿時痛
	● 血尿，膿尿

その他の尿路感染症：腎周囲膿瘍，腎カルブンケル，腎実質膿瘍，精巣炎，精巣上体炎，前立腺炎，亀頭包皮炎，精嚢炎，精管炎，血精液症．

> **注意**
> - 尿路に発症する細菌による感染症であり女性に好発する．主に膀胱炎，腎盂腎炎，尿道炎である．

考えられること	対応
● 発熱をきたす場合，上部尿路感染症を疑う	● 安静：高熱がある間，また解熱してからも2～3日は安静にしたほうがよい．検査データ（特にCRP）で判断するとよい
● 腰・背中の鈍痛．強いときには腹痛もきたす．背中の中央を軽く叩くと，痛みがある．この場合も上部尿路感染症を疑う	● 清潔：全身の清潔はもちろんだが，陰部の清潔に心がける．下着の交換は毎日行うように指導する
● 膀胱炎の特徴として，尿が少ししかたまっていなくても排尿したくなる	● 水分摂取：1日に1,000～1,500mLの水分摂取にて尿量を増加させる必要性を説明する．排尿時痛を伴うため自ら水分制限してしまう可能性がある
● 排尿時に，焼け付くような痛みがある（膀胱炎，尿道炎の主症状）	
● 出血性膀胱炎では，肉眼的血尿を呈する	● 疼痛緩和：体位の工夫，冷湿布の貼布．それでも効果が得られない場合は鎮痛薬を用いる
● グラム陰性菌（なかでも大腸菌やクレブシエラ，変形菌，緑膿菌，エンテロバクターなど），およびグラム陽性菌が原因となる	

感染症

感染症
性感染症

	症状	潜伏期間	検査	治療（薬）
淋菌性尿道炎	激しい排尿時痛, 外尿道口からの黄白色の排膿	1週間以内	検尿, PCR（尿, 分泌液）	セフトリアキソン1g単回投与（点滴）
クラミジア尿道炎	軽度の排尿時痛, 漿液性の尿道分泌液	1～2週間	検尿, PCR（尿, 分泌液）	アジスロマイシン1,000mg単回(内服), ニューキノロン, テトラサイクリン, マクロライド系薬7～14日投与（内服）
性器ヘルペス	外陰部に小水疱, びらん, 初感染では発熱, リンパ節腫脹	2～7日	スメア, 血液検査	抗ウイルス薬, 内服, 塗布, 重症例では点滴投与
尖圭コンジローマ	外陰部に乳頭状, 鶏冠状の疣贅	3か月以内	病理組織診	外科的切除, 凍結療法（液体窒素）, レーザー, ベセルナ®軟膏
トリコモナス尿道炎	一般的に無症状	10日前後	検尿, 培養, PCR	メトロニダゾール500mg/日10日投与

●性感染症

●看護のポイント

観察事項	観察のポイント
● 感染の可能性のある機会と症状	● 感染可能時期 ● 主たる症状

■ 急性尿道炎（STD）

病態
- 性行為感染による尿道炎の原因のほとんどが，淋菌またはクラミジアトラコマティスによる．
- 近年，オーラルセックスによる感染の頻度が高くなっている．咽頭感染は無症状で診断・治療が比較的難しい．
- **淋菌**：感染後数日で激しい排尿時痛と黄白色の膿汁分泌をきたす．近年，多剤耐性菌の存在が問題となっている．
- **クラミジア**：感染後1～2週間で軽度の排尿時痛と透明な尿道分泌液を認める．ほぼ無症状の場合もある．

検査と診断
- 症状の問診でほぼ診断される．検尿と尿または分泌液のPCRで診断確定する．尿培養で，ほかの細菌感染の有無も確認する．

治療
- 有効な抗菌薬を必要十分量，単回投与が基本である．
- 近年，淋菌に対しては経口抗菌薬の多くが無効となっており，セフェム系抗菌薬の点滴投与が推奨されている．

ココがポイント！ 性行為感染症ではピンポン感染が問題となる．必ずパートナーの治療も同時に行う！

注意
- 性行動による微生物感染症である．最近，20歳前後の若年者で増加傾向にある．原因治療のほかに保健指導が必要である．

考えられること	対応
・幼女児は風呂場で感染することがあるが，原則として性交により感染する ・適切な治療を早期に開始すれば治療は奏功する	《問診》 ・性器（生殖器）に問題を抱えているため，多かれ少なかれ羞恥心を伴っていることを念頭に置く ・一般に女性患者は体の変調をそのまま口に出して表現しない傾向がある．また，付添人を室外に出して1対1になって初めて本音を口にできる場合があるため，患者の話しや

感染症

●性感染症―看護のポイント（つづき）

観察事項	観察のポイント
	● 感染可能時期に患者と性的交渉のあったパートナー
● 感染部位	● 腟, 外陰, 子宮, 子宮付属器, 骨盤腔内, 全身（後天性免疫不全症候群〔AIDS〕）, 妊娠中の胎盤, また胎児, 新生児, 乳児に感染する

考えられること	対応
	すい環境をつくることが大切である ● 問診に対して多少なりとも緊張し，神経質になっている場合があるので，冷静に順序立てて質問し，話が長くなって的を射ない場合には「ところであなたは何がいちばん心配なのですか」などと聞き直すと本音を表出しやすい 《指導》
● パートナーも感染の可能性があるので，検査・治療が必要となる	● 患者，パートナー（必要ならば家族）に感染源や感染経路，感染予防法（標準予防策）を指導する 《医療機関》
● 性感染症の疾患：クラミジア感染症，梅毒，淋疾，軟性下疳，鼠径リンパ肉腫，陰部ヘルペス，尖圭コンジローム，外陰部カンジダ症，疥癬，ケジラミ症，肝炎，AIDSなど	● 感染症の予防及び感染症の患者に対する医療に関する法律（通称：感染症新法）に基づいた届出をする（性感染症は5類感染症）

感染症

前立腺肥大症

病態

- 20～30歳代前半に前立腺重量は20g前後になるが、40歳代後半になると移行域および尿道周囲域に肥大結節が発生し始め、尿道抵抗が高まり、結果として膀胱機能が影響を受け、排尿症状以外に蓄尿症状、排尿後症状などが出現する（表1）.

■表1　前立腺肥大症の症状

蓄尿症状	● 尿意切迫感 ● 頻尿 ● 夜間頻尿 ● 切迫性尿失禁
排尿症状	● 排尿開始の遅れ ● 排尿時間の延長 ● 尿線細小 ● 尿線途絶 ● 尿閉，溢流性尿失禁 ● 終末時滴下
排尿後症状	● 残尿感

検査と診断

- **病歴**：QOLスコア（表2），IPSS（国際前立腺症状スコア，表3），排尿日誌.

■表2　QOLスコア

	とても満足	満足	ほぼ満足	なんともいえない	やや不満	いやだ	とてもいやだ
現在の尿の状態がこのまま変わらずに続くとしたら，どう思いますか	0点	1点	2点	3点	4点	5点	6点
0～1点：軽症，2～4点：中等症，5～6点：重症						QOLスコア	点

- **直腸指診**：大きさ，硬さ，硬結や圧痛の有無など.
- **臨床検査**：尿検査，血清Cr，前立腺特異抗原（PSA）など.
- **超音波検査**：前立腺形態の確認，膀胱および上部尿路の合併症（結石や水腎症など）の有無，残尿測定など.
- **尿流動態検査**：尿流測定，膀胱内圧測定，内圧尿流測定（PFS）.

治療

- **薬物療法**：α_1遮断薬，5α還元酵素阻害薬，PDE5阻害剤，抗アンドロゲン薬，植物エキス製剤，アミノ酸製剤，漢方薬など.
- **手術療法**：
  - 低侵襲手術（高温度治療，ステント留置術など）.
  - 経尿道的前立腺切除術（TUR-P），生理食塩水灌流経尿道的前立腺切除術（TURis-P），経尿道的前立腺核出術（TUEB），ホルミウムレーザー前立腺核出術（HoLEP），光選択的レーザー前立腺蒸散術（PVP）.
  - 開放性前立腺被膜下摘除術.

合併症
- 尿路結石，尿路感染症，腎機能障害など．

薬剤
- α₁ブロッカー（ハルナール®，フリバス®，ユリーフ®，ハイトラシン®，エブランチル®），5α還元酵素阻害薬（アボルブ®），PDEF5阻害薬（ザルティア®），抗アンドロゲン薬（パーセリン®，プロスタール®），エビプロスタット®，セルニルトン®，パラプロスト®，八味地黄丸（はちみじおうがん），牛車腎気丸（ごしゃじんきがん）など．

検査と診断

■表3　IPSS（国際前立腺症状スコア）

この1か月の間にどれくらいの割合で次のような症状がありましたか	まったくない	5回に1回の割合より少ない	2回に1回の割合より少ない	2回に1回の割合くらい	2回に1回の割合より多い	ほとんどいつも
尿をした後にまだ尿が残っている感じがありましたか	0点	1点	2点	3点	4点	5点
尿をしてから2時間以内にもう一度しなくてはならないことがありましたか	0点	1点	2点	3点	4点	5点
尿をしている間に尿が何度も途切れることがありましたか	0点	1点	2点	3点	4点	5点
尿を我慢するのが難しいことがありましたか	0点	1点	2点	3点	4点	5点
尿の勢いが弱いことがありましたか	0点	1点	2点	3点	4点	5点
尿をし始めるためにおなかに力を入れることがありましたか	0点	1点	2点	3点	4点	5点
この1か月の間に夜寝てから朝起きるまでに，何回尿をするために起きましたか	0回	1回	2回	3回	4回	5回
	0点	1点	2点	3点	4点	5点
0～7点：軽症，8～19点：中等症，20～35点：重症					合計	点

前立腺肥大症

ココがポイント！ QOLスコア・IPSSを治療効果判定や看護の評価に有効に活用することが大切！

●前立腺肥大症

●看護のポイント

観察事項	観察のポイント
●排尿困難（障害）： ●膀胱刺激症状： 　●残尿感 　●尿意切迫感 　●頻尿，特に夜間頻尿 ●下腹部・会陰部不快感	●排尿障害の程度を把握： 　●尿量 　●尿回数 　●尿線の性状 　●排尿開始までの時間 　●排尿に要する時間 　●残尿感の有無 　●下腹部重圧感 　●不快感の有無　など
●精神面，生活面への影響	●排尿障害が精神面，生活面に及ぼしている影響を観察： 　●不眠 　●いらいら 　●気がね　など

■前立腺肥大症への禁忌薬

副交感神経遮断薬	鎮痙薬（ブスコパン®），消化管潰瘍（コランチル®），パーキンソン治療薬（アーテン®）
筋緊張低下薬	抗不整脈薬（リスモダン®）
精神神経用薬	セレネース®，ユーロジン®，セルシン®
α受容体刺激薬	総合感冒薬（PL顆粒®），気管支拡張薬（ネオフィリン®）

> **注意** ●前立腺肥大症を有する患者の場合,基礎疾患の検査・治療に伴い排尿障害が出現するおそれがあることを念頭に,日常生活の援助をしていくことが看護のポイントである.

考えられること	対応
●前立腺の腫大により,二次的に尿道,膀胱,尿管,腎の障害が引き起こされる ●刺激症状期は,後部尿道,膀胱頸部が圧迫されることによる膀胱刺激症状が出現する ●残尿発生期(代償期)は,排尿困難が増強し残尿が生じる ●不完全尿閉期(非代償期)になると常時残尿がある状態になり,尿線が中断または滴下状となる ●完全尿閉期に至ると,尿失禁が生じる ●尿閉となると,膀胱,尿管,腎盂の拡張が生じて両側の水腎症をきたし,腎機能障害を起こす.高度の腎機能障害はやがて腎不全に移行する	●排尿しやすい環境を整える: ●プライバシーの保護に努め,ゆっくり排尿できるように配慮する ●夜間の排尿をベッドサイドでできるように尿瓶を用意する.または,夜間歩行を想定して危険物や危険環境を取り除いておく ●尿閉・残尿が強い場合,尿道カテーテルの挿入時に医師に報告し,適切な対応が取れるようにしておく(出血の可能性) ●尿意が出現したら速やかに援助する ●尿路感染予防: ●水分摂取の必要性を説明(ただし,夜間頻尿を防ぐために夕食後の水分摂取は控える) ●尿意のこらえは前立腺のうっ血をまねく ●寒冷は尿回数を増すので保温する

前立腺肥大症

排尿障害（腹圧性尿失禁〔SUI〕）

病態

- 腹圧が上昇する動作*により，膀胱に腹圧がかかると不随意に尿が漏れる状態．SUIは成人女性の約25％に認められる．
- ①尿道支持機構（膀胱頸部・近位尿道の支持，ハンモック説），②内因性機構（尿道粘膜，粘膜下層がもつシール効果），③外因性機構（内・外尿道括約筋収縮），のうち単独または複数の因子の障害で発症する．尿道過活動（UH）と内因性尿道括約筋不全（ISD）に分類される．

検査と診断

- 問診：尿失禁のタイプ（表1）の類推など．

■表1　尿失禁のタイプ

腹圧性尿失禁	咳，くしゃみ，跳躍などの腹圧上昇時に失禁．主に骨盤底筋群と支持組織の脆弱化など
切迫性尿失禁	比較的強い尿意を感じてすぐ我慢できずに失禁．膀胱炎，脳疾患，水分の多量摂取など
溢流性尿失禁	多量の残尿が膀胱内にたまり，尿が膀胱から溢れて失禁．前立腺肥大症，神経因性膀胱など
機能性尿失禁	膀胱，尿道に機能的異常はないが排泄が間に合わず失禁．ADLの低下や認知症など
反射性尿失禁	尿意がなく大量に失禁．中枢神経疾患，脊椎損傷など

- 理学的検査：視診，内診，ストレステスト，Qチップテスト．
- 尿失禁定量テスト：60分間パッドテスト（表2）．
- 排尿日誌．
- 尿流・残尿測定．
- 鎖膀胱尿道造影．
- 膀胱内圧測定．
- 腹圧下尿漏出圧測定（ALPP）．

ココがポイント！ 治療法決定には，尿道過活動か内因性尿道括約筋不全かの鑑別が重要！

＊ 咳，くしゃみ，息む，笑う，各種スポーツ，重いものを持ち上げる，突然の体位変換，歩行など．

検査と診断

■表2　60分間パッドテスト

0分	開始　午前・午後　　時　　分 パッド装着 500mLの水を15分以内で飲み終える イスまたはベッド上で安静	
15分	歩行を30分間続ける	
30分	階段の昇り降り	1階分，1回
45分	イスに坐る，立ち上がる 強く咳き込む 1か所を走り回る 床上の物を腰をかがめて拾う 流水で手を洗う	10回 10回 1分間 5回 1分間
60分	終了 開始前のパッドの重量（A）＝　　　　　g 終了後のパッドの重量（B）＝　　　　　g 　　　　　失禁量（B－A）＝　　　　　g	

判定　2g以下：尿禁制，10～50g：高度，2～5g：軽度，50g以上：極めて高度，5～10g：中等度．

治療

- **保存的治療**：骨盤底筋体操（図1），腟内装具，薬物療法（β刺激薬，α刺激薬，三環系抗うつ薬，女性ホルモン補充）．
- **手術療法**：TVTまたはTOT手術，尿道内コラーゲン注入療法．

坐位で，腹部や大腿の筋肉をリラックス

仰向けで，足を少し広げ，膝を少し曲げる

膝をつき，肘を枕の上に置く

机に手を置き，腕と足をまっすぐに伸ばし，両足を少し開く

■図1　骨盤底筋体操
肛門周囲の筋肉を5秒間締めて緩めることを図の姿勢で10回ずつ繰り返す（1日4セット）．

合併症

- 外陰部皮膚炎，膀胱瘤，性器脱など．

薬剤

- β刺激薬（クレンブテロール〔スピロペント®〕），α刺激薬（メトリジン®，ドプス®，リズミック®），三環系抗うつ薬（トフラニール®）など．

●排尿障害（腹圧性尿失禁〔SUI〕）

●看護のポイント

観察事項	観察のポイント
● 頻尿	● 尿の勢いはよいか悪いか ● 排尿間隔が短いか
● 尿失禁	● 尿意を我慢できるか ● 腹圧がかかったときに漏れるか ● 排尿動作ができるか
● 排尿困難	● 尿が出るまで時間がかかる ● 出ている時間が長い ● 尿線が細い ● 排尿後も少しずつ出る
● 神経因性膀胱	● 原疾患や損傷の部位 ● 蓄尿障害か排出障害か

> **注意** ●原因は，大脳による神経支配の障害，神経因性膀胱，腎機能低下による低張尿増量（特に夜間），膀胱容量減少，排尿に関する筋力低下，前立腺肥大などがある．また，心理状態（不安，緊張，あせり，羞恥心，抑制など）も関与するので念頭に置く．

考えられること	対応
●膀胱容量が小さい ●膀胱が過敏 ●残尿 ●心因性 ●切迫性尿失禁 ●腹圧性尿失禁 ●溢流性尿失禁 ●機能性尿失禁	●原因に対して介入する ●トイレに間に合わない場合は尿パッドなどをあてる ●骨盤底筋群の弛緩の場合は骨盤底筋体操で筋肉の強化を図る ●膀胱から溢れて漏れる場合は定期的な排尿を促す ●尿漏れの程度や個人に応じ，尿パッドや下着を紹介し，陰部を清潔に保つよう指導する
●尿道が狭いか，詰まりがある ●膀胱の収縮力が悪い	
●膀胱から大脳までの神経の伝達がうまく働かない ●脊髄および脳神経が損傷し，膀胱機能が障害された状態	●腎機能の保護と尿路感染を起こさないことを目的とした尿路管理 ●蓄尿障害の場合は薬物治療 ●排出障害の場合は間欠自己導尿

排尿障害

神経因性膀胱

病態
- 神経疾患(**表1**)などによって尿の排出障害(尿閉,排尿困難,残尿感),または蓄尿障害(頻尿,尿意切迫,尿失禁)をきたした状態である.

■表1　神経疾患一覧

中枢神経の疾患	
脳疾患	脳血管障害(脳梗塞,脳出血),脳腫瘍,脳性麻痺,脳外傷
神経変性疾患,神経脱髄疾患	パーキンソン病,多発性硬化症,脊髄小脳変性症
脊髄疾患	脊髄損傷,脊髄腫瘍,頸部脊椎症,脊柱管狭窄症,頸椎後縦靱帯骨化症,二分脊椎,脊髄係留症候群,HTLV-1関連脊髄症,腰椎疾患,動静脈奇形など脊髄血管障害
末梢神経の疾患	
代謝疾患	糖尿病,ビタミン欠乏症,アルコール性
骨盤腔内手術	直腸切除術,広汎子宮全摘除術
感染症	帯状疱疹,ギランバレー症候群
脊髄円錐,神経根障害	腰部椎間板ヘルニア,腰椎症,腰部脊柱管狭窄,腰椎腫瘍,二分脊椎,脊髄係留症候群
その他	
薬剤性	
心因性	

- 尿路感染を伴うことも多い.
- 症状,残尿の有無などによって,過活動型と低活動型に分けられる.

検査と診断
- **問診**:主訴,既往歴,排尿に関する現病歴,排尿に関する問診票(IPSS〔p.259参照〕,OABSS〔過活動膀胱症状スコア,表2〕).
- **検尿**:尿路感染の有無.
- **腹部エコー**:膀胱と腎の形態,水腎症の有無.

 症状だけでは排出障害か蓄尿障害かわからないことがある.必ず残尿の有無を確認!

■表2 OABSS（過活動膀胱症状スコア）

質問	頻度	点数
朝起きたときから寝るまでに、何回くらい尿をしましたか	7回以下	0
	8～14回	1
	15回以上	2
夜寝てから朝起きるまでに、何回くらい尿をするために起きましたか	0回	0
	1回	1
	2回	2
	3回	3
急に尿がしたくなり、我慢が難しいことがありましたか	なし	0
	週に1回より少ない	1
	週に1回以上	2
	1日1回くらい	3
	1日2～4回	4
	1日5回以上	5
急に尿がしたくなり、我慢できずに尿を漏らすことがありましたか	なし	0
	週に1回より少ない	1
	週に1回以上	2
	1日1回くらい	3
	1日2～4回	4
	1日5回以上	5
5点以上：軽症、6～11点：中等症、12点以上：重症	合計	点

- 尿流量測定（残尿測定）．
- 尿流動態検査（膀胱内圧測定，尿道内圧測定，外尿道括約筋筋電図，直腸内圧測定）．

治療
- **過活動型**：p.270参照．
- **低活動型**：コリン作動薬，αブロッカー，間欠導尿．
- 患者の状態によってはカテーテル管理（尿道カテーテル留置）．

合併症
- 発熱，排尿時痛などの症状を伴う尿路感染を有する場合は，抗菌薬による治療も行う．無症候性尿路感染の場合，原則として治療は不要である．

薬剤
- **コリン作動薬**：ベサコリン®，ウブレチド®．
- **αブロッカー**：エブランチル®．

●神経因性膀胱

●看護のポイント

観察事項	観察のポイント
● 排尿日誌 　● 排尿時間 　● 排尿量 　● 失禁の状況 　● 水分摂取時間と量 ● 尿検査 ● 腎臓や膀胱の超音波検査 ● 尿流測定 ● 残尿測定 ● 腎機能検査	● 蓄尿障害 　● 尿失禁,頻尿,尿意切迫 　● 腹圧性尿失禁 ● 尿意の低下・消失 ● 排尿障害 　● 排尿開始の遅延,尿線の途絶,高度の残尿による頻尿,排尿困難 　● 尿勢の低下,腹圧をかけないと出ない,残尿感,尿閉,溢流(いつりゅう)性尿失禁

＊　原因は,外傷,腫瘍,血管障害,炎症,神経疾患などである.原因となる基礎疾患により神経障害の起こる部位が変わる.
脳血管疾患:パーキンソン病,認知症など → 大脳.
脊髄損傷:多発性硬化症,脊椎管狭窄症など → 脊髄.
糖尿病:骨盤内手術後の神経障害など → 末梢神経.

注意	膀胱を支配する神経が障害され，排尿機能が障害された状態である*．蓄尿障害と排出障害に分け，さらに原因が膀胱にあるのか尿道にあるのかで分類する．

考えられること	対応
● 排尿筋が異常に収縮する ● 尿道括約筋が緩み尿意がなくなる ● 膀胱知覚の低下・消失 ● 尿道括約筋の弛緩不全 　● 尿道活約筋が緊張してゆるまない ● 排尿筋低活動（収縮不全） 　● 排尿筋が収縮しない，また収縮が不完全になる	● 抗コリン薬などの内服 ● 電気刺激療法 ● αアドレナリン遮断薬やコリン作動薬などの内服で改善しない場合には清潔間欠導尿などの治療が必要となる ● これらの治療で症状の改善がないか，腎臓障害などが進行する場合には膀胱拡大術などの手術を行う ● 状態に応じて尿道カテーテルや膀胱瘻の選択となる ● 神経障害の起こった部位によって異なるが，排尿障害には，しばしば難治性の膀胱炎や腎機能不全を合併するので注意する ● 原因疾患の治療による神経機能の回復が最も望ましいが，損傷神経の再生は起こりえないので，薬物療法や種々の排尿訓練などの手段に頼ることになる

神経因性膀胱

過活動膀胱

病態
● 「尿意切迫感を有し,通常は頻尿および夜間頻尿を伴い,切迫性尿失禁を伴うこともあれば伴わないこともある状態」と定義されている.
● 頻尿,夜間頻尿,尿失禁などの症状があっても,尿意切迫感がなければ,過活動膀胱とは診断されない.

検査と診断
● 診断は,症状の確認とほかの疾患を除外することでなされる.
● 評価すべき症状は,尿意切迫感,頻尿(昼間と夜間)および切迫性尿失禁である.
● 症状の総合的な評価には症状質問票(○ABSS〔過活動膀胱症状スコア〕,p.267参照)が汎用されている.
● 除外診断として,悪性腫瘍(膀胱癌,前立腺癌),尿路感染症(膀胱炎,前立腺炎,尿道炎),結石(膀胱結石,尿道結石),尿閉,間質性膀胱炎,子宮内膜症などの疾患がないことを確認する必要がある.

● 過活動膀胱

● 看護のポイント

観察事項	観察のポイント
● 排尿パターン(尿意切迫感*,頻尿,夜間頻尿の有無)
● 精神的影響(尿失禁や尿意切迫感に対する不安感)
● 失禁への対応方法
● 生活面への影響	● 自覚症状の確認
● 排尿日誌の記載より
● 排尿時間,排尿量,水分摂取量,失禁の状況
● 生活面・精神面に及ぼす影響を観察する

> ● **膀胱訓練**:少しずつ排尿間隔を延長し膀胱容量を増加させる訓練法で,頻尿や切迫性尿失禁,混合性尿失禁に有効である.1日数回,尿意を感じてからトイレに行くまでの時間を5〜10分ずつ延長し,最終的に排尿間隔が2〜3時間まで延長することが目標となる

＊ 突然起こる抑えられないような尿意で,我慢できない欲求のこと.

治療
- **行動療法**：生活指導，膀胱訓練，理学療法，排泄介助がある．トイレ習慣を変更することや，排尿間隔を徐々に延長する訓練を行うことで症状の改善が期待できる．
- **薬物療法**：治療の中心で行動療法との併用も効果的である．
- 電気・磁気刺激療法．

合併症
- 便秘，口渇，眼圧上昇（抗コリン薬による）．

薬剤
- 女性は抗コリン薬が第1選択で，場合によっては漢方薬も使用する．
- 男性で前立腺肥大症などの排尿障害が存在する場合は，αブロッカーが第1選択となる．抗コリン薬は下部尿路閉塞がない場合に使用され，前立腺肥大症に伴う過活動膀胱の場合は，αブロッカーと併用する．

ココがポイント！ 除外診断が重要．頻尿と尿意切迫感，さらに排尿時痛もある際はほかの疾患の可能性が高い！

注意
- 尿意切迫を必須の症状とし，通常これに頻尿や夜間頻尿を伴い，なかには切迫性尿失禁を伴うものと，伴わないものがあると定義されている．

考えられること	対応
● 神経因性と非神経因性に大別される ● 神経因性の原因として代表的なものは脳血管障害やパーキンソン病，脊髄疾患がある ● 非神経因性の過活動膀胱には前立腺肥大症，加齢，女性骨盤底筋の脆弱化があるが，最も多いのは，原因のまったく特定できない特発性の過活動膀胱である	● 水分の過剰摂取やカフェイン，アルコールの制限 ● 尿意を感じる前に何度も排尿する ● トイレ環境の見直しなどの生活スタイルの改善（外出先ではすぐにトイレを確認する） ● 漏れても安心なように，パッドやおむつを使用する ● 骨盤底筋体操（p.263参照） ● 体の冷え予防 ● 薬物療法：抗コリン薬

過活動膀胱

外傷

■ 腎外傷

病態
- 腎・泌尿器系の外傷の中で最も頻度が多い．原因は交通外傷・打撲・転倒などである．
- 日本外傷学会の腎損傷分類を**表1**に示す．

■表1 腎損傷分類2008（日本外傷学会）

I型	被膜下損傷
	a．被膜下血腫　　b．実質内血腫
II型	表在性損傷
III型	深在性損傷
	a．単純深在性損傷　　b．複雑深在性損傷

検査と診断
- 超音波断層法，CTにて行う．他臓器損傷の有無も確認する．特にCTでは，腎機能に問題がなければ可及的に造影を行ったほうがよい．

治療
- I・II型は通常，循環動態は安定していることが多く，保存的治療にて経過観察する．循環動態が安定しない場合，またIII・IV型の場合，TAE（選択的腎動脈塞栓術）や手術療法が考慮される．
- 左腎外傷の症例を**図1**に示す．

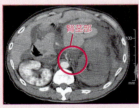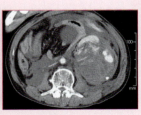

■図1 左腎外傷のCT図
右腎はショック状態のため造影効果不良域を多数認める．左腎は血腫により前方に偏位し，左腎茎部の血管損傷を疑う．この症例は，TAEをすることで保存的治療し救命できた．

 ココがポイント！ 腎臓は血流豊富な臓器であり，即開腹術は危険を伴うため，TAEを施行してから手術療法を検討する！

■ 尿道損傷

病態
- 男性がほとんどであり，その原因としては，①落下などによる会陰部打撲，②交通外傷，転倒による骨盤骨折が最も多い．
- ①では球部尿道，②では膜様部尿道が損傷される．
- 部位としては膜様部尿道損傷が多い．

検査と診断
- 致死的な結果となることは少ないが，排尿障害となるためX線や超音波断層法などで尿道の状態を確認し，尿道カテーテルを留置する必要がある．

治療
- 尿道が完全に閉塞している場合は，膀胱瘻を造設し，後日内視鏡手術を施行する．

MEMO

尿道カテーテル自己抜去における尿道損傷

　尿道外傷の項目では，外部からの外傷について述べた．しかし，実際の医療の現場で遭遇することが多いのは，入院中不隠状態の男性患者が尿道カテーテルを自己抜去することによる尿道損傷である．自己抜去後は，尿道から出血をきたし，また，後に尿道狭窄をきたすことがあるため，カテーテルを再留置する必要がある．なお，自己抜去した際，カテーテルが破損し，膀胱あるいは尿道内に残存する可能性があるため，カテーテルに破損がないかも確認する必要がある．

● 外傷

● 看護のポイント

観察事項	観察のポイント
● 出血性ショック症状	● バイタルサインの変化（血圧不安定，血圧低下，頻脈，脈拍微弱，呼吸促迫） ● 四肢末梢の冷感 ● ECGモニターの変化 ● 顔面蒼白，冷汗 ● 口渇 ● 筋力低下 ● 不穏 ● 血液検査所見（貧血の進行）
● 尿の性状	● 尿の性状（肉眼的・顕微鏡的血尿の有無），尿流出状態 ● 尿検査所見 ● 外尿道口の新鮮出血の有無 ● 鼠径部・陰嚢・会陰部の皮下出血・腫脹の有無
● 腹膜炎症状の有無	● 腹膜刺激症状（腹痛，圧痛，筋性防御，反跳痛），腹部膨満 ● バイタルサインの変化 ● 発熱 ● 血液検査所見（白血球増多，炎症所見）
● 精神的混乱の有無	● せん妄状態（妄想，錯覚，幻覚など） ● 抑うつ状態（せん妄よりも遅く発症） ● 幻覚妄想状態 ● ICU症候群

注意	● 腹部は，実質臓器（肝，膵，脾臓），管腔臓器（胃・十二指腸，小腸，大腸），後腹膜臓器，大血管が存在するため全身の総合的観察が必要． ● 外傷の集中治療では敗血症，SIRS，血液浄化療法に伴う感染症や褥瘡，低栄養を合併しやすいため，これらを常に考えた看護を実践することが大切． ● 必要時，感染，褥瘡，NSTなどのチームとともに治療にあたる．

考えられること	対応
● 腹腔内出血（腎臓や膀胱，血管損傷） ● 骨盤骨折に伴う出血 ● 出血により循環血液量が減少することで，循環動態の変調や酸素化の不良，低体温，不整脈の出現が起こる	● バイタルサイン，身体所見，患者の症状の経時的観察と変化時には医師に速やかに報告する ● 薬物療法の管理 ● 異常が早期発見できるようモニターアラームの適正な設定 ● 安全，安静度が保持できるよう環境整備，安楽への援助
● 損傷が腎盂，腎杯と交通しているときは肉眼的血尿を認め，それ以外の腎損傷では顕微鏡的血尿を認める ● 尿管，膀胱，尿道損傷では肉眼的血尿を認める ● 膀胱損傷や消化管・胆管損傷では内容物が腹腔内に漏出し腹膜に炎症を生じる．時間経過とともに，脱水，電解質異常，循環不全を呈し炎症反応が増強し敗血症へと進行する	● 尿道損傷がある場合は尿道カテーテル挿入は禁忌 ● 尿量，尿の性状，身体所見の経時観察と変化があったときは医師への報告 ● 鎮痛薬は確定診断がつくまで使用できないため，疼痛を訴える患者に対し理由を説明 ● 安全，安楽の援助
● ICUの特殊環境の影響（断眠，抑制による運動制限や視覚・触覚遮断，単調な音などの感覚遮断，コミュニケーション障害，孤独感） ● 種々の感染，循環障害，代謝内分泌障害に基づくもの ● 突然の受傷による不安感，混乱，将来への悲嘆・悲観	● 睡眠への配慮．環境を整え生活のリズムをつける ● 面会時間や回数に配慮し，家族のサポートを受けやすい環境を整える．また，家族の精神的援助を行う ● 病状によりHCUや一般病棟へ移動を検討 ● 医師とともに薬物療法の適応を検討する

外傷

電解質異常

- 血清電解質異常は,摂取(イン),排泄(アウト),細胞内外の移動(シフト)の3者のバランス異常による.

■ナトリウム異常

病態

《低ナトリウム血症》
- 135mEq/L以下.
- 頻度最多.ナトリウムに比べて過剰な水分を排泄できない(低浸透圧).
- 原因:①希釈尿をつくるヘンレのループ上行脚に十分に尿が来ない(腎不全,近位尿細管での再吸収増加〔有効循環血漿量減少〕),②低浸透圧なのに抗利尿ホルモン(ADH)分泌が続き,集合管で水透過性増加(抗利尿ホルモン不適合症候群〔SIADH〕など).
- 症状:全身倦怠感,脱力,悪心など.

《高ナトリウム血症》
- 145mEq/L以上.
- 原因:口渇中枢障害,意識障害(飲水不能),不適切な輸液など.
  - **細胞外液(ECF)減少(水喪失>ナトリウム喪失):**
    - **腎外性**:下痢,嘔吐,大量発汗.
    - **腎性**:高血糖,マンニトール投与.
  - **ECF減少(水喪失のみ):**
    - **腎外性**:発熱,不感蒸泄増加,水摂取減少.
    - **腎性**:中枢性・腎性尿崩症,水利尿薬(バゾプレシンV_2受容体拮抗薬:トルバプタン).
  - **ECF増加(ナトリウム過剰):**
    - 原発性アルドステロン症,クッシング症候群,ナトリウム輸液・重曹投与過剰.
- 症状:痙攣,昏睡など.

検査と診断

《低ナトリウム血症》
- 臨床的にECFを評価する.ECF減少(〔起立性〕低血圧,皮膚・舌乾燥,頻脈など),ECF増加(浮腫など),それ以外はECF正常である.

検査と診断

- **ECF減少**：ナトリウム喪失が腎性か腎外性かを鑑別する（腎性で尿中ナトリウム＞20mEq/L，腎外性は尿中ナトリウム＜10mEq/L）．
  - **腎性**：アジソン病，塩類喪失性腎症，利尿薬，浸透圧利尿など．
  - **腎外性**：消化管や皮膚から"サードスペース"への喪失（腹水など）．
- **ECF増加**：腎性か腎外性かを鑑別する（腎性で尿中ナトリウム＞20mEq/L，腎外性で尿中ナトリウム＜10mEq/L）．
  - **腎性**：急性・慢性腎不全．
  - **腎外性**：心不全，肝硬変，ネフローゼ症候群（有効循環血漿量減少）．
- **ECF正常（尿中ナトリウム排泄量＝ナトリウム摂取量）**：SIADH，多飲症，甲状腺機能低下，糖質コルチコイド欠乏，ADH分泌・作用増強薬（バルビタールなど）．

《高ナトリウム血症》

- **ECF減少（水喪失＞ナトリウム喪失）**：尿浸透圧は腎外性で増加，腎性で正常または減少．尿中ナトリウム濃度は腎外性で20mEq/L以上，腎性で20mEq/L未満．
- **ECF減少（水のみ喪失）**：尿浸透圧は腎外性で800mOsm/kg以上，腎性で300mOsm/kg以下（尿中ナトリウム濃度はともに不定）．
- **ECF増加（ナトリウム過剰）**：尿浸透圧正常または減少，尿中ナトリウム20mEq/L以下．

治療

《低ナトリウム血症》

- 血清ナトリウム値120mEq/Lまで改善後は，緩徐に補正する（急速な補正は中心部橋脱髄症〔CPM〕を生じ意識障害をきたし死にいたる）．
  - **ECF減少**：ナトリウム・体液喪失の補充（高張〜生理食塩水点滴．時に利尿薬併用）．
  - **ECF正常**：水中毒では水制限，ループ利尿薬（水排泄）と3％食塩水（ナトリウム補充）など．SIADHではADH刺激（薬剤，悪性腫瘍など）検索と治療（水制限など）．
  - **ECF増加**：原疾患（心・腎不全,肝硬変）治療と水制限,ループ利尿薬，透析．

治療	《高ナトリウム血症》

- 48時間以上かけ緩徐に補正（急激な補正では脳浮腫・中枢神経障害・死亡）．水欠乏では補充，ナトリウム過剰では塩分摂取中止・利尿薬（ナトリウム排泄）．中枢神経障害（浸透圧調整異常）では原疾患治療．水利尿薬投与時は，減量・中止．

● ナトリウム異常の看護のポイント

看護	

- 意識障害や体液バランス（体重，尿量，血圧，皮膚・口腔内所見）の観察が重要となる．
- 血清ナトリウム値異常を補正する際は，急激に補正を行わないことが大切である．

■ カリウム異常

病態	《低カリウム血症》

- 3.5mEq/L以下．
- 原因：カリウム摂取減少，消化管カリウム喪失（下痢など），尿中カリウム排泄増加（アルドステロン過剰など），細胞内へのカリウム移動（アルカローシスなど）．
- 症状：神経・筋症状（筋力低下，イレウス，便秘など），心症状（不整脈，ジギタリス毒性増加），水電解質症状（多尿，多飲，代謝性アルカローシス，腎尿細管障害など）．

《高カリウム血症》
- 5.5mEq/L以上，高度では致命的．
- 原因：カリウム摂取増加，カリウム尿中排泄減少（腎不全，鉱質コルチコイド欠乏など），細胞外へのカリウム移動（アシドーシスなど）．
- 症状：筋力低下，四肢末梢・口唇周囲のしびれ，消化管蠕動増加（腹痛，下痢），7mEq/L以上で心室細動，心停止など．

検査と診断	《低カリウム血症》

- 腎外性（尿中カリウム＜20mEq/L）：カリウム摂取不足，嘔吐，消化管瘻，下痢，下剤乱用，細胞内へ移動（アルカローシス，インスリン，β刺激薬など）．

ココがポイント！	高カリウム血症では，まず溶血の有無と，心電図でP波の有無を確認し，医師に報告を！

検査と診断

- **腎性（尿中カリウム＞20mEq/L）**：利尿薬，原発性アルドステロン症，尿細管性アシドーシス，バーター症候群，クッシング症候群など．
  - **心電図**：心室性期外収縮連発，U波出現，P-R時間延長，ST低下など．

《高カリウム血症》

- 見かけ上高値（細針で吸引採血による溶血，白血球・血小板増加）を除外する．
- **腎外性（尿中カリウム＞40mEq/L）**：カリウム過剰摂取（輸血，輸液，カリウム製剤），細胞外へ移動（アシドーシス，インスリン欠乏，β遮断薬，RA系阻害薬），体内産生（横紋筋融解症，熱傷，消化管出血，血管内溶血）．
- **腎性（尿中カリウム＜40mEq/L）**：腎不全，アルドステロン欠乏，薬剤など．
  - **心電図**：診断に有用である．T波増高（テント状T），P波増高・消失，QRS開大，心室細動．
  - **症状**：脱力・易疲労感，四肢・口周囲のしびれ，心停止．

治療

《低カリウム血症》

- 原疾患の改善，カリウム補充（経口では徐放薬〔胃腸障害予防．スローケー®など〕），静注では緩徐に行う（濃度40mEq/L，速度20mEq/L/時以内）．

《高カリウム血症》

- **緊急時**：①カルシウム製剤（塩化カルシウム，グルコン酸カルシウム）やNaHCO₃静注（致死的不整脈に対し心筋保護），②GI（グルコース・インスリン）療法：血液中のカリウムを細胞内に移動させるため，10%ブドウ糖200mL＋レギュラーインスリン4単位，③イオン交換樹脂：カリウムを体外に排泄するため，カリメート®など経口・注腸，④血液透析．
- **非緊急時**：①カリウム上昇薬剤（RA系阻害薬など）の減量・中止，②カリウム制限，③代謝性アシドーシス補正（重曹内服など），④その他の原因検索（消化管出血など）と治療．

●カリウム異常の看護のポイント

《低カリウム血症》

- 最多原因である利尿薬投与の有無を確認する．
- 症状では不整脈，筋力低下，消化管蠕動低下に注意する．

看護

《高カリウム血症》
- 緊急性が高いため，溶血の有無，心電図でP波の有無を確認して早急に医師に報告する．
- 不整脈の観察と治療を最優先する．

■カルシウム異常

病態

《低カルシウム血症》
- 8.5mg/dL（Ca^{2+} 4.5mEq/L）以下．
- 原因：
  - **慢性腎不全**：最多．高リン血症でリンと結合する不溶性カルシウムが増え，血清カルシウムが減少．活性型ビタミンD減少で腸管でのカルシウム吸収・骨吸収減少．
  - **副甲状腺機能低下症**：骨吸収減少，尿中カルシウム排泄増加，ビタミンD産生減少．
  - ほかに抗痙攣薬長期使用など．
- 症状：神経・筋症状（テタニー，痙攣，筋力低下など），皮膚症状（皮膚乾燥，湿疹など），心血管症状（QT間隔延長，低血圧，心不全）．

《高カルシウム血症》
- 10.5mg/dL（Ca^{2+} 5.5mEq/L）以上．
- 原因：骨からカルシウム遊離増加，腸管でカルシウム吸収増加，尿中カルシウム排泄減少．悪性腫瘍，原発性副甲状腺機能亢進症，腎不全時の活性型ビタミンD投与など．
- 症状：神経・筋症状（易疲労感，食欲不振，いらいら，筋力低下など），消化器症状（悪心・嘔吐，便秘など），循環器症状（高血圧，QT間隔短縮，徐脈），腎症状（尿濃縮力減少，多尿，腎結石）．

検査と診断

《低カルシウム血症》
- 血清アルブミン（Alb）値4g/dL以下で補正カルシウム値算出．
  補正カルシウム値［mg/dL］
  ＝実測カルシウム［mg/dL］－血清Alb値［g/dL］＋4
- 高リン血症合併時は慢性腎不全を除外する（腎機能正常ではPTH作用低下疾患）．低リン血症合併時はビタミンDの欠乏など．

《高カルシウム血症》
- **PTH高値**：原発性副甲状腺機能亢進症．

検査と診断
- **PTH低値**：骨転移伴う悪性腫瘍，副甲状腺ホルモン関連蛋白（PTHrP，骨融解増加）産生悪性腫瘍，ビタミンD過剰，慢性肉芽腫など．

治療

《低カルシウム血症》
- 原疾患の治療，カルシウム補給（経口・静注，グルコン酸カルシウムなど），活性型ビタミンD（消化管でカルシウム吸収増加）．

《高カルシウム血症》
- 原疾患治療，生理食塩水静注（尿中カルシウム排泄増加，ループ利尿薬併用もあり），カルシトニン（骨吸収減少，腎でのカルシウム・リン排泄増加），ビスフォスフォネート（骨吸収減少），ステロイド（消化管でのカルシウム吸収減少，腎からカルシウム排泄増加）．

●カルシウム異常の看護のポイント

看護

《低カルシウム血症》
- 四肢痙攣，いらいら，口周囲のしびれを観察する．
- カルシウム製剤静注は緩徐に行うこと（急速投与では致死性不整脈もあり）．

《高カルシウム血症》
- 副甲状腺機能亢進症と悪性腫瘍で多いが，境界高値は寝たきりでも生じる．
- 多尿，意識障害，消化器症状に注意する．

■ リン異常

病態

《低リン血症》
- 2.5mg/dL（1.8mEq/L）以下．
- 原因：リン摂取減少（アルコール依存症など），リン吸収減少（下痢など），リン排泄増加（鉄剤のフェジン®投与で近位尿細管でのリン再吸収減少など），細胞内への移動増加，飢餓・低栄養時の急な糖質補給（インスリンが糖・リンを細胞内に移動）など．
- 症状：神経・筋症状（意識障害，痙攣，筋力低下，横紋筋融解症など），心症状（心筋障害，心不全），骨症状（骨軟化症など），血液症状（溶血性貧血，殺菌能力低下），その他（酸塩基平衡・肝機能異常）．

病態

《高リン血症》
- 4.5mg/dL（2.6mEq/L）以上．
- **原因**：慢性腎不全（リン排泄減少），（偽性）副甲状腺機能低下症（PTHの尿中リン排泄作用減少），横紋筋融解症や悪性リンパ腫の化学療法（大量細胞崩壊で細胞内リンが血中に放出）など．
- **症状**：テタニー（続発性低カルシウム血症），異所性石灰化（カルシウム×リンが70以上で結膜・肺・胃・腎・関節周囲）など．

検査と診断

《低リン血症》
- 問診・身体所見（アルコール依存・下痢などによるリン欠乏，高カロリー輸液・アルカローシス・インスリン投与など細胞内へのリン移動の原因検索）．PTH増加ならば副甲状腺機能亢進症．

《高リン血症》
- 腎機能評価（腎不全検索），PTH減少では副甲状腺機能低下症，細胞逸脱酵素（GOT，LDH，CPKなど組織崩壊でリンとともに増加）など．

治療

《低リン血症》
- 原因除去（リン結合性制酸薬〔アルミゲル®〕中止など），リン補充（経口，静注）．

《高リン血症》
- 原因確定と除去．リン結合性制酸薬（アルミゲル®）投与．腎不全では炭酸カルシウム・塩酸セベラマー・炭酸ランタン投与，副甲状腺部分切除術，十分な透析．

●リン異常の看護のポイント

看護

《低リン血症》
- 背景因子のアルコール依存症や長期静脈栄養に注意する．
- 拡張型心筋症，不整脈などの合併症を確認する．

《高リン血症》
- 続発性低カルシウム血症による症状に注意する．
- 腎不全では，アルミ製剤やマグネシウム製剤は蓄積性があり禁忌である．

酸塩基平衡異常

- アシドーシスはアシデミア（酸血症，pH7.35未満）に，アルカローシスはアルカレミア（塩基血症，pH7.46以上）に向かう病態である（p.7参照）．
- 各病態には代償機序が働く（例：代謝性アシドーシスに対する過呼吸）．複数の酸塩基平衡異常の合併もある（例：代謝性アシドーシス＋呼吸性アシドーシス．呼吸性アシドーシスと呼吸性アルカローシスは合併しない）．

診断
- ①動脈血液ガス分析（ABG）のpHでアシデミア，アルカレミアを診断，②Pa_{CO_2}と重炭酸イオン濃度[HCO_3^-]で呼吸性か代謝性か判断，③代謝性アシドーシスでは血清アニオンギャップ（AG）[*1]を計算し，増大か正常か判断，④代償機構が正常か判断，⑤症状・検査から総合的に診断．
- pH・[HCO_3^-]増加，Pa_{CO_2}増加，血清カリウム・塩素減少，血中AG増加（pH増加による陰荷電アルブミン増加が主）．生理食塩水（生食）投与でアルカローシス改善性（生食反応性，体液量減少，尿中塩素[Cl]<20mEq/L）と，生食抵抗性（体液量増加，尿中Cl 20mEq/L以上，鉱質コルチコイド異常など）がある（尿Cl^-濃度は体液量を反映）．

■代謝性アシドーシス（表1）

病態
- 一次性に[HCO_3^-]（血漿HCO_3^-濃度）が減少し，pHが減少．原因は消化管・腎でのHCO_3^-喪失，腎での酸排泄障害，内因性の酸産生増加，外因性酸負荷．
- 生理的食塩水（pH7.0，Na・Clとも154mEq/L，電離係数0.93をかけて約143mEq/L）の急速投与では，NaよりClが大きく増え（生理的血漿Na約140mEq/L，Cl約100mEq/L），アニオンギャップ正常の高Cl性アシドーシスとなる．

■表1　代謝性アシドーシスの原因

AG正常の代謝性アシドーシス	AG増加する代謝性アシドーシス
●消化液からのHCO_3^-喪失：下痢，消化液ドレ	●酸排泄↓：腎不全

[*1] 血清AG＝未測定陰イオン－未測定陽イオン＝$Na^+ - ([HCO_3^-] + Cl^-)$，正常値は12±2mEq/L．

病態

■表1　代謝性アシドーシスの原因（つづき）

AG正常の代謝性アシドーシス	AG増加する代謝性アシドーシス
ナージ，消化管瘻，尿管S状結腸吻合 ● 陰イオン交換レジン（コレスチラミン） ● 塩化カルシウム，塩化マグネシウム ● アミノ酸製剤（塩酸アルギニン，塩酸リジン） ● 腎からのHCO_3^-喪失：尿細管性アシドーシス，低アルドステロン症，カリウム保持性利尿薬 ● その他：ケトアシドーシス回復期，希釈性アシドーシス，静脈栄養	● 酸生成↑：乳酸アシドーシス，ケトアシドーシス ● 中毒：サリチル酸，エチレングリコール，メタノール

AG：アニオンギャップ：$[Na^+]-([Cl^-]+[HCO_3^-])$，正常値12±2mEq/L．
(日本透析医学会，編．酸塩基平衡．専門医試験問題解説集　改訂第7版．日本透析医学会専門医制度委員会；2012．p.28-32をもとに作表)

- 腎不全による代謝性アシドーシス：初期（GFR20～50mL/分）では，残存ネフロン減少によるアンモニア生成減少が主因．高度（糸球体濾過値［GFR］＜20mL/分）では，リン酸や有機酸（馬尿酸など）の蓄積により，AG高値となる．腎不全において代謝性アシドーシスは，筋肉量低下，栄養障害，腎不全進行（$HCO_3^-≦22mEq/L$で↑），骨密度減少・骨折増加，骨成長障害（小児）の原因となる．
- 透析患者に用いられるリン吸着薬の塩酸セベラマーはリン1分子を吸着すると1分子の塩酸を放出し，小腸では膵液や胆汁と接して塩素を放出し，大腸では短鎖脂肪酸（重炭酸の前駆体）と結合・除去するため代謝性アシドーシスを助長する．
- リジンやアルギニン（塩酸化合物）を含むアミノ酸製剤は，腎障害例では代謝性アシドーシスを生じやすい．大量の蛋白質摂取では，不揮発性の酸の産生が増え，高Cl性代謝性アシドーシスを助長する．

診断

- ABGでpHと［HCO_3^-］が減少，代償性にPa_{CO_2}減少，血清カリウム増加，心電図でテント状T，ST減少，P波減高，QRS波幅広化．
- 血清AG増加では糖尿病性ケトアシドーシス，乳酸アシドーシス，腎不全，メタノール・エタノール・エチレングリコール中毒など．
- 血清AG正常なら尿アニオンギャップ（UAG）[*2]を計算する．UAGは腎の塩化アンモニウム（NH_4Cl）排泄能を反映する（健常成人腎は20～40mEq/LのNH_4^+を尿に排泄）．アシ

[*2] 尿アニオンギャップ：$UAG=Na^++K^+-Cl^-$，正常値0以上．

診断
ドーシスの原因が消化管でのHCO_3^-喪失（下痢）なら，腎のNH_4Cl排泄増加によりUAGは負（－30mEq/Lなど）になる．原因が遠位尿細管性アシドーシスなら，腎の酸排泄障害でNH_4Cl排泄は増えず，UAGは正（＋25mEq/Lなど）となる．
- 代謝性アシドーシスを示唆する簡便な所見は，血清（Na-Cl）＜36mEq/L（主に血清HCO_3^-イオン濃度低下を反映）である．

治療
- 原因治療．
- **HCO_3^-補充（メイロン®など）**：重症（pH＜7.2）ではpH7.2を目標に緩徐に投与．

  欠乏［HCO_3^-］［mEq］
  ＝（目標［HCO_3^-］－患者［HCO_3^-］）×0.5×体重［kg］

- 保存期CKDでは，重曹などで血中重炭酸濃度を適正にすると，腎機能低下，末期腎不全や死亡リスクが減るため，代謝性アシドーシスの補正が推奨される．$HCO_3^- \geq$20mEq/L，［血清Na］－［血清Cl］≧32mEq/Lとなるよう，重曹（炭酸水素ナトリウム）の内服量（例：1.0～3.0g/日）を調節する．
- **カリウム補充**：カリウム欠乏時は$NaHCO_3$とともに投与（アシドーシス改善で細胞内にカリウムが移動して低カリウム血症・致命的不整脈のおそれあり）．静注では投与速度20mEq/時未満，濃度40mEq/L未満，投与量100mEq/日未満．投与中は心電図・血清カリウム値をモニタする．
- **透析**：肺水腫を伴わずに大量のHCO_3^-を補充でき，電解質の補正，血中の不揮発酸・薬物（代謝物）除去も可能．アシドーシス改善により低血圧も改善する．

合併症
- 高カリウム血症，意識障害，低血圧，深く大きな呼吸（クスマールの大呼吸），心室性不整脈・心停止，筋肉の弾性・深部腱反射低下，温かく乾燥した皮膚など．

呼吸性アシドーシス（表2）

病態
- 一次性にPa_{CO_2}（動脈血CO_2濃度）増加，pH減少．原因は呼吸調節系障害による肺胞低換気．

■表2　呼吸性アシドーシス，アルカローシスの原因

経過	呼吸性アシドーシス	呼吸性アルカローシス
急性	神経筋疾患，気道閉塞，胸郭・肺疾患，脳血管障害	過換気症候群，敗血症，頭部外傷，サリチル酸中毒，急性肺障害（肺炎，気管支喘息，肺塞栓）

	■表2　呼吸性アシドーシス，アルカローシスの原因（つづき）	
病態	経過	呼吸性アシドーシス / 呼吸性アルカローシス
	慢性	COPD，神経筋疾患 / 貧血，肝不全，高地，妊娠

（日本透析医学会，編．酸塩基平衡．専門医試験問題解説集 改訂第7版．日本透析医学会専門医制度委員会；2012．p.28-32をもとに作成）

診断
- Pa_{CO_2}増加，pH減少，$[HCO_3^-]$ 若干増加，慢性でCl^-減少．

治療
- 原因治療，機械的換気，HCO_3^-投与（必要最低量），麻薬解毒薬（ナロキソン静注など）．

合併症
- 高カリウム・低塩素血症，呼吸困難，浅い頻呼吸（24回/分以上），頻脈，頭痛，発汗，血圧低下，心筋抑制，心停止など．

●アシドーシスの看護のポイント

看護
- 腎障害では代謝性が多く，高カリウム血症，不整脈，呼吸異常，低血圧に注意する．致命的で透析を要することがある．

■代謝性アルカローシス（表3）

病態
- 一次性に $[HCO_3^-]$（血漿HCO_3^-濃度）増加，pH減少．原因は消化管・腎でのH^+（Cl^-）の喪失，HCO_3^-や前駆物質の過剰投与．
- 生理食塩水（生食）投与で改善するもの（Cl反応性・生食反応性，体液量減少，尿中Cl<20mEq/L）と，生理食塩水投与に抵抗性のもの（Cl抵抗性・体液量増加，尿中Cl 20mEq/L以上，鉱質コルチコイド異常など）がある（尿Cl^-濃度は体液量を反映）．
- **原発性アルドステロン症，クッシング症候群**：アルドステロンやコルチコステロンの過剰分泌により遠位尿細管でのH^+分泌が亢進し，低カリウム血症を伴うCl抵抗性代謝性アルカローシスとなる．
- **嘔吐，胃液吸引**：酸性の胃液喪失により，代謝性アルカローシスをきたす．H_2受容体拮抗薬やプロトンポンプ阻害薬は，アルカローシスを改善する．
- **大量輸血，血漿交換（大量の新鮮凍結血漿を使用）**：輸血製剤中の抗凝固薬クエン酸が重炭酸に代謝されて，代謝性アルカローシスをきたす．

病態

- **骨粗鬆症治療**：高齢者にカルシウム製剤（炭酸カルシウムなど），ビタミンD製剤を投与すると，尿細管での重炭酸の再吸収が増え，代謝性アルカローシスを生じる（カルシウム・アルカリ症候群）．高カルシウム血症，腎機能低下も伴う．
- **利尿薬**：ループ利尿薬やサイアザイド系利尿薬は，Clを喪失させ，HCO_3^-に影響せずに体液量を減少させて代謝性アルカローシスを起こす．

■表3　代謝性アルカローシスの原因

Cl反応性 代謝性アルカローシス	Cl抵抗性 代謝性アルカローシス
嘔吐，胃液吸引，利尿薬，絨毛腺腫	（原発性，二次性）高アルドステロン症，クッシング症候群，バーター症候群，ジテルマン症候群，低カリウム血症

（日本透析医学会，編．酸塩基平衡．専門医試験問題解説集 改訂第7版．日本透析医学会専門医制度委員会；2012．p.28-32をもとに作表）

診断

- ①ABGのpHでアシデミア，アルカレミアを診断，②Pa_{CO_2}と［HCO_3^-］で呼吸性か代謝性か判断，③代謝性アシドーシスでは血清AGを計算し，増大か正常か判断，④代償機構が正常か判断，⑤症状・検査から総合的に診断．
- pH・［HCO_3^-］増加，Pa_{CO_2}増加，血清カリウム・塩素減少，血中AG増加（pH増加による陰荷電アルブミン増加が主）．

治療

- 原因治療（鉱質コルチコイド産生腫瘍では切除など）．
- **ECF補正**：生理食塩水反応性では生理食塩水投与．
- **塩化カリウム投与**：低カリウム血症（特にジギタリス投与例）で適応，経口では胃粘膜刺激に注意，カリウム保持性利尿薬（スピロノラクトンなど）も有効．
- H_2受容体・プロトンポンプ阻害薬（胃液喪失例で有効）．
- **炭酸脱水酵素阻害薬**：腎のHCO_3^-再吸収減少．アセタゾラミド（ダイアモックス®）を4～8時間ごとに250～500mg投与（経口・静注）．
- **酸投与**：塩酸，塩化アンモニウム（肝障害では禁忌）．溶血・組織壊死に注意．

  H^+欠乏量［mEq］
  ＝（測定［HCO_3^-］－目標［HCO_3^-］）×0.5×体重［kg］

  欠乏量の半分を半日で緩徐に投与，ABG・電解質をモニター．
- **換気調節**：重症の場合，鎮静化や機械的低換気を行う．

酸塩基平衡異常

治療	● 鉱質コルチコイド抑制：ACEIやスピロノラクトン投与（腎のH$^+$排泄持続を抑制）.
合併症	● 低カリウム・低カルシウム血症, 知覚異常, テタニー, 意識障害（無気力, 混迷, 痙攣など）, 低換気・低酸素血症, 徐脈.

■呼吸性アルカローシス

病態	● 一次性にPa$_{CO_2}$（動脈血CO$_2$濃度）減少し, pH増加. 原因は肺胞過換気, 中枢神経系異常, 毒物, 気道受容体刺激亢進など.
診断	● Pa$_{CO_2}$減少, pH増加, 血中リン減少（細胞内へ移動）, 心電図で各種不整脈.
治療	● CO$_2$吸入（紙袋内呼吸など）, 不安の除去（精神的支持, 鎮静薬・安定剤）, 機械的換気（呼吸数・換気量減少で低CO$_2$血症を改善）.
合併症	● 低カリウム・低カルシウム血症, 頻脈・不整脈, 知覚異常, 痙攣, テタニー, 失神など.

●アルカローシスの看護のポイント

看護	● 腎障害では, 利尿薬やステロイド治療に伴う代謝性アルカローシスが多い. 内服歴を含めた問診が病態改善に有効.

ココが
ポイント！ 腎障害時, 血清（Na−Cl）<36mEq/Lでは代謝性アシドーシスを疑い, 対処する！

MEMO

代謝性障害の簡便診断法

愛知医科大学 今井裕一教授による次の簡便診断法が有用.
① [HCO$_3^-$] [mEq/L] +15=Pa$_{CO_2}$ [Torr] になる.
② Pa$_{CO_2}$ [Torr] の数字がpHの7.○○（小数点以下の数字）に一致する.
③ データが以上の数字に近い場合, 代謝性アシドーシス（ときに代謝性アルカローシス）で呼吸性代償が正常と判断する.
④ 予想Pa$_{CO_2}$＜実測Pa$_{CO_2}$：代謝性アシドーシス＋呼吸性アシドーシスの合併（実測pH＜予測pH）.
⑤ 予想Pa$_{CO_2}$＞実測Pa$_{CO_2}$：代謝性アシドーシス＋呼吸性アルカローシスの合併（実測pH＞予測pH）.

●付録　略語・英語一覧

	略語	英語	日本語
数字	17-OHCS	17-hydroxycorticosteroid	17ヒドロキシコルチコステロイド
	2-AG	2-arachidonoylglycerol	2-アラキドノイルグリセロール
ギリシア文字	α_1MG	α_1-microglobulin	α_1マイクログロブリン
	β_2MG	β_2-microglobulin	β_2マイクログロブリン
	γ-GTP	γ-glutamyl transpeptidase	γ-グルタミルトランスペプチダーゼ
A	AⅠ	angiotensin Ⅰ	アンジオテンシンⅠ
	AⅡ	angiotensin Ⅱ	アンジオテンシンⅡ
	ABG	arterial blood gas	動脈血液ガス
	ACE	angiotensin converting enzyme	アンジオテンシン変換酵素
	ACEI	angiotensin converting enzyme inhibitor	アンジオテンシン変換酵素阻害薬
	ACTH	adrenocorticotropic hormone	副腎皮質ホルモン
	ADH	antidiuretic hormone	抗利尿ホルモン
	ADL	activities of daily living	日常生活動作
	ADM	doxorubicin hydrochloride	塩酸ドキソルビシン
	ADP	adenosine diphosphate	アデノシン2リン酸
	AFP	alpha-fetoprotein	αフェトプロテイン
	AG	anion gap	アニオンギャップ
	AGN	acute glomerulonephritis	急性糸球体腎炎
	AIMAH	ACTH independent macronodular adrenocortical hyperplasia	ACTH非依存性大結節性副腎皮質過形成
	AIN	acute interstitial nephritis	急性間質性腎炎
	AKI	acute kidney injury	急性腎障害
	Alb	Albumin	アルブミン
	ALP	alkaline phosphatase	アルカリホスファターゼ
	ALPP	abdominal leak point pressure	腹圧下尿漏出圧測定
	ALT	alanine aminotransferase	アラニンアミノフェラーゼ
	ANA	anandamide	アナンダマイド
	ANCA	antineutrophil cytoplasmic autoantibody	抗好中球細胞質抗体
	ANP	atrial natriuretic peptide	心房性ナトリウム利尿ペプチド
	APD	automated peritoneal dialysis	自動腹膜透析
	APTT	activated partial thromboplastin time	活性化部分トロンボプラスチン時間
	ARB	angiotensin receptor blocker	アンジオテンシン受容体拮抗薬
	ASK	anti-streptokinase	抗ストレプトキナーゼ
	ASLO, ASO	antistreptolysin O	抗ストレプトリジンO
	ASO	arteriosclerosis obliterans	閉塞性動脈硬化症
	AST	aspartate aminotransferase	アスパラギン酸アミノトランスフェラーゼ
	ATN	acute tubular necrosis	急性尿細管壊死

略語	英語	日本語
ATP	adenosine triphosphate	アデノシン3リン酸
B BE	base excess	塩基過剰
BLM	bleomycin hydrochloride	塩酸ブレオマイシン
BMI	body mass index	体格指数, 肥満(度)指数
BTA	bladder tumor antigen	膀胱腫瘍抗原
BUN	blood urea nitrogen	血液尿素窒素
C C3		補体(の成分のひとつ)
CAPD	continuous ambulatory peritoneal dialysis	(持続携行式)腹膜透析
CBDCA	carboplatin	カルボプラチン
Ccr	creatinine clearance	クレアチニンクリアランス
CCT	cortical collecting tubule	皮質部集合管
CDC	Centers for Disease Control and Prevention	米国疾病予防管理センター
CDDP	cisplatin	シスプラチン
CG	cystography	膀胱造影
CH50	50% hemolytic unit of complement	補体50%溶血単位
CHDF	continuous hemodiafiltration	持続的血液濾過透析
Cin	inulin clearance	イヌリンクリアランス
CK	creatine kinase	クレアチンキナーゼ
CKD	chronic kidney disease	慢性腎臓病
CKD-MBD	CKD-mineral bone disorder	慢性腎臓病に伴う骨ミネラル代謝異常
CoA	coenzyme A	コエンザイムA, 補素素A
CPA	cyclophosphamide	シクロフォスファミド
CPK	creatine phosphokinase	クレアチンホスホキナーゼ
CPM	central pontine myelinolysis	橋中心髄鞘崩壊症
CPT-11	irinotecan hydrochloride	塩酸イリノテカン
Cr	creatinine	クレアチニン
CRP	C-reactive protein	C反応性蛋白
CT	computed tomography	コンピュータ断層撮影
CTG	cardiotocogram	胎児心拍数図
Cun	urea nitrogen clearance	尿素窒素クリアランス
CVA	costovertebral angle	肋骨脊柱角部
CVP	central venous pressure	中心静脈圧
Cys-C	cystatin C	シスタチンC
D DBP	diastolic blood pressure	拡張期血圧
DFPP	double filtration plasmapheresis	二重膜濾過血漿交換
DHEA-S	dehydroepiandrosterone sulfate	硫酸デヒドロエピアンドロステロン
DIC	disseminated intravascular coagulation	播種性血管内凝固症候群
DIP	drip infusion pyelography	点滴静注腎盂造影
DMN	diabetic nephropathy	糖尿病性腎症
DNA	deoxyribonucleic acid	デオキシリボ核酸
DPI	daily protein intake	1日蛋白摂取量

略語	英語	日本語
dsDNA	double stranded DNA	二本鎖DNA
E ECF	extracellular fluid	細胞外液
ECUM	extracorporeal ultrafiltration method	体外限外濾過法
ED	erectile dysfunction	勃起不全
eGFR	estimated glomerular filtration rate	推定糸球体濾過値
EO	early onset type	早発型
EPA	eicosapentaenoic acid	イコサペンタエン酸
EPO	erythropoietin	エリスロポエチン
EPS	encapsulating peritoneal sclerosis	被嚢性腹膜硬化症
ESA	erythropoiesis stimulating agent	赤血球造血刺激因子製剤
ESKD	end stage kidney disease	末期腎不全
ESWL	extracorporeal shock wave lithotripsy	体外衝撃波結石破砕術
ET	endotoxin	エンドトキシン
F FBS	fasting blood sugar	空腹時血糖
FDP	fibrinogen degradation products	フィブリノゲン分解産物
FEK	fractional excretion of potassium	カリウム排泄率
FENa	fractional excretion of sodium	ナトリウム排泄率
FFP	fresh frozen plasma	新鮮凍結血漿
Fg	fibrinogen	フィブリノゲン
FGS	focal glomerulosclerosis	巣状糸球体硬化症
freeT3	free triiodothyronine	遊離トリヨードチロニン
freeT4	free thyroxine	遊離チロキシン
FSGS	focal segmental glomerulosclerosis	巣状分節状糸球体硬化症
G G-CSF	granulocyte colony-stimulating factor	顆粒球コロニー刺激因子
GA	glycated albumin	グルコアルブミン
GBM	glomerular basement membrane	糸球体基底膜
GC		(ゲムシタビン+シスプラチンまたはゲムシタビン+カルボプラチンの意)
GCAP	granulocyte apheresis	顆粒球除去療法
GEM	gemcitabine	ゲムシタビン
GFR	glomerular filtration rate	糸球体濾過値
GOT	glutamic oxaloacetic transaminase	グルタミン酸オキサロ酢酸トランスアミナーゼ
GPT	glutamic pyruvic transaminase	グルタミン酸ピルビン酸トランスアミナーゼ
H HALS	hand assisted laparoscopic surgery	用手補助下腹腔鏡手術
HANP	human atrial natriuretic peptide	ヒト心房性ナトリウム利尿ペプチド
Hb	hemoglobin	ヘモグロビン
HbA$_{1c}$	hemoglobin A$_{1c}$	ヘモグロビンA$_{1c}$
HBV	hepatitis B virus	B型肝炎ウイルス
hCG	human chorionic gonadotropin	ヒト絨毛性ゴナドトロピン
hCG-β	human chorionic gonadotropin β subunit	ヒト絨毛性ゴナドトロピンβ

略語	英語	日本語
HCO₃⁻		炭酸水素イオン
Hct, Ht	hematocrit	ヘマトクリット
HCU	high care unit	準集中治療室
HCV	hepatitis C virus	C型肝炎ウイルス
HD	hemodialysis	血液透析
HDF	hemodialysis filtration	血液濾過透析
HE	hematoxylin and eosin	ヘマトキシリン・エオシン
HF	hemofiltration	血液濾過
HIV	human immunodeficiency virus	ヒト免疫不全ウイルス
HLA	human leukocyte antigen	ヒト白血球抗原
HMG-CoA	3-hydroxy-3-methylglutaryl-coenzyme A	3-ヒドロキシ-3-メチルグルタリル補酵素A
HoLEP	holmium lasor envculation of prostate	ホルミウムレーザー前立腺核出術
HPF	high power field	強拡大（400倍）
HUS	hemolytic uremic syndrome	溶血性尿毒症症候群
I IBW	ideal body weight	理想体重
IC	immune complex	免疫複合体
ICD	implantable cardioverter defibrillator	植込み型除細動器
ICF	intracellular fluid	細胞内液
ICG	indocyanine green	インドシアニングリーン
ICU	intensive care unit	集中治療室
IFM	ifosfamide	イホスファミド
IFN	interferon	インターフェロン
IgA	immunoglobulin A	免疫グロブリンA
IgG	immunoglobulin G	免疫グロブリンG
IgM	immunoglobulin M	免疫グロブリンM
IL-2	interleukin-2	インターロイキン2
IL-6	interleukin-6	インターロイキン6
IMRT	intensity-modulated radiation therapy	強度変調放射線治療
IPD	intermittent peritoneal dialysis	間欠的腹膜透析
IPSS	international prostate symptom score	国際前立腺症状スコア
ISD	intrinsic sphincter deficiency	内因性尿道括約筋不全
IVC	inferior vena cava	下大静脈
IVP	intravenous pyelography	静脈性腎盂造影
J JGA	juxtaglomerular apparatus	傍糸球体装置
JSH	The Japanese Society of Hypertension	日本高血圧学会
K KUB	kidney ureter bladder	腎尿管膀胱部単純撮影
L LCAP	leukocytapheresis	白血球除去療法
LDH	lactate dehydrogenase	乳酸脱水素酵素
LDL	low density lipoprotein	低密度リポ蛋白
LDL-C	low density lipoprotein cholesterol	LDLコレステロール，低密度リポ蛋白コレステロール

略語	英語	日本語
LHRH	luteinizing hormone releasing hormone	黄体形成ホルモン放出ホルモン
LO	late onset type	遅発型
M M-VAC		(メトトレキサート+ビンブラスチン+アドリアマイシン+シスプラチンの意)
MAB	maximum androgen blockade	(完全に男性ホルモンを阻止する療法の意)
MCHC	mean corpuscular hemoglobin concentration	平均赤血球ヘモグロビン濃度
MCV	mean corpuscular	平均赤血球容積
MEN 2A	multiple endocrine neoplasia type 2A	多発性内分泌腫瘍症2A型
MIBG	metaiodobenzylguanidine	メタヨードベンジルグアニジン
MMF	mycophenolate mofetil	ミコフェノール酸モフェチル
MMP-3	matrix metal loprotoinase-3	マトリックスメタロプロテアーゼ-3
MODS	multiple organ dysfunction syndrome	多臓器不全症候群
MP		(プレドニゾロン+メルファランの意)
MPO-ANCA	myeloperoxidase-antineutrophil cytoplasmic autoantibody	ミエロペルオキシターゼ抗好中球細胞質抗体
MR	magnetic resonance	核磁気共鳴
MRI	magnetic resonance imaging	核磁気共鳴画像法
MRSA	methicillin-resistant *Staphylococcus aureus*	メチシリン耐性黄色ブドウ球菌
MTX	methotrexate	メトトレキサート
N NADP	nicotinamide adenine dinucleotide phosphate	ニコチンアミドアデニンジヌクレオチドリン酸
NAG	N-acetyl-β-D-glucosaminidase	N-アセチル-β-D-グルコサミニダーゼ
NDP	nedaplatin	ネダプラチン
NGSP	national glycohemoglobin standardization	国際基準値
NKF	National Kidney Foundation	米国腎臓財団
NMP-22	nuclear matrix protein 22	核マトリックス蛋白質22
NSAID	non-steroidal anti-inflammatory drug	非ステロイド系炎症薬
NST	nutrition support team	栄養サポートチーム
O OABSS	overactive bladder symptom score	過活動膀胱症状スコア
P Pa$_{CO_2}$	partial pressure of arterial carbon dioxide	動脈血二酸化炭素分圧
PAM	periodic acid-methenamine-silver	過ヨウ素酸メセナミン銀
PAS	periodic acid-Schiff	過ヨウ素酸シッフ
P$_{CO_2}$	partial pressure of carbon dioxide	二酸化炭素分圧
PCR	polymerase chain reaction	ポリメラーゼ連鎖反応
PD	peritoneal dialysis	腹膜透析
PDGF	platelet derived growth factor	血小板由来増殖因子
PDGFR	platelet derived growth factor receptor	血小板由来増殖因子受容体
PE	plasma exchange	血漿交換

略語・英語

略語	英語	日本語
PEP	peplomycin sulfate	硫酸ペプロマイシン
PET	positron emission tomography	ポジトロン断層法
PET	preemptive transplantation	先行的腎移植
PFS	pressure-flow study	内圧尿流測定
PG	prostaglandin	プロスタグランジン
PKD	polycystic kidney disease	多発性嚢胞腎
Plt	platelets	血小板
PMX	endotoxin adsorption therapy	エンドトキシン吸着療法
PNL	percutaneous nephrolithotripsy	経皮的腎砕石術
PR3-ANCA	proteinase-3 antineutrophil cytoplasmic autoantibody	プロテナーゼ3抗好中球細胞質抗体
PSA	prostate specific antigen	前立腺特異抗原
PSP	phenolsulfonphthalein	フェノールスルホンフタレイン
PTH	parathyroid hormone	副甲状腺ホルモン
PTHrP	parathyroid hormone-related protein	副甲状腺ホルモン関連蛋白
PTL	paclitaxel	パクリタキセル
PTRA	percutaneous transluminial renal angioplasty	経皮的腎動脈形成術
Q QOL	quality of life	生活(生命)の質
R RA	renin-angiotensin	レニン・アンジオテンシン
RA	rheumatoid arthritis	関節リウマチ
RAA	renin-angiotensin-aldosterone	レニン・アンジオテンシン・アルドステロン
raf-1	raf-1	(癌遺伝子のなかのひとつ)
RBC	red blood cell	赤血球
RECIST	response evaluation criteria in solid tumors	固形癌治療効果判定法
RF	rheumatoid factor	リウマチ因子
RP	retrograde pyelography	逆行性腎盂造影
RPGN	rapidly progressive glomerulonephritis	急速進行性腎炎
RRT	renal replacement therapy	腎代替療法
S SBP	systolic blood pressure	収縮期血圧
sFe	serum Fe	血清鉄
SIADH	syndrome of inappropriate secretion of antidiuretic hormone	抗利尿ホルモン分泌異常症候群
SIRS	systemic inflammatory response syndrome	全身性炎症反応症候群
SLE	systemic lupus erythematosus	全身性エリテマトーデス
SMAP	stepwise initiation of peritoneal dialysis using Moncrief and Popvich technique	段階的腹膜透析導入法
STD	sexually transmitted disease	性行為感染症
SU	sulfonyl urea	スルフォニルウレア
SUI	stress urinary incontinence	腹圧性尿失禁
T TAE	transcatheter arterial embolization	経カテーテル動脈塞栓術
TBM	tubular basement membrane	尿細管基底膜
TC	total cholesterol	総コレステロール

略語	英語	日本語
TDM	therapeutic drug monitoring	治療薬物モニタリング
TG	triglycerides	中性脂肪
TGF-β	transforming growth factor β	形質変換増殖因子β
THP	pirarubicin	ピラルビシン
TIBC	total iron-binnding capacity	全鉄結合能
TINU syndrome	tubulointerstitial nephritis and uveitis syndrome	間質性腎炎ぶどう膜炎症候群
TNFα	tumor necrosis factor α	腫瘍壊死因子α
TOT	transobturator tape	(尿道スリング手術のひとつ)
TP	total protein	総蛋白
TPN	total parenteral nutrition	高カロリー輸液
TSH	thyroid stimulating hormone	甲状腺刺激ホルモン
TUL	transurethral ureterolithotripsy	経尿道的尿管砕石術
TUR	transurethral resection	経尿道的切除術
TUR-Bt	transurethral resection of the bladder tumor	経尿道的膀胱腫瘍切除術
TUR-P	transurethral resection of the prostate	経尿道的前立腺切除術
TVT	tension-free vaginal tape	(尿道スリング手術のひとつ)
TXL	paclitaxel	パクリタキセル
TXT	docetaxel	ドセタキセル
U UA	uric acid	尿酸
UAG	urinary anion gap	尿中アニオンギャップ
UC	ulcerative colitis	潰瘍性大腸炎
Ucr	urine creatinine	尿中クレアチニン濃度
UFT	uracil-tegafur	テガフール・ウラシル
UH	urethral hypermobility	尿道過活動
UIBC	unsaturated iron-binding	不飽和鉄結合
UNa	urine natrium	尿中ナトリウム濃度
US	ultrasonography	超音波検査
UUN	urine urea nitrogen	尿中尿素窒素
V VAD		(ビンクリスチン+ドキソルビシン+デキサメタゾンの意)
VBL	vinblastine sulfate	ビンブラスチン硫酸塩
VEGF	vascular endothelial growth factor	血管内皮細胞増殖因子
VEGFR	vascular endothelial growth factor receptor	血管内皮細胞増殖因子受容体
VMA	vanillylmandelic acid	バニルマンデル酸
VP-16	etoposide	エトポシド
VUR	vesicoureteral reflux	膀胱尿管逆流
W WBC	white blood cell	白血球

●腎障害での注意薬剤

■:効能, ■:分類

薬剤	腎不全[*1]	透析患者
降圧薬		
β遮断薬		
テノーミン®, アセタノール®, ミケラン®	減量	減量
α遮断薬		
エブランチル®	減量	減量
αβ遮断薬		
アロナノロール塩酸塩, アーチスト®	減量	
ACE阻害薬		
コナン®, タナトリル®, エースコール®, チバセン®, インヒベース®, オドリック®, ゼストリル®, ロンゲス®		減量
ARB		
オルメテック®, ブロプレス®, ミカルディス®, ディオバン®, ニューロタン®, アジルバ®, アバプロ®	減量	減量
レニン直接阻害		
ラジレス®	[*2]	[*2]
ARB+カルシウム拮抗薬		
レザルタス®, ユニシア®, ミカムロ®, エックスフォージ®	減量	減量
ARB+サイアザイド		
エカード®, ミコンビ®, コディオ®, プレミネント®	[*3]	投与禁忌
中枢性交感神経抑制		
アルドメット®		減量
アプレゾリン®	減量	減量
抗不整脈薬		
サンリズム®, アミサリン®, タンボコール®, リスモダン®, アカルディ	減量	
シベノール®	減量	減量
ソタコール®	[*3]	
メキシチール®	減量	減量
強心薬		
ジゴキシン, ラニラピッド®	減量	
アカルディ®	減量	投与禁忌
肺高血圧治療薬		
アドシルカ®	[*3]	

薬剤	腎不全[*1]	透析患者
利尿薬		
ダイアモックス®	減量	
抗アルドステロン		
アルダクトンA®	[*3]	
セララ®	投与禁忌	投与禁忌
サイアザイド系		
フルイトラン®,ヒドロクロロチアジド®	[*3]	
ループ		
ラシックス®,ダイアート®,ルプラック®[*4]		
V₂受容体拮抗薬		
サムスカ®[*4]		
鎮痛薬		
麻薬		
アンペック®坐剤,MSコンチン®,カディアン®,パシーフ®,ピーガード®,コデインリン酸塩®	減量	
オピオイド		
トラマール®,トラムセット®	減量	減量
NSAIDs		
インダシン®,インテバン®,ボルタレン®,クリノリル®,メチロン®,セレコックス®,レリフェン®,ロピオン®,モービック®,ロキソニン®	[*5]	[*6]
アセトアミノフェン		
カロナール®[*7]		
片頭痛治療薬		
マクサルト®		投与禁忌
神経障害疼痛薬		
リリカ®	減量	減量
催眠沈静薬		
ラボナール®,ドルミカム®	減量	
抗うつ薬		
パキシル®,トレドミン®,ドグマチール®	減量	減量
サインバルタ®	減量[*8]	
抗精神病薬		
リスパダール®	減量	減量
クロザリル®	[*5]	投与禁忌

腎障害での注意薬剤

薬剤	腎不全[*1]	透析患者
インヴェガ®, リーマス®	減量	減量
せん妄治療薬		
グラマリール®	減量	減量
抗てんかん薬		
ガバペン®, フェノバール®, トピナ®, マイスタン®, ラミクタール®, イーケプラ®	減量	減量
認知症治療薬		
レミニール®, メマリー®	減量	減量
抗パーキンソン・抗インフルエンザ薬		
シンメトレル®	減量	投与禁忌
抗パーキンソン薬		
ビ・シフロール®[*9], レキップ®	減量	減量
抗凝固薬		
オルガラン®	減量	投与禁忌
リクシアナ®, プラザキサ®	減量[*8]	
アリクストラ®	[*10]	
イグザレルト®, エリキュース®	[*11]	
止血薬		
トランサミン®	減量	減量
DIC治療薬		
リコモジュリン®	減量	減量
脳保護薬		
ラジカット®	[*3]	投与禁忌
胃酸分泌抑制		
H₂受容体遮断薬		
ザンタック®, アルタット®, タガメット®, アシノン®, ガスター®	減量	減量
プロテカジン®		減量
消化器用薬		
プリンペラン®	減量	減量
脂質異常治療薬		
ペリシット®	減量	減量
フィブラート系		
トライコア®, リピディル®, ベザトールSR®[*12]	[*13]	投与禁忌

薬剤	腎不全[*1]	透析患者
スタチン		
クレストール®[*12]	減量	減量
糖尿病治療薬		
インスリン抵抗性改善薬		
アクトス®, ジベトス®[*14]	[*2]	投与禁忌
SU剤		
アベマイド®, ジメリン®, オイグルコン®, ダオニール®, グリミクロン®, アマリール®, スターシス®, ファスティック®, グルファスト®[*15]	[*2]	投与禁忌
ビグアナイド		
グリコラン®, メトグルコ®[*15]	[*8]	
DPP-4阻害薬		
ネシーナ®	減量	減量
ジャヌビア®, グラクティブ®	減量[*8]	
GLP-1作動薬		
バイエッタ®	投与禁忌	投与禁忌
SGLT-2阻害薬		
スーグラ®, ルセフィ®, フォシーガ®, アプルウェイ®, デベルザ®[*16]		投与禁忌
高尿酸血症治療薬		
アロシトール®, ザイロリック®, コルヒチン[*16]	減量	減量
ユリノーム®[*16]	[*8]	投与禁忌
フェブリク®	減量	減量
喘息治療薬		
ネオフィリン®, テオドール®, テオロング®, ユニフィルLA®[*17]		[*18]
抗アレルギー		
アレロック®, アレグラ®, タリオン®	減量	減量
ジルテック®	減量	投与禁忌
ザイザル®	[*3]	
免疫抑制薬		
ブレディニン®, セルセプト®, イムラン®	減量	減量
リウマトレックス®	投与禁忌	投与禁忌
サンディミュン®, ネオーラル®[*17]		
骨粗鬆症治療薬		
エビスタ®	減量	減量

腎障害での注意薬剤

薬剤	腎不全[*1]	透析患者
ビタミンD		
アルファロール®, ワンアルファ®, ロカルトロール®[*19]		
ビスホスホネート		
フォサマック®, ボナロン®, アクトネル®, ベネット®	[*8]	投与禁忌
ダイドロネル®	減量[*3]	投与禁忌
高カルシウム血症治療薬		
ゾメタ®	減量	減量
泌尿器用		
ユリーフ®, ベシケア®, デトルシトール®	減量	投与禁忌
ウブレチド®, ウリトス®, ステーブラ®, フリバス®	減量	減量
抗菌薬		
アミノグリコシド		
アミカシン硫酸塩®, ゲンタシン®, トブラシン®, イセパシン®, カナマイシン®, ストレプトマイシン硫酸塩[*17]	減量	減量
ペニシリン		
サワシリン®, ビクシリン®, ユナシン®, ゾシン®, ペントシリン®	減量	減量
セフェム		
マキシピーム®, ファーストシン®, パンスポリン®, フロモックス®, ケフラール®, セファメジンα®, スルペラゾン®, メイアクト®, セフゾン®, モダシン®, ロセフィン®, バナン®, セフメタゾン®, フルマリン®, シオマリン®	減量	減量
カルバペネム		
チエナム®, フィニバックス®, カルベニン®, オメガシン®, メロペン®	減量	減量
ペネム		
ファロム®	減量	減量
マクロライド		
エリスロシン®, クラリス®, クラリシッド®, ルリッド®	減量	減量
リンコマイシン		
ダラシン®	減量	減量
モノバクタム		
アザクタム®	減量	減量
ニューキノロン		
シプロキサン, オゼックス®, トスキサシン®, スオード®, パシル®, パズクロス®, クラビット®, グレースビット®	減量	減量

薬剤	腎不全[*1]	透析患者
ジェニナック®	減量	減量不要
シプロフロキサシン		
シプロキサン®	減量	減量
抗MRSA		
ハベカシン®, バンコマイシン®, タゴシッド®[*17]	減量	減量
キュビシン®	減量	減量
ST合剤		
バクタ®, ホスミシン®	減量	減量
抗真菌薬		
ファンギゾン®, アムビゾーム®, イトリゾール®, ジフルカン®	減量	減量
抗結核薬		
エサンブトール®, サイクロセリン®, ピラマイド®	減量	減量
カナマイシン®, ストレプトマイシン塩酸塩	[*4]	減量
抗ウイルス薬		
ゾビラックス®, バルトレックス®, デノシン®, バリキサ®, アラセナ-A®, バラクルード®	減量	減量
抗原虫薬		
ベナンバックス®, フラジール®	減量	減量
抗インフルエンザ		
タミフル®, ラピアクタ®	減量	減量

- [*1] 本表で「腎不全」はクレアチニンクリアランス(Ccr)＜30mL/分/1.73㎡をさす. Ccr単位はmL/分/1.73㎡, クレアチニン (Cr) 単位はmg/dL.
- [*2] 基本的に投与しない.
- [*3] 減量, Ccr10mL/分/1.73㎡未満では投与禁忌.
- [*4] 無尿の場合は禁忌.
- [*5] 減量は不要だが, 腎障害をきたすため慎重に投与.
- [*6] 減量は不要.
- [*7] 安全性が高いが, 長期高用量では腎機能低下のリスクあり.
- [*8] Ccr30mL/分/1.73㎡未満では投与禁忌.
- [*9] 慢性腎臓病 (CKD) のレストレス・レッグス症候群治療に使用.
- [*10] 減量, Ccr20mL/分/1.73㎡未満では投与禁忌.
- [*11] 減量, Ccr15mL/分/1.73㎡未満では投与禁忌.
- [*12] 横紋筋融解症に注意.
- [*13] 血清Cr2.5mg/dL以上では投与禁忌.
- [*14] 乳酸アシドーシスの危険あり.
- [*15] 腎不全時はインスリン治療が原則.
- [*16] 末期腎不全では無効.
- [*17] 治療薬物モニタリング (TDM) での血中濃度管理が望ましい.
- [*18] 血中濃度に応じて透析後に追加.
- [*19] 高カルシウム血症による腎機能低下に注意.

●エキスパート情報

■腎・泌尿器に関するウェブページ

- **日本腎臓学会** http://www.jsn.or.jp/
- **日本泌尿器科学会** http://www.urol.or.jp/
- **日本透析医学会** http://www.jsdt.or.jp/
- **日本移植学会** http://www.asas.or.jp/jst/
- **日本糖尿病学会** http://www.jds.or.jp/
- **厚生労働省** http://www.mhlw.go.jp/
- **日本看護協会** http://www.nurse.or.jp/
  (皮膚・排泄ケア,透析看護など認定看護師制度の情報あり)
- **日本腎不全看護学会** http://www11.ocn.ne.jp/~jann1/
- **日本小児腎臓病学会** http://www.jspn.jp/
- **日本腹膜透析医学会** http://www.jspd.jp/
- **日本臓器移植ネットワーク** http://www.jotnw.or.jp/
- **日本腎臓財団** http://www.jinzouzaidan.or.jp/
- **多発性嚢胞腎財団日本支部** http://www.pkdfcj.org/
- **腎臓病なんでもサイト(腎臓サポート協会)**
  http://www.kidneydirections.ne.jp/
- **難病情報センター** http://www.nanbyou.or.jp/
  (IgA腎症,急速進行性腎炎,難治性ネフローゼ症候群,多発性嚢胞腎の情報あり)
- **全国腎臓病協議会** http://www.zjk.or.jp/
- **腎臓ネット** http://www.jinzou.net/
- **日本静脈経腸栄養学会(JSPEN)** http://www.jspen.jp/
- **日本病態栄養学会** http://www.eiyou.gr.jp/

●学習を探るために

■主な参考文献

1) 日本腎臓学会, 編. 慢性腎臓病に対する食事療法基準2014年版. 日腎会誌 2014；56（5）：553-599.
2) 日本高血圧学会高血圧治療ガイドライン作成委員会, 編. 高血圧治療ガイドライン2014. ライフサイエンス出版；2014.
3) 日本透析医学会学術委員会ガイドライン作成小委員会栄養問題検討ワーキンググループ. 慢性透析患者の食事療法基準. 透析会誌 2014；47（5）：287-291.
4) 小林修三, 編. あらゆる診療科で役立つ！ 腎障害・透析患者を受けもったときに困らないためのQ&A. 羊土社；2014.
5) 日本腎臓学会, 編. エビデンスに基づくCKD診療ガイドライン2013. 東京医学社；2013.
6) 日本糖尿病学会, 編. 科学的根拠に基づく糖尿病診療ガイドライン2013. 南江堂；2013.
7) 日本静脈経腸栄養学会, 編. 静脈経腸栄養ガイドライン 第3版. 照林社；2013.
8) 日本透析医学会. 維持血液透析ガイドライン：血液透析導入. 透析会誌 2013；46（12）：1107-1155.
9) 日本透析医学会. 血液透析患者の糖尿病治療ガイド2012. 透析会誌2013；46（3）：311-357.
10) 日本腎臓学会, 編. CKD診療ガイド2012. 東京医学社；2012.
11) 厚生労働省難治性疾患克服研究事業進行性腎障害に関する調査研究班 難治性症候群ネフローゼ分科会, 編. ネフローゼ症候群診療指針[完全版]. 東京医学社；2012.
12) 日本腎臓学会, 日本医学放射線学会, 日本循環器学会, 編. 腎障害患者におけるヨード造影剤使用に関するガイドライン2012. 東京医学社；2012.
13) 日本透析医学会. 慢性腎臓病に伴う骨・ミネラル代謝異常の診療ガイドライン. 透析会誌 2012；45（4）：301-356.
14) 日本透析医学会. 専門医試験問題解説集 改訂第7版. 日本透析医学会専門医制度委員会；2012.

■主な参考文献(つづき)

15) 日本腎不全看護学会,編. 腎不全看護 第4版. 医学書院;2012.
16) 磯﨑泰介,編. 臨床医のための栄養療法の進め方ノート. 羊土社;2011.
17) 篠﨑正博,秋澤忠男,中 敏夫. ベッドサイドで役立つ急性血液浄化法. 総合医学社;2011.
18) 奥山明彦,編. 看護のための最新医学講座 第22巻 泌尿・生殖器疾患 第2版. 中山書店;2008.
19) 佐々木成,編. 看護のための最新医学講座 第6巻 腎疾患と高血圧 第2版. 中山書店;2007.
20) 五十嵐隆,鈴木洋通,丸茂健監,編. 腎・泌尿器疾患診療マニュアル―小児から成人まで―. 日本医師会;2007.
21) 大東貴志,河邊博史,木村チヅ子,ほか. 系統看護学講座 専門分野Ⅱ 成人看護学8 腎・泌尿器 第13版. 医学書院;2011.
22) 黒川 清. 水・電解質と酸塩基平衡―step by stepで考える― 改訂第2版. 南江堂;2004.
23) 尾岸恵三子,遠藤和子,編著. 腎臓病のある生活とナーシング. 医歯薬出版;2003.
24) 富野康日己,櫻井美鈴,編. 腎臓病の治療と看護. 南江堂;2000.
25) 飯田喜俊,白井大禄著. わかりやすい水電解質―病態とその治療― 第2版. 中外医学社;1999.
26) Goodfellow D.H.Nursing Timesavers, Fluid and Electrolyte Disorders. Springhouse Pub Co;1995. 足利幸乃,櫻井利江,訳. ナーシングタイムセイバー 体液・電解質の障害と看護ケア. 南江堂;1998.

索 引

■あ
アシドーシス	7
アナフィラキシー	107
アフェレシス	136
アミロイドーシス	199
アミロイド腎症	199
アルカローシス	7
アンジオテンシンⅠ	15
アンジオテンシンⅡ	10,15
一次性糸球体疾患	168
一次性膜性腎症	179
イヌリンクリアランス	46
インクレチン関連糖尿病治療薬	104
インスリン	16,100
ウロストーマ	118
運動強度	90
栄養療法	82
エコー	53
エコーガイド下経皮的腎生検	61
エリスロポエチン	16,79
遠位尿細管	6
塩化アンモニウム負荷試験	47
エンドトキシン吸着療法	138
塩分摂取量計算式	88

■か
外照射	110
回腸導管	115
化学療法	105
過活動膀胱	270
画像診断	53
褐色細胞腫	243
活性型ビタミンD	16
活性型ビタミンD・カルシウム受容体作動薬	80
カテコラミン	9
下部尿路感染症	30
カリウム	9,278
カリクレイン・キニン系	15
顆粒球除去療法	138
カルシウム	11,280
間質性腎炎	202
関節リウマチ	192
亀頭包皮炎	250
逆行性腎盂造影	56
急性間質性腎炎	32
急性糸球体腎炎	158
急性腎盂腎炎	30,32
急性腎障害	83,146,173
急性精巣上皮炎	32
急性前立腺炎	32
急性尿道炎	255
急速進行性腎炎	32,162
吸着療法	133
強度変調放射線治療	110
強皮症腎	192
虚血性心疾患	95
近位尿細管	6
クッシング症候群	242
クラミジア尿道炎	254
クリオグロブリン血症に伴う腎病変	200
クレアチニン	41
クレアチニンクリアランス	46
経胸腹式到達法	68
経口吸着薬	79
経後腹膜の到達法	69
蛍光抗体法	63

経尿道的前立腺切除術	72
経尿道的尿管砕石術	73
経尿道的膀胱砕石術	74
経尿道的膀胱腫瘍切除術	72
経皮的腎砕石術	73
経腹膜到達法	68,75
血圧コントロール	95
血液検査	39
血液疾患関連腎症	198,199,200
血液透析	102,122,124,129
血液濾過透析	125
血管造影	54
血漿	5
血漿交換法	137
血清アルブミン	41
血清クレアチニン	45
結石	73,246
血栓塞栓症	173
血中シスタチンC	45
血糖コントロール	99
血尿	21
原発性アルドステロン症	242
降圧目標	95
高カリウム血症	78,82
抗癌薬	105
高血圧	78,212,216,222
高血糖	78
光顕像	63
膠原病	78
膠原病性腎障害	191
硬性膀胱鏡	51
後腹膜到達法	75
抗利尿ホルモン	10
呼吸性アシドーシス	7,285
呼吸性アルカローシス	8,288
骨髄腫腎	198
骨盤底筋体操	263
コレステロール塞栓症	219
根治的腎摘除術	76
根治的前立腺摘除術	77

■さ

酸塩基平衡	7,283
シェーグレン症候群	193
糸球体	5,168
脂質異常症	78,173
持続的血液濾過透析	125
持続的低効率血液（濾過）透析	125
自排尿型新膀胱	115
集合管	6
静脈性腎盂造影	55
心・腎・貧血症候群	16
腎移植	133
腎盂腎炎	250
腎盂尿管癌	68,76,228
腎外傷	272
腎癌	68,76
腎機能検査	45
腎機能低下	100
神経因性膀胱	114,118,266
心血管イベント	82,95
腎血管性高血圧	216
腎硬化症	194
腎細胞癌	226
腎周囲血腫	63
腎腫瘍	30,76,226
腎性貧血	78
腎臓	4
腎代替療法	122
腎尿管結石	73
腎尿管全摘除術	76
腎尿管膀胱部単純撮影	55
腎不全	82
腎不全症候	123

腎部分切除術	76
心房性ナトリウム利尿ペプチド	10,16
腎瘻	115
水腎症	53
水分摂取量	93
ステロイド治療	100
生活改善	90
性感染症	254
性器ヘルペス	254
精巣炎	250
精巣腫瘍	239
精巣上体炎	250
生理食塩水灌流経尿道的前立腺切除術	72
尖圭コンジローマ	254
全身性炎症反応症候群	138
前立腺	2
前立腺炎	250
前立腺癌	77,236
前立腺生検	65
前立腺全摘除術	69
前立腺肥大症	72,258
巣状分節性糸球体硬化症	185
総蛋白	41
組織内照射治療	110

■ た

体外限外濾過	126
体外衝撃波結石破砕術	112
代謝	9,11,83,288
代謝性アシドーシス	7,8,283
代謝性アルカローシス	7,286
多尿	18
多発性骨髄腫	198
多発性嚢胞腎	208
炭酸水素ナトリウム	80
単純血漿交換療法	137

蛋白質摂取量計算式	88
蛋白尿	21,24,78,170
低比重コレステロール吸着	139
適正飲酒	91
電解質異常	276
電顕像	63
点滴静注腎盂造影	55
導尿型代用膀胱	115
糖尿病	78,99
糖尿病性腎症	188
動脈血液ガス分析	7
トリコモナス尿道炎	254

■ な

内視鏡	51,72
内シャント	124
内尿道切開術	74
内分泌	15
ナトリウム	9,276
ナトリウム排泄率	147
軟性膀胱鏡	51
肉眼的血尿	63
二次性糸球体疾患	168,188,191,194
二次性膜性腎症	179
二次性膜性増殖性糸球体腎炎	184
尿化学的検査	37
尿管	2
尿管皮膚瘻	115
尿検査	36
尿細管	6
尿酸	41
尿浸透圧	147
尿素窒素	41
尿中アニオンギャップ	47
尿沈渣	38

尿定性検査……………… 37
尿定量検査……………… 38
尿道……………………… 2,51
尿道炎…………………… 250
尿道狭窄………………… 74
尿道損傷………………… 273
尿毒症…………………… 78,82
尿培養検査……………… 38
尿流量測定……………… 49
尿路結石………………… 30,246
尿路性器感染症………… 250
尿路変更………………… 114
妊娠許可基準…………… 215
妊娠高血圧症候群……… 222
ネフローゼ症候群
… 82,171,176,179,182,184,185
ネフロン………………… 4
脳卒中…………………… 95

は

排尿機能検査…………… 49
排尿障害………………… 262
白血球除去療法………… 138
発熱……………………… 31
微小変化型ネフローゼ症候群
………………………… 182
ビリルビン吸着………… 139
貧血……………………… 33
腹圧性尿失禁…………… 262
腹腔鏡…………………… 75
副腎……………………… 2
副腎腫瘍………………… 68,75,242
副腎摘除術……………… 68,75
副腎皮質ステロイド…… 79
腹膜透析………………… 102,129
浮腫……………………… 25
ぶどう膜炎……………… 203
ブラッダースキャン…… 53

プロスタグランジン…… 15
ベンズ・ジョーンズ蛋白… 198
ヘンレのループ（係蹄）…… 6
膀胱……………………… 2,51
膀胱炎…………………… 250
膀胱癌…………………… 72,118,232
膀胱訓練………………… 270
膀胱結石………………… 74
膀胱腫瘍………………… 51
膀胱全摘………………… 69,114,118
膀胱造影………………… 58
膀胱内圧測定…………… 49
膀胱瘻…………………… 115
放射線療法……………… 109
乏尿……………………… 18
ボウマン嚢……………… 5
ホルモン療法…………… 106,238
本態性高血圧…………… 212

ま

膜性腎症………………… 179
膜性増殖性糸球体腎炎…… 184
末期腎不全……………… 124,170
慢性糸球体腎炎………… 78
慢性腎臓病……… 14,84,95,141,152
慢性腎不全……………… 152
無尿……………………… 18
迷走神経反射…………… 63
メタボリックシンドローム… 92
免疫吸着………………… 139
免疫グロブリンA腎症 …… 176
免疫グロブリンG4関連腎臓病
………………………… 201
免疫抑制薬……………… 79
免疫療法………………… 106

や

薬剤性腎障害…………… 204

薬物療法	78
有害事象	107,109
陽イオン交換樹脂	80
予防接種	93

■ ら

リニアック照射	110
粒子線治療	110
リン	12,88,281
リン吸着薬	80
淋菌性尿道炎	254
ループス腎炎	32,191
レニン・アンジオテンシン・アルドステロン系	15

■ 数字・欧文・その他

1/血清Cr	46
24時間蓄尿の注意点	20
60分間パッドテスト	263
ADH	10
AGN	158
AKI	83,146
ANP	10,16
CAPD	102,129
Ccr	46
CG	58
CHDF	125
Cin	46
CKD	84,95,141,152,188
CKD-MBD	14
CT	58
DFPP療法	138
DMN	188
ECUM	126
EPO	16
ESWL	112
FENa	147
FSGS	185
GFR推算式	46
HbA$_{1c}$値	99
HD	102,124,129
HDF	125
IgA	178
IgG4	201
IMRT	110
IPSS	259
MRI	60
NAG	46
OABSS	267
PE	137
PEW	86
PKD	208
PMX	133,138
PNL	73
PTH	13
QOLスコア	258
RA系	15,79
RP	56
RPGN	162
RRT	122
SGLT2阻害薬	104
SLED	125
SUI	262
TUL	73
TUR-BT	72
TUR-P	72
TURis-P	72
UAG	47
Uosm	147
α_1MG	47
β_2MG	46

中山書店の出版物に関する情報は，小社サポートページを御覧ください．
http://www.nakayamashoten.co.jp/bookss/define/support/support.html

腎・泌尿器看護ポケットナビ　改訂第2版

2009年6月15日	初版第1刷発行
2009年7月15日	初版第2刷発行
2012年2月15日	初版第3刷発行
2014年3月20日	初版第4刷発行
2015年5月1日	改訂第2版第1刷発行©〔検印省略〕

編　集　磯﨑泰介　工藤真哉
発行者　平田　直
発行所　株式会社 中山書店
　　　　〒113-8666　東京都文京区白山 1-25-14
　　　　電話　03-3813-1100（代表）
　　　　振替　00130-5-196565

http://www.nakayamashoten.co.jp/

DTP・印刷・製本　株式会社　公栄社

Published by Nakayama Shoten Co., Ltd. Printed in Japan
ISBN 978-4-521-74152-9

・本書の複製権・上映権・譲渡権・公衆送信権（送信可能化権を含む）は株式会社中山書店が保有します．

・**JCOPY** ＜(社)出版者著作権管理機構 委託出版物＞
本書の無断複写は著作権法上での例外を除き禁じられています．
複写される場合は，そのつど事前に，(社)出版者著作権管理機構
（電話03-3513-6969, FAX 03-3513-6979, e-mail：info@jcopy.or.jp）
の許諾を得てください．

・本書をスキャン・デジタルデータ化するなどの複製を無許諾で行う行為は，著作権法上での限られた例外（「私的使用のための複製」など）を除き著作権法違反となります．なお大学・病院・企業などにおいて，内部的に業務上使用する目的で上記の行為を行うことは，私的使用には該当せず違法です．また私的使用のためであっても，代行業者等の第三者に依頼して使用する本人以外の者が上記の行為を行うことは違法です．